- 国家卫生和计划生育委员会"十三五"规划教材
- 全国高等学校教材

供眼视光学专业用

斜视弱视学

第 2 版

主　　编　赵堪兴

副 主 编　牛兰俊　亢晓丽　刘　虎

编　　者（以姓氏笔画为序）

王乐今　北京大学　　　　　张　伟　天津医科大学

王利华　山东大学　　　　　陈　霞　天津医科大学

牛兰俊　苏州大学　　　　　赵　晨　复旦大学

亢晓丽　上海交通大学　　　赵堪兴　天津医科大学

刘　虎　南京医科大学　　　焦永红　首都医科大学

刘陇黔　四川大学

编写秘书　李月平　天津医科大学

融合教材数字资源负责人　赵堪兴　天津医科大学

融合教材数字资源秘书　李月平　天津医科大学

人民卫生出版社

图书在版编目（CIP）数据

斜视弱视学 / 赵堪兴主编. —2 版. —北京：人民卫生出版社，
2018

ISBN 978-7-117-24794-8

Ⅰ. ①斜… Ⅱ. ①赵… Ⅲ. ①斜视－诊疗－高等学校－
教材②弱视－诊疗－高等学校－教材 Ⅳ. ①R777.4

中国版本图书馆 CIP 数据核字（2018）第 010181 号

| 人卫智网 | www.ipmph.com | 医学教育、学术、考试、健康，购书智慧智能综合服务平台 |
| 人卫官网 | www.pmph.com | 人卫官方资讯发布平台 |

斜视弱视学

第 2 版

主　　编：赵堪兴
出版发行：人民卫生出版社（中继线 010-59780011）
地　　址：北京市朝阳区潘家园南里 19 号
邮　　编：100021
E - mail：pmph @ pmph.com
购书热线：010-59787592　010-59787584　010-65264830
印　　刷：人卫印务（北京）有限公司
经　　销：新华书店
开　　本：889×1194　1/16　印张：13
字　　数：394 千字
版　　次：2011 年 8 月第 1 版　2018 年 3 月第 2 版
　　　　　2024 年 12 月第 2 版第 10 次印刷（总第 19 次印刷）
标准书号：ISBN 978-7-117-24794-8/R·24795
定　　价：58.00 元

第三轮全国高等学校眼视光学专业本科国家级规划教材（融合教材）修订说明

第三轮全国高等学校眼视光学专业本科国家卫生计生委规划教材，是在第二轮全国高等学校眼视光学专业本科卫生部规划教材基础上，以纸质为载体，融入富媒体资源、网络素材、数字教材和慕课课程形成的"五位一体"的一套眼视光学专业创新融合教材。

第一轮全国普通高等教育"十五"国家级规划教材、全国高等学校眼视光学专业卫生部规划教材于2003年启动，是我国第一套供眼视光学专业本科使用的国家级规划教材，其出版对于我国眼视光学高等教育以及眼视光学专业的发展具有重要的、里程碑式的意义，为我国眼视光学高级人才培养做出了历史性的巨大贡献。本套教材第二轮修订于2011年完成，其中《眼镜学》为普通高等教育"十二五"国家级规划教材。两轮国家级眼视光专业规划教材建设对推动我国眼视光学专业发展和人才培养、促进人民群众眼保健和健康起到了重要作用。

在本套第三轮教材的修订之时，正逢我国医疗卫生和医学教育面临重大发展的重要时期，我们贯彻落实全国卫生健康大会精神和《健康中国2030规划纲要》，按照全国卫生计生工作方针、医药协同综合改革意见，以及传统媒体和新兴媒体融合发展的要求，推动第三轮全国高等学校眼视光学专业本科国家级规划教材（融合教材）的修订工作。

本轮修订坚持中国特色的教材建设模式，即根据教育部培养目标、国家卫生计生委用人要求，医教协同，由国家卫生计生委领导、指导和支持，教材评审委员会规划、论证和评审，知名院士、专家、教授指导、审定和把关，各大院校积极参与支持，专家教授组织编写，人民卫生出版社出版的全方位教材建设体系，开启融合教材修订工作。

本轮教材修订具有以下特点：

1．本轮教材经过了全国范围的调研，累计共有全国25个省市自治区，27所院校的90名专家教授进行了申报，最终建立了来自15个省市自治区，25个院校，由52名主编、副主编组成的编写团队，代表了目前我国眼视光专业发展的水平和方向，也代表了我国眼视光教育最先进的教学思想、教学模式和教学理念。

2．课程设置上，由第二轮教材"13+3"到本轮教材"13+5"的转变，从教师、学生的需要出发，以问题为导向，新增《低视力学实训指导》及《眼视光学习题集》。

3．对各本教材中交叉重复的内容进行了整体规划，通过调整教材大纲，加强各本教材主编之间的交流，力图从不同角度和侧重点进行诠释，避免知识点的简单重复。

4．构建纸质＋数字生态圈，完成"互联网＋"立体化纸数融合教材的编写。除了纸质部分，新增二维码扫码阅读数字资源，数字资源包括：习题、视频、动画、彩图、PPT课件、知识拓展等。

5．依然严格遵守"三基"、"五性"、"三特定"的教材编写原则。

　　6. 较上一版教材从习题类型、数量上进行完善，每章增加选择题。选择题和问答题的数量均大幅增加，目的是帮助学生课后及时、有效地巩固课堂知识点。每道习题配有答案和解析，学生可进行自我练习。自我练习由学生借助手机或平板电脑终端完成，操作简便，激发学习兴趣。

　　本套教材为2017年秋季教材，供眼视光学专业本科院校使用。

第三轮教材（融合教材）目录

眼镜学（第3版）　　　　　　　　　　主编　瞿　佳　陈　浩

眼科学基础（第3版）　　　　　　　　主编　刘祖国

眼病学（第3版）　　　　　　　　　　主编　李筱荣

接触镜学（第3版）　　　　　　　　　主编　吕　帆

眼视光学理论和方法（第3版）　　　　主编　瞿　佳

眼视光器械学（第3版）　　　　　　　主编　刘党会

视觉神经生理学（第3版）　　　　　　主编　刘晓玲

眼视光公共卫生学（第3版）　　　　　主编　赵家良

低视力学（第3版）　　　　　　　　　主编　周翔天

屈光手术学（第3版）　　　　　　　　主编　王勤美

双眼视觉学（第3版）　　　　　　　　主编　王光霁

斜视弱视学（第2版）　　　　　　　　主编　赵堪兴

眼视光应用光学（第2版）　　　　　　主编　曾骏文

获取融合教材配套数字资源的步骤说明

1 扫描封底红标二维码，获取图书"使用说明"。

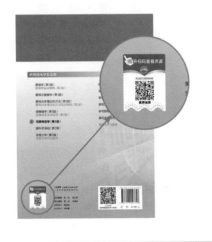

2 揭开红标，扫描绿标激活码，注册/登录人卫账号获取数字资源。

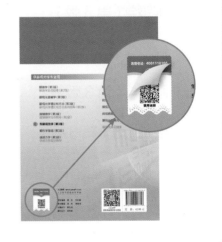

3 扫描书内二维码或封底绿标激活码随时查看数字资源。

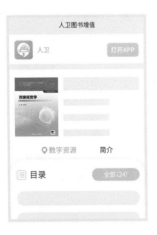

4 登录 zengzhi.ipmph.com 或下载应用体验更多功能和服务。

扫描下载应用

客户服务热线 400-111-8166

关注人卫眼科公众号

新书介绍　最新书目

前　言

现代眼视光学包括屈光、双眼视觉、角膜接触镜、低视力和儿童视光。在国际交流中国外专家认为，我国视光学教材与教学时数对双眼视觉理论及临床教学的安排明显不足。《斜视弱视学》作为第二轮新增教材，在本轮（第三轮）眼视光学本科系列教材修订时得到了人民卫生出版社和眼视光学教材编写委员会的重视。作为《双眼视觉学》的姊妹篇，本教材更侧重讲述斜视和弱视等与双眼视觉功能密切相关疾病的临床诊断和处理。

斜视和弱视均为常见病和多发病，其患病率分别为 3% 和 2%～4%，是一组与双眼视觉和眼球运动功能密切相关的疾病。儿童期斜视和弱视与视觉发育密切相关。本专业具有相对独立的、系统的理论，逻辑性强，学习时需从了解相关概念和术语切入。有人因畏惧而学不进去，其实，只要潜下心来系统研读，密切结合临床，每个医学生和住院医生都可以掌握相关理论和临床技能。

学习本教材时，首先要把握三个重要的基本知识：眼外肌解剖和眼球运动生理；双眼视觉生理和斜视后的代偿；视觉发育与弱视的形成。正常的眼球运动功能是健康双眼单视功能的基础，二者密切相关。任何程度的眼球运动功能异常和眼位偏斜都会引起双眼视功能的异常改变；而各种先天的或后天的眼病致视力损害影响了双眼视觉功能发育或破坏了已经发育的双眼视功能，也会出现眼位偏斜。临床上诊断斜视和弱视时要保持清晰的临床思维，认真听取病史，了解斜视或视力下降发现的时间，并进行详尽的临床检查，才能做到正确诊断。因此，还要掌握一个重要技能，即针对斜视和弱视诊断设计的专科检查。此类检查包括两部分：一部分是评估知觉功能的，含视力、屈光、双眼视功能（视网膜对应、融合功能、立体视、复视、抑制等）的检查；另一部分是评估眼球运动功能的，含单眼运动、双眼运动（同向运动、异向运动）、遮盖法检查、斜视角检查、代偿头位、各诊断眼位非共同性分析、牵拉试验及相关的眼外肌眼眶影像学检查。研究表明，人类生后 6 个月视觉诱发电位测得的视功能达成人水平。但是，幼儿的认知能力和视力表视力到 3 岁后才逐渐发育成熟。2 岁以内为视觉发育关键期，12 岁以前为视觉发育可塑期，双眼单视功能到 5 岁基本发育成熟。所以，婴幼儿期的任何影响视觉和双眼单视功能发育的异常现象都应尽早发现并且给予及时恰当的干预，才能保证双眼视觉功能的正常发育。对于成人发现的斜视和复视，要排除先天性斜视失代偿，并积极检查病因，以避免漏诊严重的原发疾病。

学习了上述三个重要基本知识和概念，掌握了规范化的本专业检查技能后，就能顺利地学习理解各类斜视和弱视的临床表现、病因、诊断和处理原则，就会越学越有兴趣，逐渐掌握严谨的临床思维方法，就能通过实践不断验证不断提高理论水平，运筹帷幄解决临床疑难问题，感受为患者服务创造奇迹带来的喜悦和成就感。

根据世界眼科联盟（ICO）推荐的美国眼科学会（AAO）编写的 BCSC（Basic and Clinical Science Course）住院医师培训教程中第 6 册斜视分册、2015 年我国斜视分类专家共识，本版教材对章节内容做了修订调整,并结合近年来斜视临床和基础研究方面的新进展增加了相关正文内容和知识拓展。新一版教材的编写更加充分体现了科学性、先进性、适用性和启发性。

本教材得以顺利出版,离不开人民卫生出版社的重视和大力支持。本书的完成得力于各位编委的辛勤劳动和通力合作,在此表示深深的谢意。同时,也感谢为本书相关章节的编写付出辛勤劳动的韦严、魏红等医生。感谢编写秘书李月平在书稿的编写和整理中付出的辛勤工作。

希望本教材能够为任课教师、医学生、青年医师学习斜视和弱视学提供基本的资料,为进一步学习本领域的专著奠定基础。

赵堪兴

2017 年 6 月

目　录

融合教材数字资源目录

第 一 章

眼眶和眼外肌的解剖

本章学习要点

- 掌握：眼外肌起点、走行、附着点、作用及神经支配。
- 熟悉：眼眶和筋膜的关系。
- 了解：眼眶和眼外肌解剖结构在斜视手术中的重要意义。

关键词 眼眶 眼外肌 水平直肌 垂直直肌 斜肌

第一节 眼眶和筋膜

一、眼眶解剖

眼眶（orbit）由 7 块颅骨组成：额骨、筛骨、蝶骨、上颌骨、泪骨、颧骨、腭骨。眼眶呈尖端向后、底向前的锥体。眼眶内侧壁为筛窦，内侧后部为蝶窦，下方为上颌窦，眶下壁和内壁较薄，外伤后容易出现骨折，相应组织和眼外肌出现嵌顿，导致眼球运动障碍。

眶尖部有两个重要的通道：视神经孔和眶上裂。眶上裂位于视神经孔外侧，第Ⅲ对、第Ⅳ对、第Ⅵ对脑神经由此穿过（图 1-1）。眶上裂的外伤或炎症累及这些脑神经时，出现相应的眼球运动障碍，称为眶上裂综合征；如同时累及视神经，称为眶尖综合征。

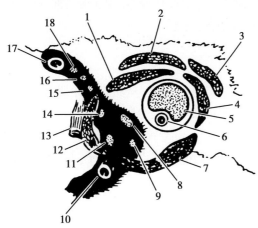

图 1-1 眼眶后极部各肌肉及神经在 Zinn 总腱环的起点及相互几何关系

1. 上直肌 2. 上睑提肌 3. 上斜肌 4. 内直肌 5. 视神经 6. 眼动脉
7. 下直肌 8. 鼻睫状神经 9. 动眼神经下支 10. 下眼静脉 11. 展神经
12. 外直肌 13. 外直肌纤维束 14. 动眼神经上支 15. 滑车神经
16. 额神经 17. 上眼静脉 18. 泪神经

笔记

1

二、Tenon 囊

Tenon 囊（Tenon's capsule），也称为筋膜囊，眼球在 Tenon 囊所形成的腔隙里活动。Tenon 囊是结缔组织，后部与视神经鞘融合，向前在距角膜缘 3mm 处与肌间隔融合。Tenon 囊后部薄且富有弹性，这使得视神经、睫状神经和睫状血管可以自由滑动，同时将肌锥内的眶脂肪与巩膜分隔开。在紧邻赤道后的 Tenon 囊厚且坚韧，支撑着眼球，并与眶周组织相连。在赤道前部，斜肌穿过 Tenon 囊。Tenon 囊向前延展包裹所有 6 条眼外肌，将它们与眶脂肪和肌锥外的组织分隔开。

三、肌锥

肌锥位于赤道后，包括眼外肌、肌鞘和肌间隔。肌锥向后延展至眶尖部的 Zinn 总腱环。

四、肌鞘

每一条眼外肌从起点到止点都由筋膜包裹，称为肌鞘。肌鞘在后部较薄，在赤道部穿过 Tenon 囊时开始变厚并一直延展至肌止点。在赤道之前眼外肌的底面与巩膜之间几乎没有筋膜组织，只有"踏板式"结缔组织衬在眼外肌与眼球之间。肌鞘表面平滑且无血管，使得眼外肌能够在眼球表面平稳地滑动。

五、肌间膜

四条直肌之间由结膜下的被称为肌间隔的薄层组织相联系，肌间隔在距角膜缘 3mm 处与结膜融合。

六、节制韧带

节制韧带为从赤道前的肌鞘开始向前延展，穿过 Tenon 囊，终止于相应眶壁的筋膜组织，起到支撑眼球的作用。瘢痕形成时，节制韧带有限制眼球运动的作用。

七、Lockwood 韧带

下斜肌的肌鞘（非肌肉本身）与下直肌相连，相连接的部分称为 Lockwood 韧带（ligament of Lockwood）。该韧带与下睑缩肌相连。

八、眶脂肪

眼球在眼眶内由大量的脂肪组织支撑，从肌锥到角膜缘后 10mm 都有脂肪组织包裹，肌锥内也有脂肪组织，Tenon 囊将其与巩膜分隔开。

第二节   眼外肌起点、走行、附着点和作用

眼外肌共有七条：四条直肌、两条斜肌以及上睑提肌。一般意义上，眼外肌仅指与眼球运动有关的肌肉，即四条直肌和两条斜肌。

一、水平直肌

水平直肌包括内直肌和外直肌，二者均起自 Zinn 总腱环。内、外直肌仅有水平方向的作用。

笔记

（一）内直肌

内直肌（medial rectus muscle）沿着眶内侧壁走行，肌止点距角膜缘 5.5mm。内直肌仅有水平方向内转的作用。内直肌是四条直肌中唯一不与斜肌相邻的直肌。

（二）外直肌

外直肌（lateral rectus muscle）沿着眶外侧壁走行，肌止点距角膜缘 6.9mm。外直肌仅有水平方向外转的作用。

二、垂直直肌

垂直直肌包括上直肌和下直肌。上、下直肌均起自 Zinn 总腱环。

（一）上直肌

上直肌（superior rectus muscle）沿着眼球上方向前、偏向颞侧走行，原在位时与视轴的夹角呈 23°，肌止点距角膜缘 7.7mm。上直肌的主要作用是上转，次要作用是内转和内旋。

（二）下直肌

下直肌（inferior rectus muscle）向下、向前、沿着眶底偏向颞侧走行，原在位时与视轴夹角呈 23°，肌止点距角膜缘 6.5mm。下直肌的主要作用是下转，次要作用是内转和外旋。

三、斜肌

斜肌包括上斜肌和下斜肌。

（一）上斜肌

上斜肌（superior oblique muscle）起自眶尖部 Zinn 总腱环上方，沿着眶壁的内上方向前走行，到达滑车时形成反转腱并向下、向后偏颞侧走行，终止于上直肌下方。上斜肌止端位于眼球的颞上象限，几乎或全部位于眼球垂直正中平面或旋转中心颞侧，原在位时与视轴夹角呈 51°。上斜肌主要作用是内旋，次要作用是下转和外转。

（二）下斜肌

下斜肌（inferior oblique muscle）起自鼻泪管口外侧、眶缘后的上颌骨骨膜，向外、向上、向后穿过下直肌，终止于外直肌下缘、眼球的后外侧靠近黄斑的巩膜上，原在位时与视轴夹角呈 51°。下斜肌主要作用是外旋，次要作用是上转和外转。

四、上睑提肌

上睑提肌（levator palpebrae superioris）起自眶尖部 Zinn 总腱环上方的蝶骨小翼。其起点向下与上直肌、向内侧与上斜肌的起点混合在一起。上睑提肌在上直肌上方向前走行，二者的肌鞘联结在一起。上睑提肌在上穹隆部分变成腱膜，终止于眼睑皮肤和睑板。

五、直肌附着点的相互关系——Tillaux 螺旋

四条直肌的肌止点距离角膜缘的距离依内直肌、下直肌、外直肌、上直肌的顺序逐渐变远，如果依照四条直肌的肌止点画一条连续的线，则得到一条螺旋形的曲线，称为 Tillaux 螺旋（图 1-2）。

垂直直肌肌止点的颞侧端较鼻侧端距离角膜缘远。

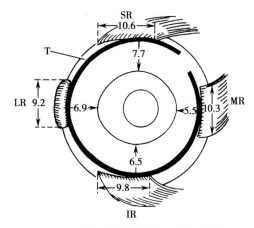

图 1-2　四条直肌及直肌肌腱终止状态
SR：上直肌　IR：下直肌　MR：内直肌
LR：外直肌　肌止点连线为 Tillaux 螺旋

笔记

知识拓展

直肌的 pulley 结构

现代影像学研究表明：眼外肌的直肌路径在眼球运动过程中与眶壁始终保持相对固定的关系，甚至在直肌大量移位术后仍然如此，原因在于直肌 pulley（滑车）的存在，直肌 pulley 是指由胶原、弹性蛋白和平滑肌组成的包绕在眼外肌周围的环状结构，它们位于直肌肌腹之前、赤道之后 5～6mm 的冠状平面。眼外肌可分为眶层和球层，眶层起自眶尖，终止于直肌的 pulley，球层则一直向前延展终止于巩膜。

眼外肌自起点开始向前延展，在刚刚与巩膜发生接触时的一点即眼外肌与眼球的切点，称为生理附着点，四条直肌的生理附着点连在一起，称为功能赤道（功能止点），传统的观点认为眼外肌的功能与功能止点和它在 Zinn 总腱环的起点有关。表 1-1 总结了眼外肌的特征及其相互关系。

表 1-1　眼外肌的特征及相互关系

眼外肌	起源	止点	与视轴夹角	肌腱长度（mm）	接触弧（mm）	肌肉长度（mm）	肌腹宽度（mm）
内直肌	Zinn 总腱环	距角膜缘 5.5mm	90°	4.5	7	40	10.4
外直肌	Zinn 总腱环	距角膜缘 6.9mm	90°	7	12	40	9.6
上直肌	Zinn 总腱环	距角膜缘 7.7mm	23°	6	6.5	40	10.4
下直肌	Zinn 总腱环	距角膜缘 6.5mm	23°	7	6.5	40	8.6
上斜肌	眶尖 Zinn 总腱环上方（功能起点在滑车）	颞上象限赤道后	51°	26	7～8	32	—
下斜肌	泪腺窝后部	黄斑区	51°	1	15	37	—
上睑提肌	眶尖 Zinn 总腱环上方	眼睑和睑板	—	14～20	—	—	—

第三节　眼外肌的神经支配

上直肌、下直肌、内直肌、下斜肌及上睑提肌受第Ⅲ对脑神经（动眼神经）支配，外直肌受第Ⅵ对脑神经（展神经）支配，上斜肌受第Ⅳ对脑神经（滑车神经）支配。

动眼神经核居于脑干上方大脑脚处，从第三脑室后部到第四脑室前端，沿中线两侧排列成两行，延续 6～10mm 长，恰在大脑导水管之下。动眼神经核包括外侧核、缩瞳核及中核，依次排列成行，其纤维向腹侧发射，经过红核，由大脑脚内侧穿出，在大脑后动脉和小脑上动脉之间穿过，与后交通动脉伴行，向前经过海绵窦之侧壁，从眶上裂入眼眶。其中外侧核为主核，发出纤维分布于上睑提肌、上直肌、内直肌、下斜肌、下直肌；缩瞳核发出的副交感纤维止于眶内睫状神经节处，支配缩瞳及使晶状体变厚而视近物；由中核发出纤维到两眼内直肌，支配眼球集合运动。

展神经核位于脑桥下部水平，第四脑室底靠近中线处面丘深部灰质中，其纤维由脑桥腹面与延髓交界处穿出，向前上方走行，越过颞骨岩尖及蝶鞍两侧海绵窦之外侧壁，在颅底经较长的行程后，经眶上裂进入眶内，分布于外直肌。

滑车神经核位于中脑下丘平面，动眼神经核下端，大脑导水管腹侧中央灰质中，其纤维

笔记

走向背侧顶盖,在顶盖与上髓帆交界处交叉后在下丘下缘出脑干,再绕向腹面,穿过海绵窦,与动眼神经伴行,经眶上裂进入眶内,支配上斜肌。

第四节　眼外肌的血液供应

一、动脉系统

眼动脉的肌支为眼外肌提供最重要的血供。外侧的肌支供应外直肌、上直肌、上斜肌和上睑提肌。内侧的肌支较为粗大,供应内直肌、下直肌和下斜肌。

外直肌的部分血供也由泪腺动脉供应,下直肌和下斜肌的部分血供由眶下动脉供应。

眼动脉的肌支形成睫状前动脉,为眼外肌提供血液供应。每条眼外肌有 1～2 条睫状前动脉,它们穿行浅层巩膜,为眼前节提供血供。

二、静脉系统

静脉系统与动脉系统平行,汇入眶上和眶下静脉。通常情况下,4 条涡静脉位于赤道后,靠近上、下直肌的鼻侧和颞侧缘。

第五节　眼外肌的精细结构

眼外肌的神经纤维与肌纤维的比例是 1:3 至 1:5,这个比例是很高的,其他骨骼肌的神经纤维与肌纤维的比例是 1:50 至 1:125,这使得眼外肌具有精确的运动功能。眼外肌是一种特殊类型的骨骼肌,由几种不同类型的肌纤维组成,包括慢纤维、快纤维和中间类型纤维。中间类型纤维是慢纤维和快纤维之间的一种过渡型纤维。

(一)慢纤维

慢纤维较细小,位于眼外肌表面,靠近眶层,是眼外肌特有的纤维,为一种慢收缩纤维,功能是维持眼外肌的张力。慢纤维含有很多线粒体、毛细血管以及氧化酶,并进行有氧代谢。慢纤维收缩缓慢而平稳,由许多葡萄状运动终板和细小的神经纤维支配,其反应的大小与重复刺激的状况有关。慢纤维参与平滑追随运动。

(二)快纤维

是骨骼肌中常见的纤维类型,与体内的横纹肌相似。快纤维位于眼外肌深层,较粗大,是一种快收缩纤维。快纤维通常含有盘状运动终板、糖酵解酶、较大的有髓神经纤维,但线粒体较少。快纤维收缩快,对单一刺激反应迅速,快纤维参与快速扫视运动。

了解以上解剖结构具有重要意义:

支配直肌的神经纤维从四条直肌起点到止点大约 1/3 的部位进入眼外肌。支配上斜肌的神经纤维则从起点到滑车大约 1/3 的部位进入。眼外肌手术一般在前部进行,很少损伤到神经纤维。但是,如果手术过程中器械深入过于靠后,超过止点后 26mm,则可能损伤神经。

支配下斜肌的神经纤维从下斜肌与下直肌相交的下直肌颞侧进入下斜肌,在这个部位手术有可能造成神经损伤。

此外,由于支配瞳孔括约肌和睫状肌的副交感神经也来自支配下斜肌的第Ⅲ对脑神经下支,因此,上述损伤也能造成瞳孔异常。

下直肌与下眼睑紧密相连,手术中过度后徙或减弱下直肌可使下眼睑退缩,从而使睑裂开大;而下直肌的缩短或加强手术则使睑裂变小。因此,任何与下直肌相关的手术都有可能影响到睑裂的大小。

笔记

上直肌与上睑提肌的联系虽不如下直肌与下眼睑紧密，但是减弱或加强上直肌也能造成睑裂的变化。对于上直肌落后造成的下斜视，常常伴有假性上睑下垂。

角膜缘后 10mm 处 Tenon 囊的完整性非常重要。如果手术中损伤了 Tenon 囊，会造成脂肪脱出，形成限制性粘连，从而影响眼球的正常运动功能。

在涡静脉附近区域手术时容易损伤涡静脉。上直肌或下直肌的加强或减弱术、下斜肌后徙术以及暴露上斜肌肌腱时有可能损伤涡静脉。

四条直肌止点后缘的部位巩膜最薄，在手术时应格外小心，避免穿透巩膜。

小　结

眼外肌共有七条：四条直肌、两条斜肌以及上睑提肌。内直肌肌止点距角膜缘 5.5mm，内直肌仅有水平方向内转的作用。外直肌肌止点距角膜缘 6.9mm，外直肌仅有水平方向外转的作用。上直肌原在位时与视轴的夹角呈 23°，肌止点距角膜缘 7.7mm，上直肌的主要作用是上转，次要作用是内转和内旋。下直肌原在位时与视轴夹角呈 23°，肌止点距角膜缘 6.5mm，下直肌的主要作用是下转，次要作用是内转和外旋。上斜肌到达滑车时形成反转腱，原在位时与视轴夹角呈 51°，上斜肌主要作用是内旋，次要作用是下转和外转。下斜肌原在位时与视轴夹角呈 51°，下斜肌主要作用是外旋，次要作用是上转和外转。上直肌、下直肌、内直肌、下斜肌及上睑提肌受第Ⅲ对脑神经（动眼神经）支配，外直肌受第Ⅵ对脑神经（展神经）支配，上斜肌受第Ⅳ对脑神经（滑车神经）支配。

眼眶由 7 块颅骨组成：额骨、筛骨、蝶骨、上颌骨、泪骨、颧骨、腭骨。眶尖部有两个重要的通道：视神经孔和眶上裂。眶上裂位于视神经孔外侧，第Ⅲ对、第Ⅳ对、第Ⅵ对脑神经由此穿过，眶上裂的外伤或炎症累及这些脑神经时，出现相应的眼球运动障碍，称为眶上裂综合征；如同时累及视神经，称为眶尖综合征。

（张　伟）

二维码 1-1
扫一扫，测一测

笔记

第 二 章

眼球运动生理

本章学习要点

- 掌握：支配眼球运动的各条眼外肌的功能；眼球运动的基本法则：Sherrington 法则、Herning 法则。
- 熟悉：各种注视状态中的眼球运动的特点及双眼的调节、集合功能。
- 了解：眼球运动的核上控制系统。

关键词 眼球运动 配偶肌 拮抗肌 调节 集合

第一节 眼球运动的基本概念

一、平移和转动

眼球可在眼眶中移动,也可围绕自身的旋转中心旋转。如果眼球不是围绕自身旋转中心旋转,而是在一定平面内沿着某个方向移动一定的距离,从而使其在眼眶中的位置发生改变,这种运动称为平移(translatory movement)。平移运动可以发生在眼球赤道平面,即眼球在赤道平面沿水平、垂直和斜向方向上移动。也可发生在矢状(前后)面,出现眼球突出或内陷。平移运动一般是被动的,可由检查者触摸眶缘出现。眼眶的大面积损伤和眶骨缺损也可引起眼球的平移运动。

眼球在眼眶中位置不发生改变,而是围绕自身的旋转中心旋转,这种运动称为转动(ocular rotation),通常称为眼球运动(eye movement)。眼球运动是围绕眼球的旋转中心在三维空间的运动,是为了配合完成一定的视功能、由眼外肌司理的主动运动。

二、旋转中心、眼球旋转中心和 Listing 平面

一个物体,围绕固定一点,由一个位置转到另一个位置,这样的运动,就叫做旋转(rotation),而该固定的点称为旋转中心(center of rotation)。

眼球运动或旋转也是围绕一相对固定的点发生的,这个点称为眼球的旋转中心(ocular center of rotation)。眼球旋转中心仅为近似,位于角膜后 13.5mm,偏角膜几何中心的鼻侧 1.6mm。眼球和其旋转中心可发生很小的移动,即内到外、上到下、后到前的移动。

眼球旋转中心不是一个绝对固定的点,与眼球在眼眶中位置有关,随眼球转动平面作轻度的半圆弧型移动,称之为眼球的变位运动。眼的非旋转(平移)运动和旋转运动形成一个半环形轨迹,称作空间矩心(space centroid)(图 2-1)。为了建立系统的参照坐标,可认为旋转中心固定位于角膜顶点后 13.5mm,眼球几何中心鼻侧 1.6mm 处,即眼球围绕此点进行

2-1

二维码 2-1
动画 眼球
运动

笔记

7

旋转运动。近视眼的旋转中心比正视眼者稍后一些,大约在角膜后14.5mm。

眼球是一个近似的球形,眼球的运动是围绕眼眶的三个轴进行的:围绕水平轴(x轴)作垂直运动,围绕前后轴(AP轴或y轴)作旋转运动,围绕垂直轴(z轴)作水平运动。这个坐标系统称为Fick坐标轴(图2-2)。

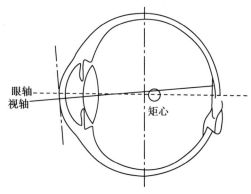

图2-1   眼球旋转中心——空间矩心的位置

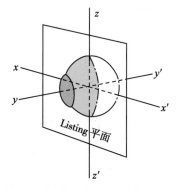

图2-2   Listing平面和Fick坐标轴

与头部矢状面正交且通过双眼旋转中心的平面称为Listing平面,又称额平面。当眼处于原在位时,Listing平面通过双眼的赤道部。

三、单一眼外肌的功能

由于神经支配和解剖因素,眼球所有的运动都涉及六条眼外肌。对任何一条眼外肌的单一功能的讨论仅仅是出于理论上和理解的方便。

(一)定义

水平运动为眼球沿Fick坐标的z轴旋转,包括内转(adduction)、外转(abduction);垂直运动为眼球沿Fick坐标的x轴旋转,包括上转(supraduction)和下转(infraduction);旋转运动(torsion)为眼球沿Fick坐标的y轴旋转,包括内旋(incycloduction)和外旋(excycloduction)。

眼球的水平和垂直运动是以角膜顶点为标志:角膜顶点转向外,即向颞侧,称为外转;角膜顶点转向内侧,即转向鼻侧,称为内转。相应地,角膜顶点转向上、下,分别称为上转和下转。旋转运动是以角膜最高点,也即角膜12点为标志。角膜12点转向鼻侧,称为内旋;角膜12点转向颞侧,称为外旋。

原在位(primary position),也称为第一眼位,是指眼睛注视正前方无穷远处时的位置。在此位置,眼轴与眶轴重合,眼轴与视轴接近。而视轴可当做y轴。

第二眼位(secondary positions)为眼球围绕z轴水平运动或围绕x轴垂直运动后的位置,即眼球处于外转、内转、上转或下转的位置。第二眼位眼球没有发生旋转,即没有围绕y轴运动。

第三眼位(tertiary positions)为除了原在位和第二眼位以外的所有眼位,眼球除了围绕x、z轴旋转外,同时也发生围绕y轴的旋转。眼球的x、z轴不再与眼眶的垂直和水平轴平行。

肌肉平面为肌肉的起端、功能止端和眼球旋转中心三点所建立的一个假想平面,肌肉收缩使眼球在这个平面内运动。

(二)水平直肌

水平肌肉包括内直肌和外直肌。

内直肌的肌平面准确地位于眼球的水平面,所以当眼球处于原在位时,内直肌收缩使眼球向内转动,也即内转。传统认为当眼球处于上转位或下转位时,内直肌收缩可进一步加强上转或下转。但目前直肌pulley的发现,这种加强眼球上下转的功能几乎微不足道。

笔记

外直肌与内直肌位于同一平面,所以当眼球位于原在位时,外直肌收缩仅仅使眼球外转。

(三) 垂直直肌

垂直直肌包括上直肌和下直肌。

当眼球处于原在位时,上直肌与视轴成23°的角,它的第一作用是使眼球上转(elevation)。第二作用为内转和内旋。因此,上直肌的收缩将使眼球围绕三条轴运动。

下直肌与上直肌具有相同的平面。所以,下直肌收缩时,它的第一作用是下转,第二作用是内转和外旋。

垂直直肌在所有的注视野都有基本的垂直作用,第二作用为旋转和水平作用。

(四) 斜肌

上斜肌的功能起端位于滑车,其反转腱止端位于眼球的赤道后。上斜肌反转腱与视轴成51°角,当眼球位于原在位时,上斜肌收缩产生复合的作用,即第一作用的内旋、第二作用的下转和外转。当眼球从原在位转到鼻侧51°时,也即视轴与肌肉作用方向相同的,上斜肌收缩仅产生下转作用。而眼球转到颞侧39°时,视轴与肌轴垂直,上斜肌收缩仅产生内旋作用。

下斜肌肌平面与视轴成51°角,所以,下斜肌收缩产生三种成分,包括第一作用的外旋、次要作用的外转和上转。当眼球转到颞侧39°,肌肉拉力产生外旋和一定的外转,而眼球转向鼻侧51°时,仅产生上转作用。

斜肌在所有的注视野都有基本的旋转作用(为垂直直肌的3倍以上),第二作用为垂直和水平运动。

六条眼外肌的功能归纳于表2-1。

表 2-1　眼外肌的作用

肌肉	第一作用	第二作用	第三作用
内直肌	内转		
外直肌	外转		
上直肌	上转	内旋	内转
下直肌	下转	外旋	内转
上斜肌	内旋	下转	外转
下斜肌	外旋	上转	外转

第二节　眼球运动的基本法则

一、Donders 法则和 Listing 法则

(一) Donders 法则

前面我们讨论眼球水平运动或垂直运动时,仅围绕一个轴,x 轴或 z 轴旋转。当眼球向斜方向运动时,除围绕 x、z 轴旋转外,还围绕 y 轴旋转。如左眼向左上方运动时,除围绕 z 轴外转,围绕 x 轴上转外,还有围绕 y 轴发生外旋(图 2-3)。那么,眼球向斜方向运动时,如果采取不同的路径,如先外转,再上转,或先上转,后外转,产生的围绕 y 轴的旋转的量是否不同?

Donders 发现,不管眼球转向任何注视位置,所产生的旋转量都是一定的,与眼球到达该注视位置的路径无关,这就是 Donders 法则。

笔记

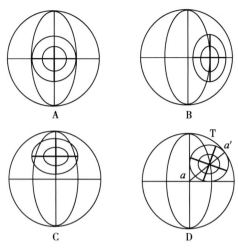

图 2-3　Donders 法则示意图

A. 眼球处于原位　B、C. 眼球水平、垂直运动，无旋转，角膜上标记的十字线与参考线重合　D. 眼球向斜方向运动，发生倾斜，十字线与倾斜角为 T，*aa'* 为角膜位于原位到斜线的连接线

旋转的量是可预知的，它随着眼球从原在位到注视位置运动的量增加而增加。对于 10° 垂直运动和 10° 水平运动到达的斜位，有 1° 的旋转；20° 的垂直和水平运动有 3° 的旋转；30° 的斜向运动有 8° 的旋转；40° 的斜向运动有 15° 的旋转。

（二）Listing 法则

Listing 证明，无论视轴或视线向任何方向运动，只要视轴运动的平面与 Listing 平面内的一个轴垂直，则后像的方向就不会出现倾斜。所以，Listing 法则可表述为：当头保持正直，眼球从第一眼位转向斜方向眼位时，如果运动始终是围绕着最初及最终视线所在的平面相垂直的轴进行，在所到达位置上所产生的旋转角都是相等的。

可以想象一个与眼球赤道部相切的并把眼球平分且通过眼球旋转中心的垂直面（称为 Listing 平面），有一个杆置于这个平面中心可以像钟的指针一样旋转。这个杆也是眼球的旋转轴。对于眼球向上的位置，这个轴放置在 3～9 点水平位。对于斜向旋转，这个轴置于一个斜轴的位置，也就说在 10：30 到 4：30 的位置。

Listing 法则同样适用于异常的神经支配导致的眼球运动的限制和正常的集合。例如：对于每 4° 的集合，有 1° 的外旋。

Listing 法则对于正常的眼球运动来说具有一定的解剖基础。Listing 平面如同一个弹性膜悬吊眼球在其中。如果眼球向任何方向运动，都遵循 Listing 法则。解剖上，眼眶中有一个脂肪和纤维肌性组织构成的基架悬吊眼球和肌肉的前三分之一，并固定于眼眶壁。这好似眼球悬吊在几毫米厚的泡沫乳胶层。眼球因而一定程度上受到机械限制，但这种机械限制只是部分性的。眼外肌的功能是使眼球遵循一定的程序向各个注视眼位运动。非麻痹性脑干损伤时，眼球运动将偏离 Listing 法则。

二、Sherrington 法则和 Hering 法则

（一）主动肌、拮抗剂

收缩时使眼球向某一个方向运动的肌肉称为主动肌，如外直肌收缩使眼球外转，所以外直肌是眼球外转的主动肌（agonist）。与主动肌作用相反，对抗主动肌作用的肌肉称为拮抗肌（antagonist），如内直肌是外直肌的拮抗肌。也就是说主动肌 - 拮抗肌（agonist-antagonist）的关系，肌肉收缩的作用是使眼球向相反的方向运动。如眼球上转，上直肌为主

笔记

动肌,而下直肌为拮抗肌;眼球内旋,上斜肌为主动肌,下斜肌为拮抗肌。

与主动肌作用于相同的方向的肌肉称为协同肌(synergist),也就是说协同肌是协同主动肌完成某一方向的眼运动。如眼球上转时,下斜肌是上直肌的协同肌;眼球内旋时,上直肌是上斜肌的协同肌。

各种眼球运动的主动肌、拮抗肌和协同肌见表2-2。

表2-2 眼外肌的分类

眼球运动类型	主动肌	协同肌	拮抗肌
内转	内直肌	上直肌、下直肌	外直肌
外转	外直肌	上斜肌、下斜肌	内直肌
上转	上直肌	下斜肌	下直肌
下转	下直肌	上斜肌	上直肌
内旋	上斜肌	上直肌	下斜肌
外旋	下斜肌	下直肌	上斜肌

(二)Sherrington 法则

Sherrington 法则又称为交互神经支配的法则,它是描述主动肌与拮抗肌关系的法则,内容为:当眼球运动时,某一主动肌收缩总是伴有同等量的拮抗肌的松弛。例如:当眼球外转时,外直肌收缩,同时有等量的内直肌松弛。

(三)Hering 法则

Hering 法则又称配偶肌定律,是指双眼的动作一定是相等和对称的。任何起自中枢神经系统使眼球转动的神经冲动,一定同时和等量地抵达双眼;神经冲动的大小是由注视眼决定的。

第三节 眼球运动的特征

一、眼球运动的术语

眼球运动分为单眼运动和双眼运动(binocular movement)。双眼向同一方向运动称为共轭运动(version)。正常的眼球运动在各个注视方向维持相对共轴性,即保持双眼视轴的相对平行,也称为共同性。如果由于眼外肌功能减弱或受限制,使双眼出现不等量的运动,称为非共同性。双眼向相反的方向运动称为异向运动(vergence movement)。

双眼的协调一致使两眼一起运动以进入共同的注视野是眼动系统的重要功能。

二、双眼同向运动

两眼共同运动的形式有两种,即同向(共轭运动)和非同向(非共轭运动)。

共轭运动(conjugate movement)又称为双眼同向运动(version movement)。

眼的共轭运动遵循 Hering 法则,即:所有眼的随意共轭运动中,相等、同时的神经冲动从眼动中枢传到确定一个注视方向的肌肉。也就是说传到双眼肌肉的神经冲动量使双眼共同地转向一个特定的方向。

双眼具有共同作用方向的肌肉称为配偶肌(yoke muscles),如右眼的外直肌与左眼的内直肌是双眼共同向右运动,为一对配偶肌。其他配偶肌对见表2-3。

笔记

表 2-3 眼的配偶肌

运动方向	右眼	左眼
右	外直肌	内直肌
左	内直肌	外直肌
右上	上直肌	下斜肌
右下	下直肌	上斜肌
左上	下斜肌	上直肌
左下	上斜肌	下直肌

三、双眼异向运动

双眼异向运动（vergence）也称为非共轭运动（disjugate movement）。常见的异向运动为水平异向运动（horizontal vergence），也简称为双眼异向运动，其协调双眼视轴以维持双眼中心凹注视。

1. 视差性双眼异向运动（disparity vergence） 双眼眼轴不协调时，视网膜像落在非对应点上，产生复视，从而刺激双眼异向运动的发生，称为视差性双眼异向运动。视差性双眼异向运动有两个成分：第一个成分由视网膜像的分离引起，视网膜像分离可大到 5°，且不需视网膜的刺激相似；第二个成分为视差性双眼异向运动的融合成分，需双眼视网膜像相似且分离很小。

2. 调节性双眼异向运动（accommodative vergence） 双眼异向运动也可由视网膜成像模糊引起。视网膜成像模糊刺激调节，从而诱发双眼异向运动，这种双眼异向运动称为调节性双眼异向运动。

第四节 注视与注视野

一、注视中的眼球运动

注视中的眼球运动包括共轭眼运动和异向运动，共轭眼运动可分为以下几种类型：

（一）眼位维持（position maintenance）或固视（fixation）

维持眼位以对准目标，由视觉兴趣和注意力刺激产生。保持对注视目标稳定的固视并不是没有眼球运动。相反，视网膜上目标的稳定反而导致视像的减弱。眼位维持时有三种类型的眼动产生：快速的颤动和微扫视、慢速的漂移。颤动（tremor）为一不规则、高频率的运动（30～70 次/秒），运动幅度约为 20 秒视角；微扫视（microsaccades）幅度为几分视角，除振幅较小外，与扫视相似。漂移（drift）则为微扫视运动之间存在的一些较慢的、不规则的偏移运动，范围可达 6 分视角。

（二）追随（pursuit）

由目标移近中心凹刺激产生，双眼共轭的追随目标运动，使目标靠近中心凹，眼的位置与目标协调。运动速度可达到 100 度/秒，精确到 30 度/秒。可分为随意和不随意两种。在追随运动中常夹杂有细微的扫视运动来加以修正。

（三）扫视（saccades）

由视野周边感兴趣的目标刺激产生，眼球突然跳跃性运动，使感兴趣的目标能够落在中心凹。运动速度为 400 度/秒。眼睛把一个中心凹外的目标带到中心凹的扫视为注视扫视，而通过命令发生的称为示意性扫视。扫视也发生在冲动性眼球震颤的快相。扫视运动

笔记

受上丘（中脑顶盖的上半部）及额叶控制。

在开放的视环境下，为获得和处理视觉信息，常联合使用各种类型的眼运动，产生复杂的眼动行为。

（四）阅读

阅读行为的眼动记录显示高度定型的"阶梯性眼动"，包括交替性扫视和周期性固视（每次大约100～500毫秒）。每次扫视使8个字符对着中心凹，在每行结束时，一个大的扫视把眼带到下一行开始。如此反复。

（五）自由视搜索

自由视搜索（free visual search）的扫描路径高度依赖于视任务。在检查复杂视觉刺激时，与相关信息有关的成分多落在中心凹，而另一些成分从不落在中心凹。视搜索具有固定的眼动模式——"习惯性优先"模式，开始阶段为"视而不见（look without seeing），然后是见而不视（see without looking）"，最后是"既见又视（look and see）"。

（六）眼球运动与指示性动作

近年来，眼球运动与手指的指示性动作（pointing）的关系成为诸多学者研究的热点。研究表明，眼球运动与手指指示性动作是一个联动的过程，是相互影响的。在指示过程中，眼球的扫视运动一直存在，并且手臂的运动会使扫视反应时间延长，以达到更精确的指向。而眼球的自由运动与固视相比更能为手的运动提供精确的信息，从而引导更为精确的动作。在这种引导性过程中，被认为是一种前馈机制在起作用。

除了视觉刺激产生的眼球运动，还有非视觉反射运动，也称为前庭眼反射运动（vestibulo-ocular reflex）。前庭眼反射运动为当头或身体的位置发生改变时，维持眼位与头和身体的姿势的协调。运动速度为300度/秒。

注视中的异向眼球运动见下文近反应部分。

二、注视野

注视野（fixation field）是指在头部固定，眼球转动注视某一中心点时所见的范围。可分为单眼注视野和双眼注视野。实际上注视野就是眼球运动范围，可以定量反映眼外肌功能状态。

注视野的检查一般采用弓形视野计。弓形视野计为180°弧形板，半径330mm，宽度75mm。在自然光线下，使头位固定，分别遮盖右眼、左眼或双眼开放，被检者眼睛注视弓形视野计的中心注视点，检查者手持一定的视标，在视野弓上将视标从视野计的中央向周边匀速移动，同时使被检查者注视眼随着视标的移动而移动，并保持视标的清晰。当被检查者注视的视标变模糊时，视野计上所示度数即为该方向注视野的范围。通过旋转视野计的弓形弧板在0°、45°、90°、135°、180°、225°、270°、315°八个方向上以同样方式测定注视野。记录结果，并将八个方向的注视范围连接起来，即是被检查者单眼注视野或双眼的注视野。

正常人单眼向下方注视范围最大，为54°，其次是向内46°、向外42°，向上方注视范围最小，为34°。双眼注视野比单眼注视野稍小一些，一般除两侧下方双眼单视注视野稍小外，正常人双眼单视注视野各方向范围约为45°～50°。注视野随年龄增长而减小。

第五节　近　反　应

当双眼由远向近注视时，将出现调节、集合和瞳孔缩小三联反射，统称为近反应（near reaction）。当注视目标的距离由远而近发生改变时，通过近反应，一方面保证注视目标能够清晰成像在视网膜上，另一方面确保目标能够成像在双眼的黄斑中心凹。

笔记

双眼视轴的夹角增加使视线与较近的目标相交,称为集合(convergence)。视轴的夹角减小,使视线与较远的目标相交,称为分开(divergence)。

一、调节

眼睛的屈光系统改变屈光力以使不同距离的物体能够清晰成像在视网膜上的功能称为调节(accommodation)。调节是通过晶状体表面,尤其是前表面的曲率的改变所完成的。而晶状体表面曲率的改变是睫状肌的收缩与松弛作用所产生的。

当睫状肌松弛而无任何张力时,晶状体表面处于最平坦的状态,这时眼睛视网膜与物空间的远点发生共轭关系,称为负调节状态。当睫状肌收缩时,晶状体悬韧带逐渐松弛,晶状体表面的凸度逐渐增加,由远及近的物平面与视网膜相应发生共轭关系,即为眼的正调节。睫状肌收缩到最大限度时,晶状体表面的凸度也达到最大,晶状体达到完全调节,眼睛的屈光力最大,这时,视网膜与物空间的近点相共轭。

传统的观点认为当调节不起作用时,眼睛处于松弛状态。但实际上,在各种条件下,包括照明不良、观察物体的细节不够清晰时,调节不随意地稳定在一定的高于零的水平,这种状态称为调节的静息状态(resting state of accommodation)。

二、集合

集合有两种不同的含义,一种描述视轴的相对位置,双眼视轴相交于一定的注视近点;另外一种意义是,当注视点由较远的距离点向较近的注视点改变时视轴的相对运动。近反射的集合即为后一种含义。与集合对应的为分开。分开同样有两种对应的含义。如果注视点从较近处移向较远点,视轴分开,但最后的位置可能是处于集合或平行状态。在双眼准确注视一个真实目标时,不会出现分开状态。

如果远近目标都在中线平面,集合时,双眼同等地内转;分开时,双眼同等地外转。如果注视左侧的近物时,左眼外转,右眼内转。如果注视物体在左眼视轴上从远向近移动,只需要右眼运动,改变注视点从 D 到 N,但实际上双眼同时左转伴随集合发生(图 2-4)。

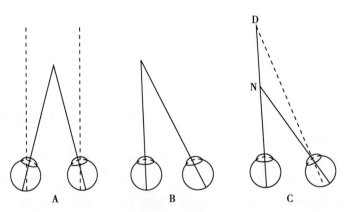

图 2-4　集合
A. 从远注视点向近点集合　B. 偏离中心平面的物点的注视
C. 非对称集合,注视点 D 偏向左

(一)集合测量的单位

双眼在视轴中间集合或近功能眼位所对应的最近点,称为集合近点(near point of convergence,NPC)。临床上检查一般为最近点到鼻梁的距离。尽管单眼内转可达到 40°以上,但集合时,即使最大努力,也常常不超过 80°。这是由于尽管双眼运动和集合,内外直肌受到相同的神经支配(动眼和展神经),但是他们在中脑有不同核上神经支配。

笔记

集合近点的正常值为距离角膜平面 40～160mm。不像调节近点,集合近点并不随着年龄而下降。但由于年龄较大的人习惯较远的工作距离使集合使用相对较少,同时调节性集合的缺乏,使老年人的集合近点比年轻人大。

集合远点和集合近点之间的距离称为集合范围,集合范围的大小称为集合力。

集合为眼球围绕前后轴(y 轴)旋转,通常使用角度来表示,双眼运动可使用三棱镜度来表示,也可单独使用米角来表示。

1. 米角 集合近点(以米为单位)的倒数,如图 2-5,不管眼间距离,裸眼旋转以获得在中线平面 B 点的双眼注视。每只眼的集合是从原在位旋转到注视位的角。双眼旋转中心 Z_R 和 Z_L 的连线称为眼间基线,它的长度(眼间距离)大约与视远瞳距相等。

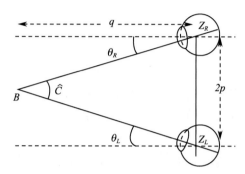

图 2-5 集合力的表示

当视轴朝向注视点时,总的集合角是双眼视轴之间的夹角,用 $\hat{C}$ 表示。在双眼的旋转中心和注视点平面测量左眼和右眼旋转的角度 θ_R 和 θ_L,总集合角为它们的代数和。如果眼间距离为 $2p$,注视点与基线的距离为 q,$Q=1/q$(q 的单位为 m)。如果不考虑瞳距,以米角表示集合角(MA),则:

$$C(MA)=-1/q$$

2. 三棱镜度[△] 以角度计算总集合角 z,则:

$$\hat{C}=\tan^{-1}(2p/q)=\tan^{-1}2pQ$$

式中,p、q 的单位均为米。

所以:

$$C(^{△})=-2pQ(cm)=-Q×PD(cm)$$

米角和三棱镜度的换算为:

$$C(^{△})=C(MA)×PD$$

(二)集合的机制

集合可分为自主性和非自主性。

通过练习,没有视觉刺激,仅由意志产生和控制的集合称为自主性集合。

由视觉反射产生和控制的集合称为非自主性集合,是眼球维持双眼单视所产生的反射性位移。由于产生的机制不同,可分为以下几种类型:

1. 张力性集合(tonic convergence) 又称为紧张性集合,是张力性反射保持双眼眼轴平行的集合。它来自肌肉的张力和中枢持续的神经冲动。张力性集合不足导致外隐斜,过强导致内隐斜。在眺望无穷远时,单眼外肌(主要是内直肌)的张力维持眼位的集合成分。

2. 调节性集合(accommodative convergence)和 AC/A 比值 伴随调节产生的集合,是由于视近时调节和集合之间的交感联动刺激所产生的。除了年龄较大的老视者,视近时,调节和集合总是同时产生,正常情况下,不会出现只要求调节不要求集合,或相反的情形。

当眼睛注视一个近目标,调节和集合同时产生。集合必须准确到几分弧以内,以避免产生复视,而调节不需精确,眼睛的景深仍可使观察者获得清晰的知觉。

引起调节性集合的调节力与其所诱发的调节性集合的比值称为调节性集合调节比(ratio of accommodative convergence to accommodation,AC/A)。AC/A 比值可用来确定处方改变的量。它的正常范围为 $3\sim5^\triangle/D$。

3. 融合性集合(fusional convergence)　由融合性反射产生的集合。正常情况下,双眼黄斑中心凹互为对应点,融合反射引导眼睛,使注视目标同时成像在双眼黄斑中心凹。

4. 近感性集合(proximal convergence)　视近时由心理因素产生的集合,即通过已知注视目标位于观察者的近处所诱导的集合。即使通过镜片或一定的光学仪器使注视目标成像在无穷远,由于对注视目标的位置的感知仍可诱导近感性集合。如同视机检查时,尽管检查画片通过镜筒中的镜片成像在无穷远,但被检查者已知画片在镜筒中,仍可产生近感性集合,导致同视机检查的斜视角,内斜视偏大,外斜视偏小。

三、瞳孔缩小

视近时,除了调节和集合,同时伴有瞳孔的缩小。瞳孔的缩小,增加眼睛光学系统的景深,减小调节的需求,同时也是调节滞后的因素。

第六节　眼球运动的核上控制系统

眼球运动核上控制系统位于脑干、小脑、基底神经节和大脑皮层,管理各种眼球运动。这些中心协调眼球运动,控制注视目标的速度、位置和头位改变时的眼睛的运动和相应的反射。核上系统通过核间通路连接,最重要的是内侧纵束(medial longitudinal fasciculus,MLF)。

一、眼球水平共轭运动

眼的水平共轭运动控制的核上中枢为脑桥旁正中网状结构(paramedian pontine reticular formation,PPRF)。由 PPRF 发出的神经冲动到达同侧展神经核的运动神经元和核间神经元(internuclear neuron),再由核间神经元发出神经冲动经外侧纵束上升到达对侧动眼神经核的内直肌亚核。

PPRF 是负责产生水平共轭注视运动的基本中心,它位于内侧纵束的腹侧,从三叉神经核平面延伸到展神经核平面。主要的传出纤维到达同侧的展神经核,其次传出纤维到达内侧纵束喙间质核(rostral interstitial nucleus of the medial longitudinal fasciculus,riMLF)控制垂直注视。到达 PPRF 最多的传入连接来自前庭核,但也有来自小脑、上丘和额叶眼动区(frontal eye fields,FEF)。从顶枕颞联合区(the parietal-temporal-occipital area,PTO)和额叶眼动区到上丘、内侧纵束喙间质核,都直接或间接地与 PPRF 发生联系。额叶眼动区和上丘与扫视的产生有关,而顶枕颞联合区与追踪的产生相关。

核上输入在 PPRF 会聚,来自 PPRF 细胞体的轴突到达同侧展神经核,与展运动神经元建立突轴联系,而运动神经元的轴突到达同侧外直肌。PPRF 的轴突也与展神经核的核间神经元建立突轴联系,后者的轴突越过中线在内侧纵束到达与对侧眼内直肌功能有关的动眼神经亚核。

水平眼运动的前庭输入来自经由前庭核的对侧前庭器官。来自前庭核的轴突到达对侧展神经核,支配对侧方向的水平注视的运动神经元和核间神经元。核间神经元交叉到对侧内侧纵束,然后上升到达对侧内直肌亚核(图 2-6)。

PPRF 中已经确定有三种类型细胞:兴奋性爆裂细胞、抑制性爆裂细胞、终止细胞。兴奋性爆裂细胞经由投射到同侧外展运动神经元产生水平扫视。来自这些细胞的轴突与展神

笔记

经核运动神经元形成突轴联系，支配同侧的外直肌，而展神经核的核间神经元经由对侧内侧纵束支配对侧内直肌亚核。爆裂细胞仅仅在需要快速眼运动时发放冲动，在固视、追踪和异向眼运动时不发放神经冲动。

抑制性爆裂细胞与对侧展神经核形成突轴联系。刺激这些神经元将减少运动神经元和核间神经元的发放率，因而抑制将要进行眼运动的拮抗肌。

终止细胞张力性发放冲动。除了扫视运动出现时，这些细胞抑制同侧的 PPRF 的爆裂细胞。这些细胞在固视和平滑眼运动时是重要的。这些细胞的异常将导致视性眼阵挛和眼球的扑动。

内侧纵束是从脊髓延伸到动眼神经核的纤维束。它包含基本的上升纤维，大部分来自前庭上核和前庭内侧核。内侧纵束与动眼神经核在

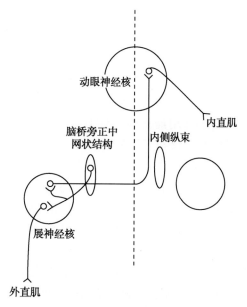

图 2-6 水平眼运动的脑干通路

位置上极为接近，影响同侧和对侧动眼神经核。内侧纵束的异常将影响双眼水平和垂直注视的协调。通过内侧纵束最重要的连接是对侧的展神经核和同侧的内直肌亚核。内侧纵束的异常将产生核间麻痹。这样的损伤将产生慢性的或完全性同侧眼的内转丧失和对侧眼的外转眼球震颤。

顶枕颞联合区（POT）的大脑皮层在控制平滑追随运动和空间物体追踪上是非常重要的。这个区域在非人类的灵长类为颞中区，人类对应的区域为 Flechsig 10 区。

二、眼球垂直共轭运动

眼的垂直共轭运动可能是由内侧纵束喙间质核（rostral interstitial nucleus of the medial longitudinal fasciculus，riMLF）所控制（图 2-7）。脑桥旁内网状结构和 riMLF 细胞的几种类型的电活动对应于眼球不同类型的运动。快速眼动是由神经元发放高频的放射脉冲，而持

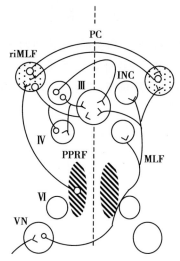

图 2-7 垂直眼运动的脑干通路

PC：后联合　riMLF：腹侧间核质　INC：Cajal 间质核
PPRF：脑桥旁正中网状结构　MLF：内侧纵束 VN
前庭核；Ⅲ、Ⅳ、Ⅵ分别为动眼、滑车、展神经核

笔记

续发放与眼位缓慢改变有关。

垂直注视由来自同侧前庭核的兴奋性冲动纤维传导产生。这些纤维穿越到对侧,上升到达内侧纵束,与适当的运动亚核形成突轴联系。另外,来自相同区域的抑制性投射上升至同侧的内侧纵束,调节拮抗肌的松弛。

对于产生向下注视,内侧纵束的 riMLF 的作用是最重要的,而后联合区对于产生向上注视的作用最重要。对于垂直注视,前庭输入来自对侧前庭核,交叉后在内侧纵束上升到动眼神经核和三叉神经核。

riMLF 位于内侧纵束腹侧的中脑。这个核包括来自 Cajal 间质核的细胞。riMLF 连接动眼神经核和三叉神经核的运动神经元,与 PPEF 相同。这群细胞可能包括向上和向下垂直眼运动的眼前运动前区。它的功能对于垂直眼运动类似于 PPRF。该区域的损害一般引起垂直眼运动的异常,尤其是向下运动。

到达内侧纵束喙间质核的背侧和腹侧的纤维束是后联合,这些纤维中包含有一些散在的神经元胞体。这个区域的损伤将导致向上注视异常。支配眼睛向上注视的纤维离开riMLF 后,可能在到达动眼神经核和三叉神经核之前通过后联合。在中脑背侧综合征,后联合的受累可出现指示性向上扫视受损,极端的病例,所有垂直眼运动丧失。其他体征包括瞳孔缩小与近反应分离、瞳孔异位和集合后退、眼球震颤。

人类视觉定向控制最重要的中心在大脑皮层额叶眼动区(FEF)和顶枕颞联合区。

FEF 位于 Brodmann 第八区,第二额回的后端,对于垂直和水平扫视是非常重要的。从FEF 到脑干有三个不同的通路。腹侧通路经由内囊的前肢后部和大脑脚到达脑桥,部分纤维交叉并终止于脑桥正中网状结构。背侧通路经由丘脑、丘脑枕、顶盖前核、上丘到达脑干。中间通路从 FEF 到达腹侧动眼神经核和 Cajal 间位核。尽管有同侧和对侧的投射,但从 FEF 到脑桥正中网状结构和内侧网状结构 riMLF 的主要是对侧纤维占优势。

三、异向眼球运动

异向眼球运动的皮质通路目前未知。可能在中脑有与控制集合和分开的动眼复合体的神经元相联系,其应该是绕过来自展神经核的中间神经元,因为 riMLF 的受损一般不影响集合。

小　结

支配眼球运动的眼外肌具有不同的生理功能,眼球运动遵循一些基本法则,如 Sherrington 法则和 Hering 法则。在固视、追随、扫视等各种注视状态下的眼球运动具有不同的生理特点。当双眼由远向近注视时,还会出现调节、集合等眼球运动的反射。

(刘陇黔)

2-2
二维码 2-2
扫一扫,测一测

笔记

第三章

双 眼 视 觉

本章学习要点

● 掌握：双眼视觉定义和产生双眼视觉的条件。

● 熟悉：异常双眼视觉现象。

● 了解：立体视觉的生理基础和分类。

关键词 双眼视觉　立体视觉　融合　复视

双眼视觉是外界同一物体分别投射到两眼的黄斑中心凹，经大脑视觉中枢加工整合为单一立体物像的生理过程。双眼视觉是人类认识环境的一种高级、完善的适应的表现，涉及知觉的、运动的、中枢的多方面的因素，因此它是极其复杂精细的生理机制。各种内、外环境因素可以导致双眼视觉的破坏，斜视的本质便是双眼视觉的紊乱。本章将从双眼视觉的基本概念、生理机制与产生条件、融合功能、立体视觉、斜视后形成的异常双眼视觉等方面进行重点讲解，以便学习者掌握和建立正确的概念。

第一节　双眼视觉的概念

一、双眼视觉的定义

双眼视觉（binocular vision）是外界物体的形象分别落在两眼视网膜对应点上，主要是黄斑部，神经兴奋沿视知觉系统传入大脑，在大脑高级中枢将来自两眼的视觉信号进行分析，综合成一个完整的、具有立体感知觉影像的过程。

双眼视觉是认识环境的一种高级的、最完善的适应的表现，是动物由低级到高级发展过程中进化而来的。在低级生物虽有原始的眼睛，但并不具有完善的视觉系统，眼外肌也不是作为运动眼球的机构而起作用。动物从两栖类进化到哺乳类，眼睛的构造越来越完善，但许多动物的眼仍居于头两侧，虽具有较宽的单眼视野，但多无双眼视觉。双眼视觉一直到高级哺乳类才逐渐发展起来，进化到人类时达到最完善的地步。人类直立行走、头部抬起、两眼直向前方，双眼视野与单眼视野相比达到了最大比例。由于获得双眼视觉，人类能更正确地获得有关的位置、方向、距离和物体大小概念，同时产生了立体视觉，能正确判断自身与客观环境之间的位置关系。这一切变化在人类进化过程中起到重要作用。由于双眼视觉是一种在动物种属发展过程中比较晚获得的本领，同时也是一种非常复杂精细的生理机制，所以在内、外环境因素的影响下容易遭到破坏而产生紊乱。斜视的本质是双眼视觉的紊乱，无论先天性或生后早期的，还是获得性的，无论何种病因，如未能得到及时恰当的治疗纠正，均将导致丧失双眼视觉。治疗斜视的最高原则就是消除引起双眼视觉紊乱的障

笔记

19

碍,设法保存或恢复双眼单视。

二、视网膜成分

视网膜成分是将视网膜到大脑枕叶视中枢作为一个整体而言的,非单指视网膜感觉细胞本身。外界物体影像落在视网膜上,视网膜成分按照它自己所固有的方向性向空间投射,也就是从主观上感觉此刺激是来自空间一定的方位。

三、视觉方向

视网膜成分具有向空间投射的方向性。如果不通过视觉,用微小电极从眼后刺激视网膜,其所产生的闪亮幻觉,也是根据刺激部位的视觉方向(visual direction)不同而出现在空间的一定方向和部位。这些现象所表现的功能称为视网膜成分的视觉方向。这种功能是由高级视觉中枢的结构所决定的。视网膜的黄斑中心凹的视觉方向代表正前方,它鼻侧的视网膜成分向颞侧空间投射,颞侧的视网膜成分向鼻侧投射,下方的向上投射,上方的向下投射。

四、主观视觉方向

人类对客观的认识是通过感觉器官,特别是视觉器官,把外界物体的形象反映到主观。无疑存在主观与客观的关系问题。主观感觉是客观在主观的反映,是主观正确反映客观特性的结果,所以主观和客观二者是一致的。但由于我们主观在结构上和效能上有一定的局限性,不能全部反映客观的所有特性,因此二者仍有一定差异。在研究双眼视觉时,我们是把二者当作同一对象来研究的。

五、视网膜对应

两眼有相同视觉方向的视网膜成分称为视网膜对应(retinal correspondence)成分或对应点。一个物体的影像只有同时落在两眼视网膜对应点上传入大脑才能被感觉为一个影像;落在非对应点上的物像,两眼将投射到空间不同部位而被感觉成两个影像。

六、产生双眼视觉的条件

(一)知觉条件

1. 两眼视知觉正常或近似。两眼所接受物像在形状、颜色、大小、明暗需要一致或近似。两眼迥异的物像无法融合在一起。如两眼物像大小差5%以上,即能影响融合力。

2. 单眼黄斑部应能恒定地注视同一目标。无论眼往何处看,目标往何方移动均能使目标不脱离黄斑注视范围,这种能力叫单眼注视力。

3. 两眼应能同时感知外界同一物体的形象。一眼视力太低或屈光间质有混浊均不能使两眼同时感知外界物体,双眼同时知觉是建立双眼视的基本条件。

4. 两眼的黄斑部具有共同的视觉方向,即两眼视网膜的对应关系正常。因为两眼视网膜各成分之间有配偶的定位关系,两眼黄斑部具有共同的视觉方向,两物像只有落在有共同视觉方向的视网膜成分上才能被感觉为同一物体。

5. 两眼具有能把落在视网膜非对应点上的物像矫正至正位的能力,即融合力。

(二)运动条件

在运动功能上,要保持两眼的位置在各眼位上协调一致。注视远方时两眼视线能达到平行;注视近物时,两眼要与所用调节协调地行使集合与分开。在向侧方作跟随运动时,两眼能始终以相同速度和幅度同时运动。在眼球出现任何肌肉神经障碍(包括神经源性、肌

笔记

源性以及来自平衡器的障碍），均将影响双眼运动协调一致。小的差异可以用融合力加以控制成为隐斜，双眼视觉尚可保持；大的障碍将无法形成双眼单视。此能力称为双眼注视力（同向或异向）。

（三）中枢条件

1. 两眼视野重叠部分必须够大，使注视目标能随时落在双眼视野内。重叠视野的大小在种属发展过程中也起了很大变化。较低级动物其眶部角度分开很大，眼多位于头之两侧，其单眼视野很大，但两眼视野重叠部分却很小。高级动物两眼逐渐转向前方，单眼视野逐渐缩小，双眼视野显著增加。低级动物由于两眼视网膜物像完全不同，所以每次只能用一眼注视，而另一眼同时受到抑制。其视神经纤维两眼完全互相交叉到对侧大脑皮质。为了产生双眼视野，一定要使同侧大脑半球皮质能感知对侧视野内的物体，因此必须有两眼同侧视神经纤维到达本侧大脑皮质，这样每眼相同一半视野将为同侧大脑所感觉。人类和猿类来自鼻侧一半视网膜的视神经纤维全部交叉到对侧；而来自颞侧一半视网膜的视神经纤维，则不交叉而到达同侧大脑。同侧纤维在人类比例达到最高。

2. 大脑的中枢必须发育正常，能正确地接受从视觉及其他感觉器官得来的信号，并加以综合、分析，自主地或反射地通过传出系统发出神经冲动以调整眼球位置。大脑不能同时感知来自两眼的物像，或者不能把二者综合成单一的完整的印象，在必要时不能及时地发出神经冲动调整眼球位置均将不能形成双眼单视。

第二节　双眼单视圆

一、视网膜中心凹和周边视网膜成分的对应

两眼视网膜具有共同视觉方向的点或区域称为视网膜对应点。两眼黄斑中心凹具有共同的视觉方向时，为正常视网膜对应（normal retinal correspondence，NRC）。两眼部位同名而又有共同视觉方向的只有两眼黄斑部。其他部位的视网膜成分则各依其与黄斑部的距离结成对应关系。一眼黄斑部鼻侧一点必与另一眼黄斑部颞侧等距离另一点相对应，落于此二点上的物像向黄斑部视觉方向之一侧投射，即向本身之对侧投射，这种关系称为视网膜对应关系（图3-1）。此联系是两侧大脑视皮质中枢的功能，与该细胞排列有关。此功能一方面在于联系双眼视觉影像，形成完整的对客观的认识并产生立体感觉。另一方面也是作为对客观定位（分辨物与物之间的关系）及主观定位（正确判断自身与外界物体的关系）的重要手段，使人类视觉在定位功能方面代替其他感觉器官而发挥主要作用。在双眼视觉破坏时，视网膜对应关系的紊乱是一个重要的功能变化。

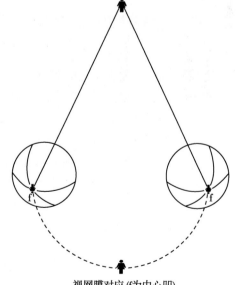

视网膜对应（f为中心凹）

图3-1　视网膜对应关系

二、双眼单视圆与 Panum 空间

按 Vieth-Mueller 的观点，通过注视点及两眼结点所画的圆称为双眼单视圆（horopter）。在不同距离，这样的圆弧面将有无限个，且此弧面离得越远，越接近平面，至无限远时则完

笔记

全成为一个平面,称为基础面。

根据"对等弧的圆周角相等"的原理,在此圆周每一点上的物体,将分别落在两眼视网膜对应点上,所以不出现复视。另外,在圆周内、外有限距离处的物体非但不呈复视像,这种轻微差异反而是形成立体感的生理基础。此距离在正前方很小,越往周边部则越宽。这个距离称为 Panum 空间(Panum's area)。正常的黄斑附近 Panum 空间约为 $10°\sim20°$,此空间在不同测量条件下也不完全一样。超过此空间将感觉复视(图 3-2)。

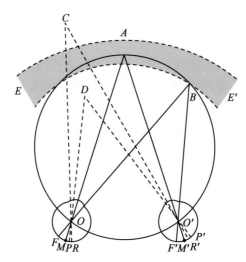

图 3-2　Panum 空间

图中 MM' 为两眼黄斑中心凹,具有共同视觉方向,投射于 A 代表正前方;FF' 二点为视网膜对应点,投射于 B;PR 点由于不具有共同视觉方向,不能被知觉为同一物像。ABO'O 为在此设定距离的双眼单视圆,EE' 为 Panum 空间

三、主导眼与视网膜竞争

人类在视物时,其中一眼在一定程度上往往占优势,成为定位及引起融合的主要负担者,此眼称为主导眼(dominant eye)。基础研究表明,在视皮层有对应优势眼的细胞群,即优势眼功能柱。双眼同时注视一物体,视觉定位往往偏于主导眼一侧。在进行集合达极限时,非主导眼先偏离注视位。一般人多以右眼为主导眼,女性主导眼现象不如男性明显,推测可能与女性社会角色和参与劳动方式有关。

当两眼注视界视圆上 Panum 空间内的物体时,如两物像完全一致则被知觉为一个印象。如两物像轮廓大致相似,但细节不同,可以重合成具有二者特点的综合印象。但如两物像在外形上有极大差异无法融合成一个时,将出现两像交互出现的现象,其被称为视网膜竞争。其结果常形成接受其中一个物像,抑制另一个物像。

第三节　融 合 功 能

融合(fusion)是指大脑能综合来自两眼的相同物像,并在知觉水平上形成一个完整印象的能力,是在具有双眼同时知觉的基础上,把来自两眼视网膜对应点上的物像综合为一个完整印象的功能。融合不仅是把两个物像联合起来,还包括在两眼物像偏离正位的情况下有能力反射性地保证两眼物像合为一个知觉印象,能引起融合反射的视网膜物像移位幅度称为融合范围。融合范围一般可以作为双眼视觉功能的标志。

笔记

一、知觉性融合功能

知觉性融合是将来自于两个视网膜对应成分的视觉兴奋整合成为一个单一的视觉影像的生理过程。双眼视觉是知觉性融合的基础。

知觉性融合发生，不仅需要两眼物像投射到视网膜对应位置，而且物像的大小、亮度以及清晰度是相似的。不等同的物像是形成融合中严重的知觉性障碍。在斜视的病因方面，融合障碍是重要的因素之一。

二、运动性融合功能

运动性融合是通过矫正性融合反射产生的定位性眼球运动，使偏离对应点的物像重新回到对应点以保持双眼单视的能力。知觉性融合与运动性融合二者不是截然分开的，没有矫正性融合的存在，知觉性融合只能是瞬间的活动。引起矫正性融合反射的刺激是视轴偏离一致的倾向。可以发生在双眼异向运动时（集合或分开），也可以发生在单眼有偏离倾向时。临床上，评估融合能力的检查，主要就是检查运动性融合能力。

第四节　生理性复视

任何具有正常双眼视觉的人都可以发生生理性复视（physiological diplopia）的现象。例如，在头部正前方阅读距离放一支铅笔，然后选择一个明显的物体置于铅笔的远方。当注视远方位置的物体时，就会看到两支铅笔。闭上一只眼，对侧的铅笔的影像就会消失。这是因为注视远处的物体时，近处物体的影像分别投射在两眼黄斑中心凹颞侧视网膜上（非正常视网膜对应点），产生了交叉性复视。

如果注视近处铅笔，将其看成一个时，远处的物体会被视为两个，但闭合任何一只眼时复视像消失。这是因为在注视近物时，远处物体分别投射在两眼鼻侧的视网膜上引起同侧非交叉性复视（图3-3）。

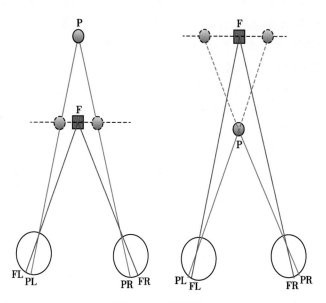

图3-3　生理性复视

双眼注视视标 F，位于远处的物体 P 分别投射到两眼鼻侧视网膜，引起同侧复视；近处物体 P 则投射到两眼颞侧视网膜，引起交叉复视

一、临床意义

生理性复视是双眼视觉的基本特性,对生理性复视的正确运用具有诊断和治疗双重意义。在检查双眼视觉功能时,生理性复视说明病人具有同时使用两只眼的能力。如果受检者不能看到生理性复视,提示存在单眼抑制。在正位视训练中,生理性复视是训练脱抑制,恢复双眼视觉的重要方法。

二、抑制现象

生理性复视不仅仅是在视觉实验室中的一个技巧性的功能,它还是具有遗传特性的正常双眼视觉的现象。

早期发生的共同性斜视,即使眼位处于偏斜状态也不会发生复视。通过眼睛传递到大脑的视觉影像会被抑制。克服生理复视的能力有别于抑制眼位偏斜引起的病理性复视,前者是生理现象,后者是主动抑制的神经生理过程。有选择地排除特定的视觉冲动,进入无意识状态(无视或抑制它们的能力),对正常的或者异常的双眼视觉都是非常重要的。

第五节 立 体 视 觉

一、立体视觉的概念

立体视觉(stereopsis)是双眼的水平视差引起的深度知觉,是双眼视觉的最高形式。圆周弧度是立体视觉的度量单位,正常立体视锐度为100″(秒弧)至40″(秒弧)。

立体视觉与深度觉是不同的概念。单眼线索,如物体的重合、大小和明暗的差别、运动的视差等,可以产生深度觉。

二、立体视觉的生理基础

Wheatstone 在 1838 年认识到立体视觉的发生是由视网膜上的水平视差引起的。这种水平视差相融合的结果产生了一个具有深度觉的单一的知觉影像,为在 Panum 区域的双眼单视和深度觉提供了生理学基础,垂直视差不能产生立体视的效果。

一个固体的实物放置在头的正中矢状面,会在两眼上产生不等像。由于双眼之间的水平分离(瞳距)的几何原因,每只眼产生的像都有轻微的差别,即物理学家所说的视差角。两个不相等的视网膜像融合的结果是产生一个三维立体的感觉图像。可以在双眼产生轻度不等像的实物无须为一个具体的实物。一种立体视的效果同样可以由二维的图片产生出来,产生这一效果的一些因素是由相对应的视网膜区域引起的,这些视网膜的相关区域给出了关于图像结构其他因素相关深层定位的参考框架,从而产生了水平不等像。有些图形必须分开观察,但是用立体照相镜或是一些视轴测定的装置可以看到立体的效果。这是客观空间和主观空间不同的又一例证。每只眼看到的图像都不是深层的,每只眼只提供适当的刺激。当被视觉系统精细加工之后,才会在视觉空间产生一个三维的感知图像。

用一个简单的例子就可以把这个观点说清楚。假如通过立体照相镜和视轴测定仪给每只眼都展现一组三圈的同心圆,它们将融合成一组三个扁平的同心圆。每个圆的影像都由相应的视网膜区域产生。

立体视的产生是由于视网膜区域的不同刺激所致。这种双眼合作的最高形式产生新的视觉功能,这不仅是融合的更高形式,更是双眼视觉功能的第三阶段。

笔记

大脑是否需要在把视觉输入的不等像传入深度感觉之前，就比较每个视网膜上的图像？这个问题被 Julesz 发明的随机点立体图解决了。使用随机点立体图，当应用单眼检查时，随机的噪声不会传递任何的信息；当由于集合或是使用棱镜产生双眼融合时，一个正方图形会活生生地展现在纸平面之上或是之下。这个例子说明立体视的产生不会依赖于单眼线索提供的空间定位或是图形识别，每只眼所看到的图像不包括任何立体视的轮廓。双眼图像信息是独立于单眼图像信息的。此外，既然正方形仅仅是在深度感知的情况下被看到的，所以单眼图形的识别对于立体视的产生不是必需的。Julesz 从一系列的图形视觉经验中总结出来，这种在视觉处理过程中占统治地位的图形感知发生在立体视觉之后而不是之前。

三、局部立体视和整体立体视

随机点立体视差不是发生在图形识别引起的点对点，或是图形对图形的配对过程之前，这种配对过程发生在左眼、右眼的立体投影引起立体视觉之间。Julesz 为这一投射关系提出了局部立体视的概念，并且指出随机点立体图的组成因素（例如黑点和白点）会引起 Panum 空间中的许多错误配对，因为其会把两个单眼区的模糊存在联系起来。在经典的立体图中，这种不确定的联系会更少些。因为随机点立体视差产生的点或线的整体相邻的配对，会对立体视的产生提供刺激物，最终，图形识别也被计算在内。这种机制被 Julesz 称作整体立体视。

临床医生或许会问在随机点立体图上的立体视差是如何与任何随意情况下所看到的立体视差相联系起来的。另有研究发现，在四岁半到五岁半的 162 名正常孩子中有 40% 的随机点立体视小于 40″（秒弧）。这一发现让我们对随机点立体视图在区别正常视觉和不正常视觉的差异方面产生质疑，同时把精力集中到一个现实情况上，即随机点立体视图的立体视测试不同于自然情况下的立体视测试。例如，在正常的视觉情况下，图形的识别不会依赖于完整的立体影像，同时，这些黑白点图形没有引起深度感知的立体视线索的能力。

四、立体视觉和融合

知觉性融合对形成高级立体视功能是至关重要的。在不存在知觉性融合的情况下也可以存在低级立体视，甚至在斜视病人中存在，例如微小斜视及小角度内斜视。而且研究已经证实，双眼深度觉的辨别与复视是同时存在的。将不等的视网膜成像进行知觉性融合对辨别双眼深度觉并非必需条件。

另一方面，知觉性融合本身并不能保证存在立体视。融合幅度正常的病人能轻易地融合相似的目标，但可能不存在立体视，因为这些病人的一只眼选择性地抑制了立体图有差异的部分。

五、立体视锐度

立体视锐度（stereoscopic acuity）是指两眼所能分辨的最小的深度差异。立体视锐度依赖于许多因素，其结果能够明显地被测量的方法所影响。在精确的实验室检查以及高度受训的个体，立体视锐度可以低到 2″～7″。一般来说，100″～40″ 的阈值在临床检查中可以作为正常的立体视锐度。

视力和立体视是有关联的。立体视锐度不会比刺激视网膜区域的 Vernier 视力更高。与视敏度相同，立体视锐度从中央视网膜到周边视网膜降低。但是，立体视锐度和视力之间并非线性关系。比如，在一眼前置中心滤光片使视锐度降低，即使降低到 0.3，并不会导

笔记

致立体视的阈值升高。进一步的降低视锐度至 0.2 会显著增加立体视的阈值，当遮盖眼视力低至 0.1 时立体视将不存在。

立体视具有一个阈值，因此在一定距离范围内可产生立体视，根据不同的阈值计算结果，这个距离范围在 125～200m 之间。

第六节　异常双眼视觉

一、复视和混淆视

当存在显性眼位偏斜时，视网膜对应成分不再指向同一个物体，这就将病人置于两个不同的视觉现象之中——复视和混淆视（图 3-4）。

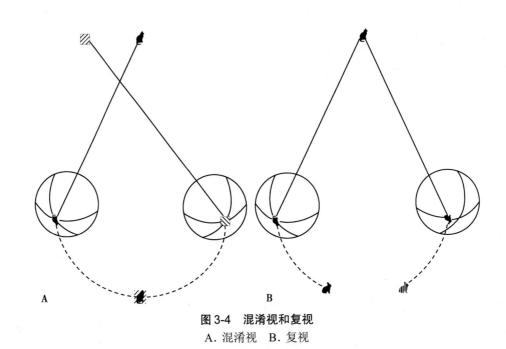

图 3-4　混淆视和复视
A. 混淆视　B. 复视

（一）复视

复视（diplopia），或者说视物成双，是由于眼位偏斜注视目标时，同一物像落于两眼视网膜的非对应点，即注视眼的黄斑区和斜视眼黄斑区以外的视网膜，两眼视网膜所接受的视刺激经视路传到视觉中枢时，不能融合而出现复视。复视的症状依赖于发病的年龄、持续的时间和主观认识。

（二）混淆视

混淆视（confusion）是指两个不同物体的影像同时投射到视网膜对应区。两个黄斑中心凹区域生理上是不能同时感知两个不同的物体的，靠近黄斑中心凹的视网膜成分形成竞争，两个接收的物像快速转换，最终导致单眼抑制。临床上典型的混淆视是很少见的，设想混淆视是人类难以接受的。

二、斜视后的知觉性适应

为避免混淆视，视觉系统采用了抑制和异常视网膜对应。知觉抑制和异常视网膜对应非常重要，在不成熟的视觉系统其可能发展成弱视。

笔记

（一）抑制

抑制（suppression）是指当图像从一眼传出后，抑制或阻止其传输到知觉层面（图3-5）。病理性抑制是由斜视性的眼位偏斜所致，此种抑制可以是发育期大脑为避免复视的代偿。生理性抑制是阻止生理性复视到达知觉层面的一种机制。

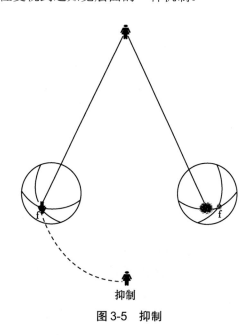

抑制

图3-5　抑制

以下是临床上抑制的分类：

1. 中央和周边　中央抑制指的是避免斜视眼到达黄斑中心凹的物像形成知觉的一种机制，目的是阻止出现混淆。然而，因为两个黄斑中心凹不能同时接收两个不同的物像，非注视眼的中心暗点被许多临床医生认为是生理现象，而非病理现象。而且，即使在视力发育成熟的成年人，突然出现斜视，偏斜眼都可能出现抑制性暗点。尽管主诉复视，成人新发生的斜视病人用一只眼注视，另一只非注视眼被证实存在小的暗点来抑制混淆。这种成年斜视的反应可以支持中央抑制是生理现象，而非病理现象。因为病理性抑制仅仅在不成熟的视觉系统才能发生。周边抑制是通过阻止认知落在偏斜眼周边视网膜上的图像而消除复视的一种机制。抑制的物像与落在注视眼黄斑中心凹的物像类似。这种抑制的形式很显然是病理性的，作为未成熟的视觉系统的皮层功能的代偿。成人是不能产生周边抑制的，因此如果不通过关闭或者遮盖斜视眼，是不能消除注视眼周边第二个物像的。

2. 单眼和交替　如果抑制是单向的或者与偏斜眼相比，主导眼的物像起主要作用，抑制就是单眼的。这种机制会导致斜视性弱视的产生。如果这个过程是双向的，或者两个眼之间的物像相互交替，抑制就是交替的。交替性抑制一般不产生斜视性弱视。

3. 机动性和恒定性　当眼位偏斜的时候出现抑制，其他情况不出现抑制，这种抑制称作机动性抑制。比如间歇性外斜视的病人，当眼位处在正位时不出现抑制，相反还有很好的立体视。恒定性抑制是所有的时候都存在抑制，不管是眼位偏斜或者正位时都存在抑制。偏斜眼抑制的盲点可以是相对的，也可以是绝对的。

如果病人存在斜视和正常视网膜对应，而没有复视，说明抑制是存在的。临床上有一些诊断抑制的检查方法。

4. 抑制的处理　抑制的治疗包括治疗斜视本身。

（1）正确的屈光矫正。

（2）遮盖较好眼以使双眼视力平衡或交替注视来消除复视；

（3）矫正视轴以使同一物体落在两眼的视网膜对应点上，即包括治疗斜视本身。

当两只眼都打开的时候，视轴矫正训练是消除抑制的一种方式。这个训练开始是病人认识到复视，然后是训练同时知觉，最后是训练立体视。视轴矫正的作用在抑制治疗中是有争议的。有内斜视的病人，脱抑制的治疗可以导致抑制消失时出现顽固的复视。对间歇性外斜视病人脱抑制的治疗是安全的，但没有融合力的病人是不应该进行脱抑制的治疗的，否则会出现融合无力性复视。

（二）弱视

斜视发生后，两个不同物体的影像同时投射到视网膜对应区形成混淆视，这是人类难以接受的，脑皮层主动抑制由斜视眼黄斑输入的视觉冲动。双眼视觉发育期（5 岁以前）产生黄斑部的视觉功能长期抑制则形成弱视（amblyopia）。

（三）旁中心注视

中心凹注视的功能主要是形觉，同时还具有投射功能。斜视发生后，斜视眼的黄斑中心凹被抑制进而注视能力逐渐下降，严重者中心凹投射觉异常，即形成旁中心注视。它是一种单眼现象。

（四）异常视网膜对应

异常视网膜对应（anomalous retinal correspondence）指的是注视眼黄斑中心凹与斜视眼周边视网膜可以产生新的对应关系。斜视后两眼黄斑中心凹具有不同的视觉方向，异常视网膜对应是使双眼重新具有共同视觉方向的适应性改变。

如果存在异常视网膜对应，手术之后就会产生矛盾性复视。内斜视病人术后眼位接近正位，黄斑中心凹或者黄斑中心凹周边的刺激会产生交叉复视，病人会出现矛盾性复视的症状。临床上，矛盾性复视是术后短暂的现象，很少长时间存在。临床上只有极少数的病例会存在更长的时间。

1. 异常视网膜对应的检查　包括：Bagolini 线状镜、红镜片试验、Worth 四点灯、弱视镜（同视机）等（见斜视检查法部分）。

2. 异常视网膜对应的临床分类　临床观察表明，垂直斜视极少建立异常视网膜对应。中低度数的垂直斜视是通过增加融合力和代偿头位把双眼单视保存下来的。外斜视特别是间歇性外斜视，临床观察可见不同范围、不同程度的抑制，很少见到经典的异常视网膜对应。双眼视觉发育成熟后发生的斜视，很难建立异常视网膜对应，病人多是以抑制的形式克服复视、混淆视和两眼视觉方向不一致产生的困扰。

各种不同类型的异常视网膜对应主要见于双眼视觉发育期（5 岁以前）产生的内斜视病人。

异常视网膜对应的临床分类：

（1）和谐异常视网膜对应（harmonious anomalous retinal correspondence）：又称一致性异常视网膜对应。病人选用和斜视角一致的视网膜成分与主导眼黄斑中心凹对应，斜视眼与主导眼重新取得一致的视觉方向。两眼在此基础上产生周边融合并有粗的立体视功能。这类形式的异常视网膜对应主要见于微小斜视（小于 8PD）和小角度内斜视（15PD 左右）。病人在异常视网膜对应基础上具有一定的双眼单视功能。这类斜视不提倡手术矫正，术后效果不稳定，回退现象严重。

（2）不和谐异常视网膜对应（unharmonious anomalous retinal correspondence）：即不一致性异常视网膜对应。病人选用零度和斜视角之间的视网膜成分与主导眼对应。这类异常视网膜对应不能实现斜视眼与主导眼建立新的平行的视觉方向的目的，也不能直接消除复视和混淆视。因此，还要建立抑制区以解除干扰。这种形式的异常视网膜对应见于大角度的内斜视。病人没有任何形式的双眼视觉功能，但是手术矫正效果稳定。

笔记

二维码3-1
扫一扫,测一测

小 结

双眼视觉产生的条件有知觉、运动、中枢三方面。双眼视觉三级功能包括同时知觉、融合、立体视觉。斜视的本质就是双眼视觉功能异常。

(赵堪兴)

第四章

斜视弱视检查法

本章学习要点

- 掌握：儿童视力的评估方法、Worth 四点灯试验、红色滤光片试验、单眼遮盖试验、遮盖 - 去遮盖试验、三棱镜交替遮盖试验、单眼转动和双眼同向转动检查、MRI 和 CT 检查的适应证和禁忌证。
- 熟悉：正常儿童的视力发育、Bagolini 线状镜检查、AC/A 比值测定方法（梯度法）。
- 了解：头位评估的意义、Parks 三步法、双 Maddox 杆试验、立体视锐度测定原理和方法；影像学在复杂性斜视诊断中的作用。

关键词 斜视 弱视 视力 儿童 磁共振成像 计算机断层摄影

斜视弱视检查的目的是：①诊断弱视（视力检查与评估、婴幼儿注视力的评估）；②建立斜视的诊断（真性抑或假性、隐性抑或显性、先天性抑或后天性、共同性抑或非共同性、麻痹性抑或限制性、斜视的亚型等）；③评估双眼知觉状态（双眼有无知觉融合、中心融合抑或周边融合、双眼视网膜对应情况、有无复视、有无立体视觉等）；④测量斜视度（看远与看近的斜视度、各诊断眼位的斜视度、原发性偏斜与继发性偏斜的斜视度）。

斜视弱视检查应按照以下顺序进行：①病史采集；②头位的评估；③双眼知觉功能检查；④视力检查及弱视评估；⑤共同性斜视的斜视度测量；⑥单眼及双眼转动检查；⑦非共同性斜视的检查；⑧睫状肌麻痹验光；⑨眼前节及眼底检查。

第一节 主诉和病史

一、主诉

斜视和弱视是临床常见的眼病之一，尤以儿童多见，有些在出生时即已发生。由于病人的临床症状和表现不同，其主诉亦不尽相同。斜视和弱视患儿的病史主要由他们的父母所提供，由于患儿的父母对子女的观察最为细致，因此对他们的主诉要特别重视。

1. 眼位偏斜 眼位偏斜是斜视和弱视病人最常见的主诉之一。斜视和弱视儿童常被其家长发现眼位异常而来就诊。

2. 复视 复视常发生于非共同性斜视病人，少数间歇性外斜视和共同性内斜视病人早期亦可有复视。复视是斜视病人临床上最明显的症状，即使是年幼的儿童也能表达。

3. 头位异常 家长常发现斜视患儿的头位偏斜，特别是麻痹性斜视者。由于复视影响儿童的日常生活和学习，患儿常产生代偿性头位以回避麻痹肌的作用、维持双眼单视。

笔记

4. 畏光　家长常常主诉患儿在户外或强光下经常闭合一只眼,为间歇性外斜视病人的特征。

5. 视力不良　一些患儿常常在入园或入学体检时被发现一眼或两眼视力不良,常合并屈光不正或眼位偏斜。

6. 其他　如 Graves 眼病、眼眶爆裂性骨折等限制性斜视病人,常常主诉为眼球运动受限等;伴旋转性斜视的病人常常主诉为眼睛疲劳、眼胀痛、眩晕等。

二、病史

通过询问病史,有经验的医生可以初步得出一个假定的诊断,这对于首诊时检查不能合作的幼儿尤为重要。由于斜视和弱视病人多为儿童,病史采集时宜在轻松自然的状态下进行。如婴儿可以仍然放置在婴儿车内,稍大一点的儿童可以任其随意玩自己的玩具。病史采集最好由主诊医生亲自进行,这样不但方便与患儿及其家长建立沟通和信任,并且在询问病史的同时可对患儿做初步的评估,如观察患儿的斜视是单侧性还是交替性的、哪一眼是主视眼、有无异常头位等。病史采集还应包括发病时间和年龄、发病诱因、斜视的发生规律、家族史及既往史等。

1. 发病年龄　应仔细询问病人首次出现斜视的时间。如病人为儿童,则应询问其家长谁先发现患儿斜视,哪一只眼睛斜视。患儿家长有时会弄混斜视的眼别,因此询问时可以要求患儿家长用手指出是哪一只眼睛斜视,以进一步核对眼别。为区分先天性抑或后天性斜视,要求患儿家长最好能提供患儿出生后早期的照片(如百日照等),这对于判断斜视发生的时间有重要意义。

2. 发病诱因　要了解患儿是否有相关的发病诱因,如母亲妊娠初期饮酒或服用某些药物史;患儿皮疹、发热、外伤以及其他疾病等。在记录母亲妊娠史时,应询问是否早产及患儿出生时的体重,是否顺产、产时胎位以及是否使用助产器械等。

3. 斜视发生的规律　首先要弄清病人的斜视是恒定性抑或间歇性的,这对于其双眼单视功能的评估至关重要。应进一步询问其斜视程度是否在疲劳或者疾病时加重、是否在看远或者看近时更明显、在精神集中或者是精力分散时是加重抑或是减轻。对斜视患儿来说,其家长会提供很多有价值的线索,譬如间歇性斜视患儿在阳光下经常闭合一只眼、调节性内斜视发病初期只有在集中精力看东西时才会出现等。

4. 家族史　不仅应询问其直系亲属如祖父母、父母及兄弟姐妹等是否患有相关疾病,还应询问其远亲如叔、姑、舅、姨及表亲等。询问应不限于斜视及眼球运动障碍性疾病,还应包括屈光不正、眼球震颤及其他遗传性视觉障碍等疾病。

5. 既往史　了解病人既往的斜视治疗情况具有重要意义,应详细记录病人是否曾经戴镜治疗,是否接受过遮盖治疗,是否做过斜视、弱视训练,是否曾行眼外肌手术及手术方案等。对于眼球震颤患儿,要了解其是否有先天性白内障手术史、眼外伤史及特殊用药史。

采集病史要注意两个方面的问题。一是病史的陈述有一定主观性,某些有家族史的病人及亲属可能不愿意承认该疾病的家族史,而故意强调意外事故或者其他疾病等的影响,因此主诊医生对采集到的病史应进行客观评估。另一方面,也不能草率地否定患儿家长的陈述,因为他们常常是正确的。例如,如果一个家长明确陈述患儿的眼睛只有偶尔在精力不集中时才会偏斜,而医生在首诊时即使通过遮盖试验也无法发现其眼位偏斜,则不能下结论说这个患儿没有斜视。应该嘱其随访观察,在下一次患儿复诊检查时很可能会发现其眼位的偏斜。

笔记

第二节 视力检查

视力检查是斜视和弱视病人最基本、最重要的一项视功能检查，其检查结果准确与否会直接影响病人的诊疗和预后。视力检查时，要分别检查远视力和近视力、裸眼视力和矫正视力以及确定其注视性质。由于斜视和弱视病人多为儿童，其视力检查不仅仅是查视力表，而应包括其他主观与客观视力评估方法以及婴幼儿注视力的评估。

一、远视力与近视力检查

视力是指衡量视觉系统辨别微小物体的能力。视力检查包括远视力检查和近视力检查两部分。近视力和远视力检查均应先检查裸眼视力；对于裸眼视力小于 1.0 者，需检查戴镜矫正视力；无矫正眼镜者应进行验光检查其矫正视力，或者在眼前加针孔板测量小孔视力。

（一）远视力检查

远视力是指人眼辨别最小物像的能力。远视力表有很多种，国内常用的是 **E** 字视力表，对年幼儿童也可应用儿童图形视力表。检查时视力表应挂在光线明亮处，最好有人工照明。视力表的高度以 1.0 一行视标与被检查者的眼睛等高为准。检查距离为 5m，分别行两眼检查，先右眼后左眼。一般要用排列成行的视标进行视力检查，对年幼儿童也可以用单个视标进行检查，但要予以注明。

（二）近视力检查

近视力是视觉系统在阅读距离能辨别微小视标的能力。近视力检查多采用 Jaeger 近视力表和标准近视力表。检查近视力的距离为 30cm，方法与检查远视力的方法相似。检查时光照应充足，但应避免视力表表面反光。除了未矫正的老视眼以外，近视力通常等于或优于远视力。

视力检查的注意事项：进行视力检查时，受检者头要保持正位，一眼要完全遮盖，检查时不能眯眼以保证检查结果的准确性，这对于伴有屈光不正的儿童尤为重要。应使其尽可能地配合检查，防止其歪头或遮盖眼偷看以及背诵视力表等。另外，视力检查是一项心理物理检查，很多因素如年龄、屈光状态、瞳孔大小、视力表的照明及对比度等均可能影响检查结果；有些弱视病人的反应速度相当慢，应提供足够的适应时间；弱视病人对排列成行的视标的分辨力较单个视标差（拥挤现象），因此，当测试视标为单个视标时要在记录时加以注明；麻痹性斜视病人常有代偿头位等，进行视力评价时需综合考虑。此外，冲动性眼球震颤病人因存在慢相和快相，头位常偏向慢相方向，并存在一定的中间带。因此，对眼球震颤病人不仅要查单眼视力，也要查双眼视力；不仅要检查双眼正前方视力，还要检查双眼侧方视力；垂直旋转性眼球震颤病人还应检查正前方及代偿头位的视力。上睑下垂的患儿应纠正其仰视头位，并轻抬患儿上睑暴露瞳孔区来检查视力。

对于某些特殊的病人，不仅要进行单眼视力检查，还要进行双眼视力检查。如对有隐性眼球震颤的病人，当遮盖一眼检查另一眼视力时，可诱发眼球震颤而影响视力检查的可靠性，所查得的视力往往低于其日常生活视力。双眼视力检查可以避免和减少诱发隐性眼球震颤，查得的视力可比单眼遮盖所查的视力明显提高。对隐性眼球震颤病人进行单眼视力检查时要嘱其双眼同时睁开，检查者在其一眼前增加足够屈光力的正球镜使之雾视，进而检查对侧眼的实际视力。

二、儿童视力的评估

（一）正常儿童的视力发育

新生儿仅有间或出现的扫视运动，注视和追随能力非常差；6 周时，大部分婴儿可以有

笔记

一定程度的平滑追随运动和中心注视；8周时，绝大部分婴儿能够中心注视，并有精确的平滑追随运动，易于对视动鼓发生反应；但是，6个月前婴儿的平滑追随运动仍然是不对称的，其单眼从颞侧到鼻侧的追随运动要比从鼻侧到颞侧的好。表4-1列出了正常儿童视力的发育。但是，视力发育的个体差异较大，在一部分正常儿童中也会出现视觉成熟迟缓的现象。

表4-1　正常儿童的视觉发育

0~2个月
瞳孔光反应
间或出现的注视和追随
不规则地眼球扫视运动
眼位：常呈外斜位，罕见内斜位
视动性眼球震颤（OKN）：出生时既已存在但慢相期速度受限

2~6个月
扫视运动发育完成
中心注视和追随
准确的双眼平滑追随
不对称的单眼平滑追随
4个月时对视标产生适当的调节反应
存在准确的视动性眼球震颤（OKN）
眼位：正位，少数呈外斜位，内斜视为异常状态
3个月时立体视觉开始发育

6个月~2岁
中心注视
准确、平滑的眼球追随运动
眼位：正位

3~4岁
视力达到0.5，两眼视力相差小于两行

5岁
视力达到0.6~0.7，两眼视力相差小于两行

6~7岁
视力达到0.7~1.0，两眼视力相差小于两行

（二）儿童视力的检查

儿童视力检查方法的选择要根据儿童的年龄和认知能力而定。对1岁以下的婴儿可观察其注视行为（fixation behaviour）、采用注视和追随（fixation and following）、遮盖厌恶试验、视动性眼球震颤（optokinetic nystagmus，OKN）、选择性观看（preferential looking，PL）、图形视觉诱发电位（pattern visual evoked potentials，PVEP）等检查方法；1~2岁的儿童可采用垂直三棱镜试验（vertical prism test）、PL等检查方法；2~3岁儿童可采用认图和图形配对等检查方法；3岁以上可采用图形视力表、**E**字视力表检查。OKN、PL、PVEP 3种视力评估方法测得的视力会有一定差别（表4-2）。对患有大角度斜视不配合检查视力的儿童，可采用双眼注视偏爱试验（binocular fixation preference test）评估视力。

表4-2　OKN、PL、PVEP 视力评估的比较（Snellen）

评估方法	1~2个月	4个月	6个月	8个月	10~12个月	视力达到20/20的月龄
OKN	20/400	20/200	20/100	20/100	20/60	24~30
PL	20/400	20/200	20/150	20/100	20/50	18~24
PVEP	20/100	20/60	20/40	20/25	20/20	6~12

笔记

1. 注视和追随（fixation and following） 用于评估儿童单眼注视的能力，包括：①注视的质量（稳定、不稳定）；②注视持续的时间（持续性注视、非持续性注视）；③注视的位置（中心注视、偏心注视）。临床上常用 CSM（central，steady，and maintained——稳定的持续性中心注视）或 FF（fix and follow——固视和追随）来描述语前儿童良好的单眼注视力。

2. 遮盖厌恶试验 即交替遮盖患儿两眼，观察其反应有无差别，从而比较患儿两眼视力的不同。通常患儿会拒绝检查者遮盖其视力较好的一眼，表现为哭闹、扭脸等拒绝反应。

3. 垂直三棱镜试验 用于正位眼或小度数斜视儿童弱视的诊断。在患儿一眼前放置一块 $10^{\triangle} \sim 15^{\triangle}$ 基底向下的三棱镜就可以鉴别患儿哪一只眼正在注视，因此就可以决定其两眼的注视偏爱。例如，当检查者将三棱镜放在患儿左眼（弱视眼）前时，患儿双眼都不动，右眼仍处于原在位，说明患儿一直用右眼注视。检查者再将三棱镜放在患儿右眼前，因为右眼为注视眼，右眼球会上转重新获得注视。根据 Hering 定律，患儿左眼也会同时上转。

4. 双眼注视偏爱试验（binocular fixation preference test） 常用于患有大角度斜视不配合检查视力的儿童弱视的诊断，对其两眼视力进行比较。例如，当检查一名右眼经常内斜视的儿童时，检查者遮盖患儿左眼，强迫其右眼注视，此时左眼呈内斜位；当检查者移除遮盖板后，患儿立即转变为左眼注视，右眼再次呈内斜位（图 4-1）。说明该患儿右眼可能患有弱视。

5. 视动性眼球震颤（optokinetic nystagmus，OKN） 是由运动的视标引出的反射性眼球运动，包括眼球短暂的追随运动和快速跳回的再注视运动。OKN 是一种定性而非定量的婴儿视力客观评估方法，适用于清醒且双眼注视的婴儿，可测定 4～6 个月婴儿的视力（图 4-2）。对 OKN 的视动性反应取决于婴儿的视力、注意力及其完善的运动反应。

6. 选择性观看（preferential looking，PL） 是一种分辨视力，其原理是根据婴幼儿更喜欢看图像、画片的特点，将不同宽度的黑白相间条纹或光栅盘格放在婴幼儿的眼前，观察其对不同宽度的光栅或盘格刺激的反应，记录能引起婴幼儿视觉刺激最窄的条纹或光栅盘格的对比度，然后换算成视力值（图 4-3）。该方法测得的视力较为可靠，缺点是测试时间较长（需 20～30 分钟），对 2 岁以下儿童不易测单眼视力，不适用于眼球震颤患儿的视力评估。

7. 图形视觉诱发电位（PVEP） 是测量枕叶视皮层对一个可以黑白反转的棋盘格刺激（图形刺激）产生的电位总和，其反映了中心视网膜的活动，因此可以很好地评估黄斑功能。

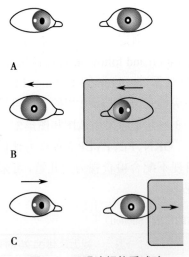

图 4-1　双眼注视偏爱试验
A. 遮盖前右眼内斜视　B. 遮盖左眼，强迫右眼注视，左眼呈内斜位　C. 移去遮盖板后，立即转变为左眼注视，右眼再次呈内斜位

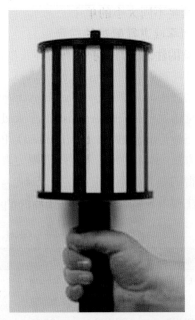

图 4-2　视动性眼球震颤检查用视动鼓

笔记

PVEP 检查可用于语前儿童的弱视诊断以及监测弱视的疗效。近年来扫描视觉诱发电位（sweep VEP）、双眼总和视觉诱发电位（VEP binocular summation）已经应用于眼科临床，前者可快速、定量地测定"视皮层视力"（cortical visual acuity），后者可测定视皮层的双眼视功能（binocularity）（图 4-4）。

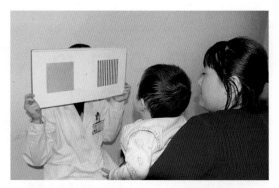

图 4-3　选择性观看法（PL）评估婴幼儿视力

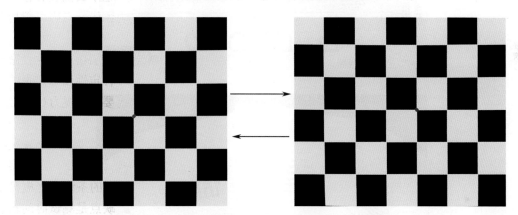

图 4-4　PVEP 检查中可黑白反转的棋盘格刺激

8. 认图（picture naming test）**和图形配对**（pictures matching）　用于 2～3 岁儿童的视力检查，该检查既可以让儿童说出单个图形（如房子、苹果、正方形、圆形等）的名称，又可以让其将不同大小的单个图形与图册中的相同图形进行配对（图 4-5）。记录患儿能正确说出的名称或进行配对的最小图形，从而评估其分辨视力。图形配对检查比较有趣，可以吸引儿童的注意力，既可以检查远视力，也可以检查近视力。

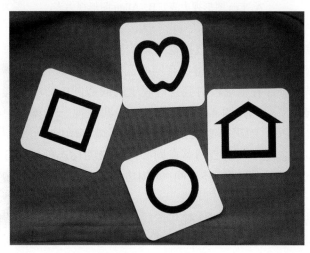

图 4-5　图形配对

笔记

9. 主观视力   对 3～5 岁的学龄前儿童，可采用视力表进行主观视力检查。根据儿童认知和配合情况，可分别采用儿童图形视力表、数字视力表、或 **E** 字视力表进行检查。常用的儿童图形视力表检查有 Lea 视标（Lea symbols）和 Allen 图形视标（Allen pictures）（图 4-6）。

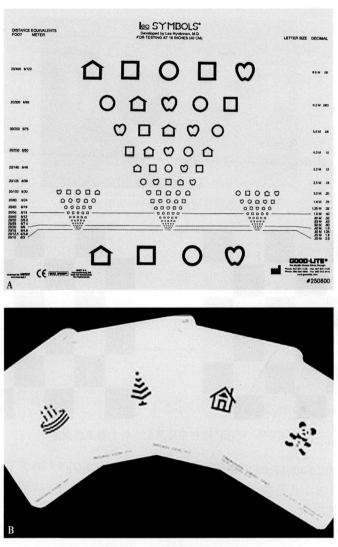

图 4-6   儿童图形视力表
A. Lea 图形视力表   B. Allen 图形视力表

10. 注视性质检查   临床上常用直接检眼镜检查黄斑中心凹的位置以确定病人的注视性质。检查时，检查者用直接检眼镜将带有同心圆图案的光斑投射到病人视网膜上，嘱病人注视检眼镜的灯光，检查者记录投射到视网膜上的同心圆中心标志与黄斑中心凹位置的关系。根据注视性质分为 4 型（图 4-7）：①黄斑中心凹注视——黄斑中心凹恰好落在投射镜同心圆的中心标志中央。如果中心凹在该标志上轻微移动但不出标志范围，则为不稳定中心注视；②旁中心凹注视——中心凹落在同心圆中心的标志外但在 3° 环内；③旁黄斑注视——中心凹落在同心圆 3° 环与 5° 环之间；④周边注视——投射镜同心圆落在黄斑边缘部与视盘之间。

对弱视病人应进行注视性质检查，对其预后估计及指导治疗有重要临床意义。中心注视是弱视病人获得标准视力的基础，如果患眼不能转变为中心注视，则视力进步的可能性很小。旁中心注视可以是水平位的，也可以是垂直位的；可以是稳定性的，也可以是游走性

笔记

的。一般来说，注视点离黄斑中心凹越远，弱视眼的视力越差。游走性旁中心注视的预后比稳定性旁中心注视者要好。

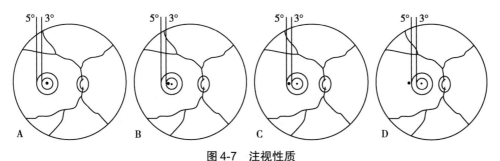

图4-7　注视性质
A. 黄斑中心凹注视　B. 旁中心凹注视　C. 旁黄斑注视　D. 周边注视

第三节　屈光检查

一、主观验光

主观验光包括综合验光仪验光和插片验光两种，而斜视、弱视病人多为儿童，且大多数病人存在双眼视功能缺陷，因此不适合进行综合验光仪验光。对于大龄外斜视尤其是为近视性屈光不正病人，可以在自动电脑验光仪验光的基础上进行主观插片验光。

二、客观验光

客观验光包括视网膜检影验光和自动电脑验光仪验光。由于人眼的调节状态会影响屈光的检测，为了获得眼在调节静止状态下准确的屈光不正度数，需进行睫状肌麻痹验光。睫状肌麻痹后视网膜检影验光是儿童必要的屈光检查方法，尤其以远视眼和（或）伴有内斜视的儿童为然。对年幼儿童进行视网膜检影验光时可以手持试镜片放在患儿眼前，这样患儿不用戴试镜架会更容易接受。对检查能合作的儿童，也可以采用睫状肌麻痹后电脑验光，再以电脑验光的屈光度值为起点进行视网膜检影验光。对检查不合作的婴幼儿，可给予10%水合氯醛催眠后再进行视网膜检影验光（患儿取平卧位）。

第四节　眼外肌检查

一、头位评估

头位评估对于眼外肌麻痹或机械性限制引起的非共同性斜视以及与手术相关的斜视至关重要。与眼外肌疾病有关的异常头位（abnormal head posture）称为代偿头位（compensatory head posture），主要表现形式包括眼球围绕垂直轴转动出现面部左转或右转、眼球围绕水平轴转动出现下颌内收或上抬、眼球围绕前后轴转动出现头向左肩或右肩倾斜。病人采取代偿头位是为了获得最佳视力和维持双眼单视功能。如果排除了眼球震颤引起的代偿头位，面部左转或右转提示水平肌的麻痹或限制（麻痹因素包括展神经或动眼神经麻痹、眼球后退综合征、注视麻痹、外伤所致或斜视手术中水平直肌滑脱等，机械性限制因素包括眼眶内侧壁骨折致内直肌嵌顿、甲状腺相关眼病、固定性内斜视、斜视手术中水平直肌过度截除等）；下颌内收或上抬提示垂直肌或斜肌的功能异常（例如单眼上转不足会出现下颌上抬；单眼下转不足会出现下颌内收）或水平性斜视在垂直方向上存在非共同性（例如外斜视 V

征和内斜视 A 征会出现下颌上抬,外斜视 A 征及内斜视 V 征会出现下颌内收);头向左肩或右肩倾斜提示斜肌或垂直肌的功能异常(例如临床最为常见的是头向左肩倾斜提示右眼上斜肌麻痹,头向右肩倾斜提示左眼上斜肌麻痹)。

二、眼位检查和斜视度测量

二维码 4-1
视频 三棱镜加交替遮盖法

二维码 4-2
动画 斜视检查方法——遮盖检查

眼位偏斜的测量(斜视度测量)的方法主要包括三棱镜测量和角膜映光法测量。角膜映光法对年幼儿童和婴儿易于实施,但不够精确。大部分测量斜视角的方法都需要应用三棱镜。在病人眼前放置三棱镜进行检查时,应将三棱镜的尖端朝向眼位偏斜的方向,即内斜视用基底向外的三棱镜矫正;外斜视用基底向内的三棱镜矫正;上斜视用基底向下的三棱镜矫正。三棱镜度(prism diopter, PD)是国际公认的度量单位,1m 远的物像通过三棱镜后移位 1cm 为一个三棱镜度,写作 1PD 或 $1^\triangle$。

调节性视标:调节性视标是指有精细细节的视标(如图案、字母等),眼睛通过精确的使用调节才能看清楚。测量斜视度的关键是病人需使用适当的调节力注视视标。如果不使用调节力注视视标,所测量的斜视度就不可能准确。例如,手电筒灯光就不是调节性视标,其没有精细细节,因此不需要眼睛使用调节力。对成人斜视病人来说,无论看远或看近,最好的调节性视标是视力表上接近其视力阈值的那一行的字母。对年幼斜视患儿而言,看近的调节性视标为有精细细节的图画视标(图 4-8),看远的调节性视标为儿童动画录像片或栩栩如生的发音玩具。

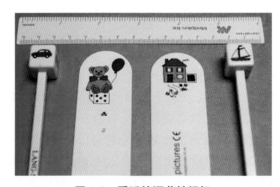

图 4-8 看近的调节性视标

(一)遮盖试验

1. 单眼遮盖试验 单眼遮盖试验可用于检查显性斜视。检查方法为:嘱受检者注视调节性视标,检查者短暂地遮盖其注视眼 1~2 秒钟,观察变为另一眼(可能为偏斜眼)注视时的眼球移动情况;如果无移动,然后在另一眼上重复单眼遮盖试验。如果两眼经过单眼遮盖试验眼球均无移动,表明无显性斜视,为正位眼(orthotropia)。如果遮盖一眼时另一眼因转变为注视眼而发生了眼球移动,表明为显性斜视,眼球从鼻侧向颞侧移动为内斜视(esotropia);从颞侧向鼻侧移动为外斜视(exotropia);从上向下移动为上斜视(hypertropia);从下向上移动为下斜视(hypotropia)(图 4-9)。

2. 遮盖 - 去遮盖试验(cover-uncover test) 单眼遮盖试验时如果延长遮盖时间则会阻断双眼融合功能,使正位受检者的隐性斜视显现出来。检查方法为:嘱受检者注视调节性视标,检查者先遮盖其一眼几秒钟以上使融合分离,然后快速移去遮盖板使其融合功能恢复,同时观察受检者被遮盖的一眼去遮盖时的眼球移动情况。如果两眼去遮盖后眼球均无移动,表明无隐性斜视。如果一眼去遮盖后眼球发生了移动,表明为隐性斜视,眼球从鼻侧向颞侧移动为隐性内斜视;从颞侧向鼻侧移动为隐性外斜视;从上向下移动为隐性上斜视(图 4-10)。

笔记

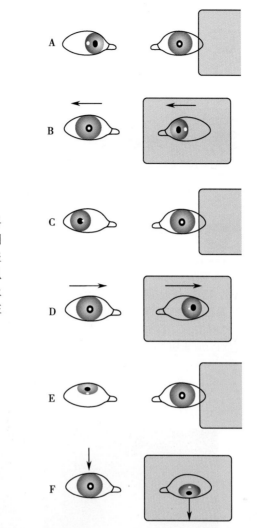

图 4-9　单眼遮盖试验
A、B. 显性内斜视：遮盖前右眼内斜视（A）；遮盖左眼，右眼从鼻侧向颞侧移动（B）　C、D. 显性外斜视：遮盖前右眼外斜视（C）；遮盖左眼，右眼从颞侧向鼻侧移动（D）　E、F. 显性上斜视：遮盖前右眼上斜视（E）；遮盖左眼，右眼从上向下移动（F）

3. 交替遮盖试验（alternate cover test）　交替遮盖试验的目的是使双眼融合功能分离，以发现包括显性斜视和隐性斜视在内的全部斜视。检查者通过交替遮盖病人两眼，观察病人非遮盖眼再注视时向中线的移动。遮盖板要遮盖一眼几秒钟以上以便使融合功能分离，然后快速移动到另一眼，确保总有一眼被遮盖。交替遮盖试验时两眼均无移动，表明为无隐性斜视的正位视（orthophoria）。交替遮盖试验时未遮盖的一眼因发生再注视而出现移动，表明有显性斜视或隐性斜视存在，根据再注视时眼球移动的方向以确定斜视的类型（内斜视、外斜视、上斜视、下斜视）。

4. 三棱镜交替遮盖试验（prism and alternative cover test，PACT）　是根据光线通过三棱镜后向基底部屈折的原理，在病人眼前放置一定度数的三棱镜，使进入其眼内的光线经三棱镜屈折后准确地落在斜视眼的黄斑中心凹，因此是一种最精确的斜视度测量方法。三棱镜交替遮盖试验可测量出显性斜视和隐性斜视总的斜视度，是共同性斜视手术前定量最常用的斜视度测量方法，对于斜视的手术设计和手术疗效至关重要。检查者先应用交替遮盖试验估计病人斜视度的大小，然后将三棱镜放在病人任一眼前或者将三棱镜分放在两眼前以中和斜视度，反复更换三棱镜的度数直到交替遮盖时两眼不再移动为止（图 4-11）。三棱镜交替遮盖试验不受生理性 Kappa 角的影响，但要求病人能够合作，且两眼均有固视能力。在九个诊断眼位中，临床上一般只需要查看远时第一眼位和左右侧向注视（25°）、上下方注视（25°）时三棱镜交替遮盖试验测量的斜视度（图 4-12），以及看近（33cm）时第一眼位的斜视度。

笔记

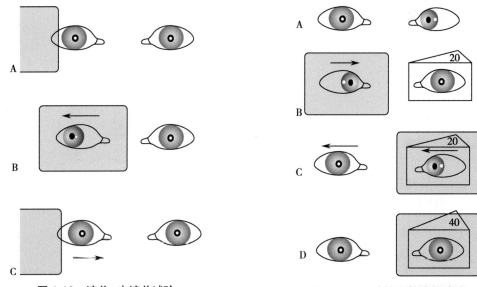

图 4-10　遮盖 - 去遮盖试验

A. 未遮盖时两眼正位　B. 遮盖右眼使融合分离后右眼呈外斜位　C. 移去遮盖板后眼球从颞侧向鼻侧移动，表明为隐性外斜视

图 4-11　三棱镜交替遮盖试验

A. 右眼注视，左眼内斜视　B、C. 在左眼前加基底向外的三棱镜，行交替遮盖试验，由于三棱镜欠矫（20PD），可看到未遮盖眼仍由内向外移动　D. 在左眼前放置更大度数的三棱镜（40PD），直至行交替遮盖试验时两眼均无移动（完全中和内斜视），即为病人的内斜视度数

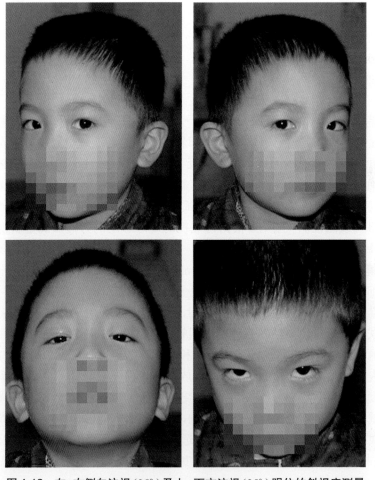

图 4-12　左、右侧向注视（25°）及上、下方注视（25°）眼位的斜视度测量

笔记

应用三棱镜加交替遮盖试验测量斜视度需注意以下事项：①测量时病人需戴矫正眼镜，分别注视 6m 和 33cm 调节性视标；②为避免间歇性外斜视和调节性内斜视病人发生紧张性集合，交替遮盖时应适当延长遮盖时间以使其融合分离，并确保在更换三棱镜时遮眼板始终保持遮盖一眼；③三棱镜的两边应平行（水平性斜视）或垂直（垂直性斜视）下睑缘放置，如果三棱镜发生倾斜则会改变三棱镜的度数而影响测量的准确度；④两块三棱镜不能进行叠加（叠加后的度数远大于两块三棱镜之和）。

5. 三棱镜同时遮盖法　用于测量单眼注视综合征病人在双眼同时注视条件下的实际斜视度（显斜部分），而不分离隐斜。测量时，在遮盖注视眼的同时将三棱镜放在斜视眼前，然后同时撤掉三棱镜和遮眼板，让双眼恢复融合，不断增加三棱镜的度数重复上述测量，直到斜视眼不再移动为止。该方法对单眼注视综合征等小度数斜视有特殊的应用价值。

（二）角膜映光法（corneal light reflex test）

1. Hirschberg 法（Hirschberg test）　是基于角膜光反射偏离瞳孔中心 1mm 大约相当于 7° 或 15△（PD）这一前提，检查者通过观察病人角膜光反射的位置及其与瞳孔的关系来判断斜视的类型和斜视度，一般只用于检查病人看近的斜视度。检查时，检查者将调节性视标与光源并排放在一起，让病人看调节性视标，检查者将手电筒灯光投照在病人角膜上，评估病人两眼角膜上光反射的位置。正常人两眼正位时，光反射对称性地落在瞳孔中央略偏鼻侧（约 5°）处，为生理性的正 Kappa 角（图 4-13）。在斜视病人，斜视眼的光反射会偏离角膜中心，光反射向颞侧偏离为内斜视，向鼻侧偏离为外斜视，向下方偏离为上斜视，向上方偏离为下斜视。例如，当瞳孔直径为 4mm 时，光反射向颞侧偏离落在瞳孔外缘处，即偏离瞳孔中心 2mm，为内斜 15°（约 30PD）；光反射落在瞳孔外缘与角膜外缘之间为内斜 30°（约 60PD）；落在角膜外缘处为内斜 40°（约 80PD）（图 4-14）。Hirschberg 法只能粗略地估计斜视度，且受 Kappa 角的影响，因此一般不能依此计算手术量。

2. Krimsky 法（Krimsky test）　又称三棱镜角膜映光法，是三棱镜加 Hirschberg 法测量斜视度的方法。该方法用于不合作的儿童和一眼视力低下的知觉性斜视的斜视度测量。检

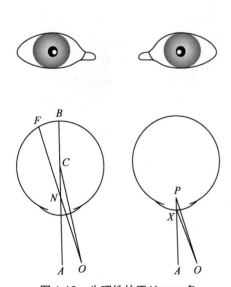

图 4-13　生理性的正 Kappa 角

C：眼球旋转中心　*F*：黄斑　*O*：注视点　*N*：节点
P：瞳孔中心　*X*：角膜瞳孔中心点　*AP*：瞳孔中心线
AB：光轴　*OF*：视轴　*OPA*：Kappa 角　*OXA*：临床测量的 kappa 角

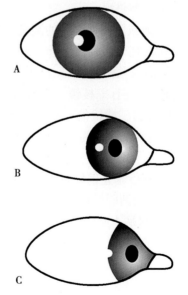

图 4-14　Hirschberg 法

A. 光反射向颞侧偏离落在瞳孔外缘处为内斜 15°（约 30PD）　B. 光反射落在瞳孔外缘与角膜外缘之间为内斜 30°（约 60PD）　C. 光反射落在角膜外缘处为内斜 40°（约 80PD）

笔记

查者将三棱镜放在病人注视眼前以中和其斜视眼的斜视度（内斜视基底向外，外斜视基底向内，上斜视基底向下）。如 Hirschberg 法所述，检查者将手电筒灯光照射在病人两眼上，并让病人注视与光源并排在一起的 33cm 处调节性视标，在病人注视眼前加减三棱镜的度数使两眼的角膜映光居中并且对称。在斜视病人注视眼前放置三棱镜，由于光线经过三棱镜后向基底方向屈折，会引起双眼向三棱镜的尖端发生同向运动，从而改变了偏斜眼的角膜映光位置（图 4-15）。应用 Krimsky 法测量斜视度比单纯应用 Hirschberg 法要准确，但仍需考虑 Kappa 角的影响。让病人注视 6m 远处视标也可测量其看远的斜视度，称为看远 Krimsky 法（distance Krimsky test）。

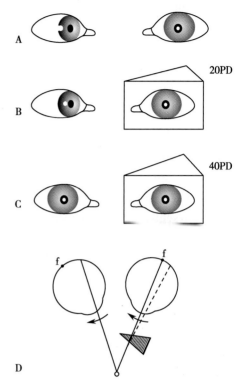

图 4-15　Krimsky 法测量内斜视病人的斜视度
A. 左眼为注视眼，右眼呈内斜视　B、C. 将基底向外的三棱镜放在左眼前，增加三棱镜的度数直到右眼的角膜映光点居中　D. 光线经过三棱镜后向基底方向屈折，引起双眼向三棱镜的尖端发生同向运动（左眼内转、右眼外转），从而改变了偏斜眼的角膜映光位置

（三）非共同性斜视的斜视度测量

1. A-V 型斜视的测量　对 A-V 型斜视病人进行斜视度测量时，需要测量注视 6m 视标时第一眼位和眼球上转 25°（收下颌）、下转 25°（抬下颌）的斜视度（图 4-12），以及注视 33cm 视标时第一眼位的斜视度。进行第一眼位斜视度测量时，应注意使病人的头部保持正位，因为轻度的面转、头位倾斜、抬下颌或收下颌都会使测量的斜视度发生变化，而水平斜视的手术矫正就是根据第一眼位斜视度设计的。此外，还要注意排除调节性内斜视未矫正远视屈光不正时引起的假性 A-V 型斜视。

2. 麻痹或限制性斜视的测量　如果病人的眼位偏斜为共同性、眼球转动正常，三棱镜可放置在其任一眼前或者将三棱镜分放在两眼。但是，如果病人为眼外肌麻痹或机械性限制引起的非共同性斜视，检查者必须考虑到原发性偏斜（第一斜视角）和继发性偏斜（第二斜视角）。在行三棱镜交替遮盖试验时，病人必定会使用眼前未加三棱镜的一只眼为注视眼，眼前加三棱镜的一只眼为非注视眼。因此，将三棱镜放在眼球转动受限的一眼前时，测量的斜视度数为原发性偏斜；而将三棱镜放在健眼前时，测量的斜视度数为继发性偏斜。

3. 分离性垂直偏斜（DVD）的测量　测量 DVD 病人的斜视度时，应该采用遮盖 - 去遮盖试验分别对两眼进行测量。让病人注视 6m 远处调节性视标，先将基底向下的三棱镜放在病人一眼前（病人必定用另一眼注视），检查者在病人另一眼上行单眼遮盖 - 去遮盖试验，测量出放置三棱镜的一眼垂直分离的斜视度数；然后用同样方法测量另一眼垂直分离的斜视度数。如采用三棱镜交替遮盖试验测量，三棱镜不可能同时"中和"双眼垂直分离的斜视度数，以放置三棱镜的一眼静止不再上转即可。由于 DVD 病人的斜视度数可能会经常变化，而且随着遮盖时间的延长斜视度趋于增加，因此，可以大致上将 DVD 分为 4 级以便进行术前定量：1 级，<10PD；2 级，10～15PD；3 级，15～20PD；4 级，>20PD。如果上斜视与 DVD 并存时，先采用三棱镜交替遮盖试验中和一眼的上斜视，然后再采用三棱镜遮盖 - 去遮盖法测量 DVD 的度数。

笔记

（四）双 Maddox 杆试验（double Maddox rod test）

双 Maddox 杆试验是一种旋转性斜视的主观定量检查方法。检查时将两片垂直方向的 Maddox 杆分别放在受试者试镜架上，右眼红色，左眼白色（图 4-16）。为避免水平融合的干扰，并在其一眼前放置一块基底向下（或上）的 10～15PD 的三棱镜，人为地诱导产生垂直性眼位偏斜，使两眼通过 Maddox 杆看到的红色和白色两条水平线条垂直分离。检查者必须自己先试戴并调整两眼试镜架上的 Maddox 杆，使看到的两条水平线条相互平行，然后再让病人戴试镜架检查。无旋转性斜视的病人看到两条与地面平行的水平线条，旋转性斜视病人则看到一眼的线条发生了倾斜。让受试者自己调整（旋转）发生倾斜的眼的 Maddox 杆，使其两眼看到的线条相互平行，旋转的角度即为旋转性斜视的度数（图 4-17）。需注意的是，双 Maddox 杆试验及其他主观旋转斜视检查都是非定位性的，即一眼旋转的变化是相对于另一只眼的，所以双 Maddox 杆试验只能测出两眼旋转度的差异，但不能确定哪一眼是患眼。

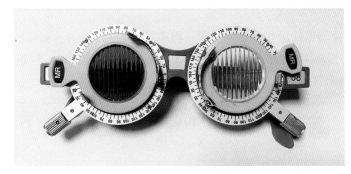

图 4-16　双 Maddox 杆眼镜

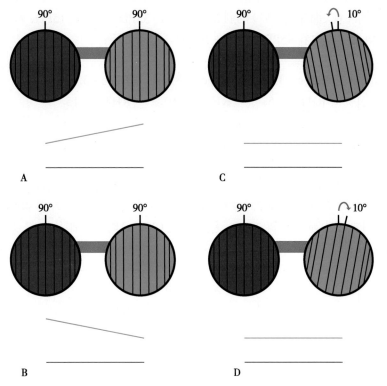

图 4-17　双 Maddox 杆试验

无旋转性斜视的病人看到两条相互平行的水平线条。内旋斜病人看到一眼的线条鼻侧低、颞侧高（A），外旋斜病人看到一眼的线条鼻侧高、颞侧线低（B）；旋转线条倾斜眼的 Maddox 杆，使两眼看到的线条相互平行，旋转的角度即为旋转性斜视的度数（C、D）

笔记

（五）斜视度的临床记录

在临床工作中，斜视度的记录用英文缩写较为方便和规范。常用的斜视英文缩写见表4-3。

表4-3　各类斜视的英文缩写

斜视分类	隐斜视（heterophoria）		显斜视（heterotropia）		间歇性斜视（intermittent）	
	6m注视	33cm注视	6m注视	33cm注视	6m注视	33cm注视
Eso 内斜视（esodeviation）	E	E′	ET	ET′	E（T）	E（T）′
Exo 外斜视（exodeviation）	X	X′	XT	XT′	X（T）	X（T）′
右眼上斜视（right hyperdeviation）	RH	RH′	RHT	RHT′	RH（T）	RH（T）′
左眼上斜视（left hyperdeviation）	LH	LH′	LHT	LHT′	LH（T）	LH（T）′
右眼下斜视（right hypodeviation）	RHo	RHo′	RHoT	RHoT′	RHo（T）	RHo（T）′
左眼下斜视（left hypodeviation）	LHo	LHo′	LHoT	LHoT′	LHo（T）	LHo（T）′

例1：为分开过强型间歇性外斜视病人，裸眼看远（6m）时第一眼位的斜视度为间歇性外斜25PD，左、右侧向注视（25°）时的斜视度均为间歇性外斜20PD；裸眼看近（33cm）时第一眼位的斜视度为隐性外斜10PD。记录如下：

$$X（T）sc=20,\qquad X（T）sc=25,\qquad X（T）sc=20$$
$$Xsc′=10$$

例2：为高 AC/A 型内斜视伴有垂直性斜视病人，戴镜看远（6m）时第一眼位的斜视度为内斜35PD，右眼高10PD；看远向左侧注视（面右转25°）的斜视度为内斜35PD，右眼高5PD；看远向右侧注视（面左转25°）的斜视度为内斜35PD，右眼高15PD；戴镜看近（33cm）时第一眼位的斜视度为内斜45PD，右眼高10 PD。记录如下：

$$ETcc=35,\qquad ETcc=35,\qquad ETcc=35$$
$$RHTcc=5,\qquad RHTcc=10,\qquad RHTcc=15$$
$$ETcc′=45$$
$$RHTcc′=10$$

例3：为 V 型外斜视病人，戴镜看远（6m）时第一眼位及左、右侧向注视（25°）的斜视度均为显性外斜30PD，看远时上转25°注视（收下颌）的斜视度为显性外斜40PD、下转25°注视（抬下颌）的斜视度为显性外斜20PD；戴镜看近（33cm）时第一眼位的斜视度为间歇性外斜30PD。记录如下：

$$XTcc=40$$
$$XTcc=30,\qquad XTcc=30,\qquad XTcc=30$$
$$XTcc=20$$
$$X（T）cc′=30$$

三、眼球运动检查

笔记

1. 单眼运动（duction）　检查单眼转动时，遮盖受检者一只眼，嘱其另一眼作追随运动，使眼球尽量转动,以检查眼球向内、向外、向上、向下四个方向转动时的最大转动范围。正常情况下,眼球内转时瞳孔内缘可达上、下泪小点连线,眼球外转时角膜外缘可达外眦,眼球上转时角膜下缘可达内、外眦的水平连线,眼球下转时角膜上缘可达内、外眦的水平连线稍上一点。单眼转动受限分为0～-4级,0级为正常;-1级为轻度转动受限;-4级为最严重的转动受限,指单眼转动不过中线。

2. 双眼同向运动（version）　采用调节性视标检查受检者注视九个方位时的两眼配偶肌的运动情况,又称诊断眼位。对年幼患儿可采用一些发音玩具吸引他们的注意力进行检查。诊断眼位的评估包括眼球向九个注视位置的转动:眼球从原在位水平向右、水平向左、垂直向上、垂直向下、向右上、向左上、向右下、向左下方转动（图4-18）。双眼同向运动异常分为-4～+4级:0级为正常;-4级为最严重的功能不足;+4级为最严重的功能亢进。需要注意的是,当观察斜肌功能异常时,最好用遮眼板部分遮盖内转眼使其看不到视标,迫使外转眼注视,这样才能使内转眼的斜肌功能异常暴露出来（图4-19）。此外,还要注意排除由于睑裂异常（如内眦赘皮）造成的假性斜肌异常。

二维码4-3
视频　双眼
同向运动——
诊断眼位

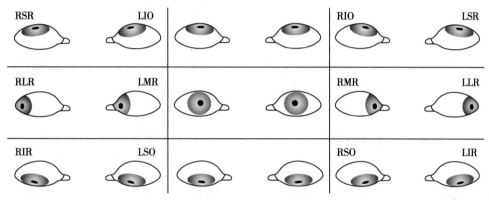

图4-18　诊断眼位

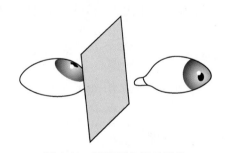

图4-19　双眼同向运动遮盖
用遮眼板部分遮盖右眼（内转眼）,迫使左眼（外转眼）
注视,显现出右眼下斜肌功能亢进

3. 双眼异向运动（vergence）　临床上主要指集合近点（near point of convergence, NPC）检查。测量集合近点可以同时评估双眼融合功能和双眼异向运动功能。正常人集合近点为5～10cm。患集合不足的病人集合近点移远（10～30cm或更远）。

4. Hess屏（Hess screen）　Hess屏用于非共同性斜视的检查,以发现麻痹受累肌（图4-20）。Hess屏检查的原理:当病人主观感觉红灯与绿色光斑重合在一起的时候,病人两眼的黄斑中心凹分别注视着红灯和绿色光斑两个视标,因为两眼中心凹的视觉方向是相同的。而在复视像检查时,病人两眼共同注视着一个视标（灯光）,该视标落在健眼黄斑中心凹和斜视眼黄斑中心凹外的视网膜非对应点上,因此产生复视。这是Hess屏检查与复视像检查的不

笔记

同之处。Hess 屏检查结果实际上是两眼在分离状态下各诊断眼位上斜视角,分析 Hess 屏的检查结果,就是根据各诊断眼位上的斜视角分析麻痹性斜视的眼外肌功能状态。

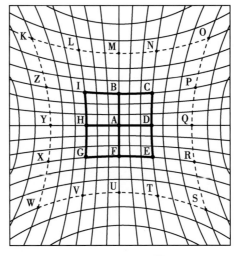

图 4-20   Hess 屏

5. Parks 三步法(Parks three steps test)   Parks 三步法是一种排除诊断法,以确定两眼四条垂直肌和四条斜肌中的麻痹肌(图 4-21)。

第一步:嘱病人平视 3m 处视标,应用单眼遮盖试验确定第一眼位时哪一只眼上斜视。如右眼上斜视,可能为右眼下转肌组(右眼下直肌及上斜肌)麻痹或左眼上转肌组(左眼上直肌及下斜肌)麻痹,排除了其他四条肌肉。

第二步:嘱病人两眼向右及向左侧向注视,应用交替遮盖试验确定向右侧注视时两眼垂直偏斜分离大,还是向左侧注视时两眼垂直偏斜分离大。若向右侧注视时两眼垂直分离大,则可以排除了右眼上斜肌及左眼上直肌,仅剩下右眼下直肌及左眼下斜肌;若向左侧注视时两眼垂直分离大,则可以排除了右眼下直肌及左眼下斜肌,仅剩下右眼上斜肌及左眼上直肌。

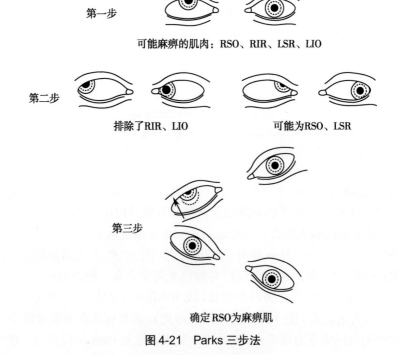

图 4-21   Parks 三步法

第三步：嘱病人头向右肩或左肩倾斜，利用前庭反射观察头被动向一侧倾斜时的眼位即 Bielschowsky 歪头试验（Bielschowsky head tilt test），以鉴别一眼上斜肌麻痹还是对侧眼上直肌麻痹。若病人头向右肩倾斜时右眼上斜视明显，则为右眼上斜肌麻痹。其机制是：当头向右肩倾斜时，反射性地刺激右眼发生内旋（内旋肌为上直肌和上斜肌）、左眼发生外旋（外旋肌为下直肌和下斜肌）；在眼外肌功能正常情况下，右眼两条内旋肌收缩时，其上直肌的上转作用和上斜肌下转作用可以互相抵消。而当上斜肌麻痹时，这时上斜肌的下转作用不能抵抗上直肌的上转作用，因此右眼上斜视更加明显。

四、AC/A 比值

近反射包括集合、调节和瞳孔收缩，调节性集合与调节的比值又称 AC/A 比值（accommodative convergence/accommodation，AC/A ratio），其反映了调节性集合与调节的联带运动关系。正常情况下，每行使 1D 的调节可产生 4～6PD 的集合。高 AC/A 比值表明集合过强（over convergence），而低 AC/A 比值表明集合不足（convergence insufficiency）。高 AC/A 比值的病人倾向于发展为看近内斜视，低 AC/A 比值的病人可引起看近外斜视。测定 AC/A 比值有助于水平性斜视的分型。临床上常用的 AC/A 比值测定方法有三种：

1. 梯度法（lens gradient method） 梯度法是通过测量透镜诱导的与调节相关的眼位偏斜变化来计算 AC/A 比值，分为看近梯度法（near-gradient）和看远梯度法（far-gradient）。看近梯度法通过在两眼前加正球镜片产生调节反应；看远梯度法通过在两眼前加负球镜片刺激调节产生调节反应。通过以下公式计算 AC/A 比值：

$$AC/A = (\triangle 2 - \triangle 1)/D$$

$\triangle 2$ 为戴镜前的斜视度（三棱镜度）；

$\triangle 1$ 为戴镜后的斜视度（三棱镜度）；

D 为所戴透镜的度数。

例 1（看近梯度法）：

内斜视患儿，在两眼前加 +3D 透镜前注视 33cm 调节性视标的斜视度为 +40PD，加 +3D 透镜后的斜视度为 +10PD

$$AC/A = (40 - 10)/3 = 10（高 AC/A 比值）$$

例 2（看远梯度法）：

间歇性外斜视病人，在两眼前加 -3D 透镜前注视 5m 调节性视标的斜视度为 -20PD，在眼前加 -3D 透镜后的斜视度为 -5PD。

$$AC/A = (-20 + 5)/-3 = 5（正常 AC/A 比值）$$

2. 隐斜法（heterophoria method） 隐斜法是通过比较看远与看近斜视度的差别来计算 AC/A 比值。分别测量看远与看近的斜视度和两瞳孔之间的距离（cm），应用以下公式计算 AC/A 比值：

$$AC/A = PD + (D_n - D_d)/DA$$

PD：瞳孔距离（cm）；

D_n：看近时斜视的三棱镜度；

D_d：看远时斜视的三棱镜度；

DA：3D，为注视 33cm 视标使用的调节。

举例：

内斜视患儿，戴镜看远斜视度为 25PD，戴镜看近斜视度为 40PD，瞳孔距离为 5cm。

$$AC/A = 5 + (40 - 25)/3 = 10（高 AC/A 比值）$$

笔记

3. 临床看远与看近的关系（clinical distance-near relationship）　临床看远与看近的关系不是直接计算 AC/A 比值，而是通过将看远时的斜视度与看近时的斜视度进行比较（看近斜视度减去看远的斜视度）来评估 AC/A 比值。一般认为，看远与看近斜视度的差别在 10PD 之内为正常 AC/A 比值，超过 10PD 为高 AC/A 比值。在临床上应用这一方法较为简单、实用。

例 1：

戴镜看远斜视度为 +25PD，戴镜看近斜视度为 +40PD。

$$40 - 25 = 15（高 AC/A 比值）$$

例 2：

戴镜看远斜视度为 -10PD，戴镜看近斜视度为 +20PD。

$$20 - (-10) = 30（高 AC/A 比值）$$

需要注意的是，不同 AC/A 比率测量方法测量的结果之间可能存在差异。隐斜法比梯度法测出的 AC/A 比率要偏大一些，因为用隐斜法测量时，当注视目标由远移近时除产生调节性集合外，近感性融合性集合也发挥作用。而用梯度法测量时，注视目标的距离固定不变，只通过增加或减小球镜度数来加强或放松调节，可排除近感性融合性集合的影响。而临床看远与看近的关系不能直接计算出 AC/A 比率。von Noorden 指出，只有应用梯度法测量才能真实地反映 AC/A 比率。但也有研究指出，调节滞后（lag of accommodation）即调节反应小于调节刺激可能会对看远梯度法测量的 AC/A 比率有一定影响，尤其是年龄小或近视者使用负球镜片刺激时表现更为明显，可能造成对 AC/A 值的低估。

知识拓展

扫视运动的检查

扫视（saccades）运动是一种双眼同向的眼球快速共轭运动，使感兴趣的物像成像于黄斑。扫视运动的临床检查方法如下：

1. 基本扫视运动　令病人交替注视两个水平或垂直分开的目标，如检查者的手指与鼻子。注意观察扫视运动的速度、精确性、扫视轨迹以及双眼的共轭性。如果发现有扫视运动的异常，首先应当判断是否最基本的快相受累，从而确定这种异常属于哪种扫视运动异常。嘱病人坐在转椅上，旋转病人，激发前庭性眼球震颤，或者用视动性眼球震颤仪来激发视动性眼球震颤。快相的缺失通常是脑干的运动前爆发神经元（premotor burst neurons）的损害。

2. 视觉引导的扫视运动　通过给病人一个突然出现的视标，判断病人是否有视觉引导的扫视运动（反射性扫视运动）障碍。然后，让病人在两个静止的视标之间快速做扫视运动，检查病人对指令的自主扫视运动能力。自主扫视运动缺失而快相和视觉刺激产生的扫视运动保留是获得性眼球运动失用症（acquired ocular motor apraxia）的特征。

3. 预测性扫视运动　检查者举双手，当检查者的一个手指动时，令病人做扫视运动。检查者先动一只手的一个手指，然后再动另一只手的一个手指，如此重复循环数次。检查者通过偶尔不动某个手指，可以检查病人在没有视觉刺激的情况下能否做预测性扫视运动。预测性扫视运动的缺失常见于帕金森病（Parkinson's disease）。

4. 反扫视运动　检查者举双手，突然动一下一只手的一个手指，然后令病人从注视动的手指处移开，譬如去看不动的手指。反扫视运动的障碍常见于前额叶皮质的损害。

五、双眼单视野

注视野是指当头部不动而只转动眼球所获得的中心注视范围。双眼单视野（field of binocular single vision）则是指当头部不动两眼同时注视时所能获得双眼单视的范围。双眼单视野检查常用于那些既存在复视、又在某注视区域有双眼单视的非共同性斜视病人的治疗监测及手术前后的疗效比较。双眼单视野用带单下颌托的弧形视野计进行检查。

六、牵拉试验

1. 被动牵拉试验（forced duction test）　被动牵拉试验用于鉴定限制性眼球运动障碍，如肌肉挛缩或与周围组织粘连。对四条直肌行被动牵拉试验时，在表面或全身麻醉下用有齿镊子夹住偏斜方向角巩膜缘处的球结膜，将眼球向偏斜方向的对侧牵拉。若牵拉有阻力，说明眼球偏斜方向的眼外肌有机械性限制。若牵拉时无阻力，说明可能为眼球偏斜方向对侧的眼外肌麻痹。当病人在清醒状态下进行被动牵拉试验时，一定要让病人向眼球牵拉的方向注视，以使被牵拉的肌肉松弛。对上、下斜肌也可以进行超常牵拉试验（exaggerated traction test）以评估其紧张度。

2. 主动牵拉试验（active forced-generation test）　主动牵拉试验用于鉴别眼外肌完全麻痹或部分麻痹，以评估眼外肌的功能。因该试验需要病人合作，一般仅用于成人。在表面麻醉下，检查者用有齿镊子夹住麻痹肌作用方向对侧的角巩膜缘处球结膜，嘱病人向麻痹肌的作用方向注视，检查者感受眼球转动的力量。若检查者感到镊子被牵动说明该肌肉有部分功能存在，并可以与健眼进行比较。例如右眼展神经麻痹引起的内斜视，用有齿镊子夹住鼻侧角巩膜缘处球结膜，嘱病人向右眼外直肌的作用方向注视，检查者感受眼球转动时对镊子的牵拉力。

临床上需要注意的是，在长期眼外肌麻痹的病人，限制性眼球运动障碍和眼外肌麻痹也可以同时存在。例如展神经长期麻痹的病人，麻痹肌（外直肌）的拮抗肌（内直肌）会发生挛缩，在外直肌麻痹的同时也存在着内直肌的机械性限制。

第五节　双眼单视功能检查

双眼单视功能检查主要包括知觉性融合（Worth 四点灯试验）、运动性融合（测定融合性集合和分开运动幅度）和立体视觉检查，此外还包括红色滤光片试验（检查复视像）、Bagolini 线状镜（检查视网膜对应和抑制）、同视机（检查视网膜对应、同时知觉、知觉融合和运动融合、立体视觉）、后像试验（检查视网膜对应）、4PD 基底向外三棱镜试验（检查单眼注视综合征）等检查。

一、Worth 四点灯试验

Worth 四点灯（Worth four-dot test）是临床最常用的融合检查方法。Worth 四点灯包括两个绿灯、一个红灯、一个白灯。传统的 Worth 四点灯灯箱仅用于检查视网膜的周边融合功能。检查时受检者戴红绿眼镜（右眼红镜片、左眼绿镜片），具有正常周边融合者看到 4 个灯（2 个红灯、2 个绿灯；或者 1 个红灯、2 个绿灯、1 个红绿交替出现或橙色的灯）。斜视病人如看到 5 个灯（3 个绿灯、2 个红灯）为正常视网膜对应者出现复视。视皮层抑制的病人根据注视眼的不同，只能看到 3 个绿灯或 2 个红灯。例如：病人右眼注视，左眼被抑制，只能看到 2 个红灯；如病人左眼注视，右眼被抑制，则只能看到 3 个绿灯；如病人交替性注视，则 2 个红灯和 3 个绿灯会交替出现（图 4-22）。

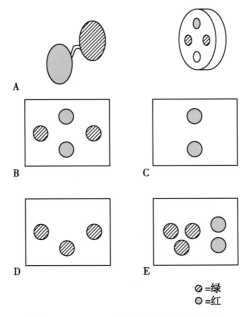

◎=绿
◎=红

图 4-22 Worth 四点灯灯箱检查所见

A. 红绿眼镜及四点灯灯箱　B. 正位眼具有正常周边融合者、内斜视伴有异常视网膜对应者看到 4 个灯　C. 右眼注视,左眼抑制,只能看到 2 个红灯　D. 左眼注视,右眼被抑制,则只能看到 3 个绿灯　E. 斜视病人如看到 5 个灯(3 个绿灯、2 个红灯)为正常视网膜对应者出现复视

　　手电筒式 Worth 四点灯(图 4-23)既可检查周边融合,又可检查中心融合功能。表 4-4 为手电筒 Worth 四点灯距病人不同距离投射时的视网膜刺激角。手电筒 Worth 四点灯距病人愈远,投射角愈小,即刺激了中心视网膜;手电筒 Worth 四点灯距病人愈近,投射角愈大,即刺激了周边视网膜。因此,手电筒 Worth 四点灯可用于评估抑制性暗点的大小。手电筒 Worth 四点灯的检查方法如下:先检查手电筒 Worth 四点灯距受检者 2m 远的融合功能(2m 的视网膜投射角为 1°),如看到 4 个灯则为双眼中心凹融合,表明其具有黄斑双眼单视,不必再检查看近。如 2m 远受检者看到 2 个或 3 个灯则为一眼中心凹抑制,则再检查看近。由于小度数内斜视如单眼注视综合征病人具有小的中心抑制暗点(<5°)和周边融合,病人距手电筒 Worth 四点灯 2m 时为单眼抑制(图 4-24A),33cm(视网膜投射角为 6°)看到 4 个灯为周边融合(异常视网膜对应),看到 5 个灯为正常视网膜对应(图 4-24B)。而具有较大抑制性暗点(抑制性暗点 >6°)的病人于 2m 及 33cm 时均显示为单眼抑制。由于外斜视病人的抑制暗点为包括黄斑区在内的颞侧半视网膜,抑制范围较大,2m 及 33cm Worth 四点灯检查均为单眼抑制。

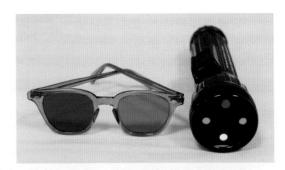

图 4-23 手电筒式 Worth 四点灯

　　应用 Worth 四点灯时需注意以下问题:①当病人看到 4 个灯时为知觉融合,这时检查者还应对病人进行遮盖与去遮盖试验,以确定其是否存在运动融合;②由于红绿镜片分离融合,因此 Worth 四点灯检查不能反映病人在日常视环境下真实的双眼单视状况;③检查室内的亮度会影响 Worth 四点灯的检查结果(较明亮的环境会促进融合,较暗的环境会分离融合),因此,最好在同一环境下评估斜视病人手术前后的融合状况;④两眼红绿眼镜的转换

会使融合/抑制的反应发生改变，即绿色影像对比度较高，其补偿了弱视眼降低的对比敏感度，所以当绿色镜片放在弱视眼前和健眼前时的融合反应会有所不同。

表 4-4　手电筒 Worth 四点灯不同距离投射的刺激角

Worth 四点灯与病人的距离	视网膜刺激角
1/6m	12°
1/3m	6°
1/2m	4°
1m	2°
2m	1°

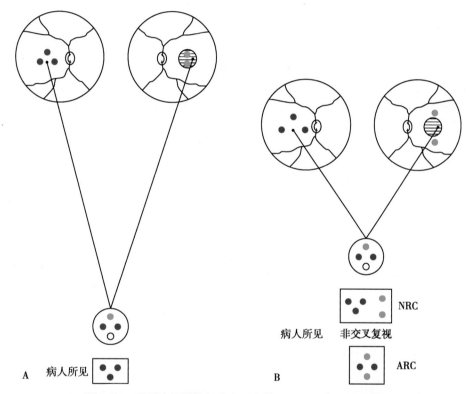

图 4-24　单眼注视综合征病人手电筒 Worth 四点灯检查所见

A. 2m 远注视时，Worth 四点灯投射到视网膜的刺激角为 1°，落在内斜视眼的抑制暗点上，因此表现为单眼抑制　B. 33cm 注视时，Worth 四点灯投射到视网膜的刺激角为 6°，大于内斜视眼的抑制暗点（<5°），因此看到 4 个灯为异常视网膜对应，看到 5 个灯为正常视网膜对应

二、融合幅度测定

在具有正常双眼融合功能的受试者一眼前放置三棱镜时，他会感觉复视。但是当三棱镜的度数较小时，受试者可通过双眼融合性异向运动调整眼位，使两眼的物像仍然落在黄斑中心凹。基底向外的三棱镜会引起融合性集合（fusional convergence），基底向内的三棱镜会引起融合性分开（fusional divergence），基底向上或向下的三棱镜会引起垂直性融合（fusional vertical vergence）。应用三棱镜串镜测量双眼融合性异向运动的强度称为融合性异向运动幅度（fusional vergence amplitudes），临床上简称融合幅度。通过测量融合幅度可以评价运动性融合的能力、稳定性以及病人对隐斜视的代偿能力。检查方法为：嘱受检者注视 6m 或 33cm 调节性视标，在其一眼前放置基底向外的三棱镜串镜以诱发其融合性集合，

笔记

逐渐增加三棱镜度数直至受检者产生复视（融合破裂点），此时一眼会发生外转，该三棱镜度即为受检者的融合性集合幅度。同理在一眼前放置基底向内的三棱镜可测量其融合性分开幅度。融合幅度的正常值见表4-5。

表4-5 融合幅度的正常值

测试距离	融合性集合	融合性散开	垂直性融合
6m	20～25PD	6～8PD	2～3PD
1/3m	30～35PD	8～10PD	2～3PD

三、红色滤光片试验

红色滤光片试验（red filter test）是检查复视像最简单的方法。将一红玻璃片放在一眼前，让病人注视一个光源。两眼正位并具有正常视网膜对应者会看到一个粉红色的灯光（红灯与白灯融合为一点）。红色滤光片试验可用于鉴别正常视网膜对应（NRC）、异常视网膜对应（ARC）和抑制。具有正常视网膜对应的内斜视病人看到的红灯与放置红玻璃片的眼在同一侧，即为同侧性复视（图4-25A）；而具有正常视网膜对应的外斜视病人看到的红灯位于放置红玻璃片眼的对侧，即为交叉性复视（图4-25B）；麻痹性斜视病人在麻痹肌作用方

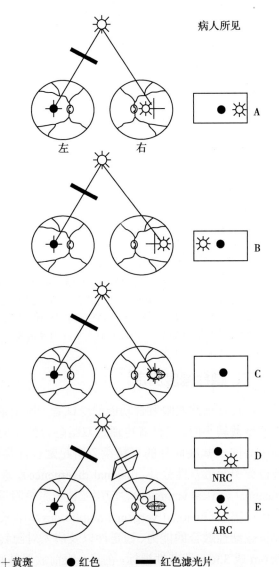

图4-25 红色滤光片试验
A. 正常视网膜对应的内斜视患者呈同侧性复视 B. 正常视网膜对应的外斜视患者呈交叉性复视 C. 斜视伴有抑制的病人只看到一个灯 D、E. 在内斜视伴有抑制的病人斜视眼前加基底向上的三棱镜，D为正常视网膜对应者所见；E为异常视网膜对应者所见

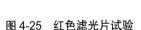

＋黄斑　●红色　━红色滤光片

向上看到的复视像距离加大。当用三棱镜中和斜视角后复视会随之消失。异常视网膜对应的斜视病人通常看到一个灯（斜视眼的真黄斑被抑制，假黄斑形成），但当用三棱镜部分或全部中和斜视角后则出现复视。根据注视眼不同，斜视伴有抑制的病人只看到一个红灯或一个白灯，交替性注视者则会看到红灯与白灯交替出现（图 4-25C）；当用三棱镜部分或全部中和斜视角后不会出现复视。

垂直三棱镜红色滤光片试验（vertical prism red filter test）是鉴别斜视伴有抑制的病人为异常视网膜对应还是正常视网膜对应的方法。将红色滤光片放在注视眼前，将一个 15PD 基底向上的三棱镜放在斜视眼前，使两眼看到的灯光垂直分离（或将垂直三棱镜与红色滤光片一起放在斜视眼前）。正常视网膜对应者看到红灯与白灯在水平和垂直方向上均出现分离（图 4-25D）；而异常视网膜对应者则看到红灯与白灯在同一垂直线上（图 4-25E）。

四、Bagolini 线状镜检查

Bagolini 线状镜（Bagolini striated lenses）主要用于检查视网膜对应和抑制。Bagolini 线状镜由左、右眼两个平光镜片组成，每个镜片上有多条平行的条纹，两眼镜片的条纹方向分别为 45° 和 135°（图 4-26A）。检查时，病人将 Bagolini 线状镜放在眼前，双眼注视 6m 远处的光源，具有正常双眼单视功能者看到两条线条呈"X"交叉，并看到灯光位于"X"交叉的中心。中心融合抑制但周边融合存在的病人（例如单眼注视综合征）可以看到完整的"X"交叉，但因其非主导眼的黄斑被抑制，该眼看到的线条在"X"中心交叉处不连续。单眼抑制的

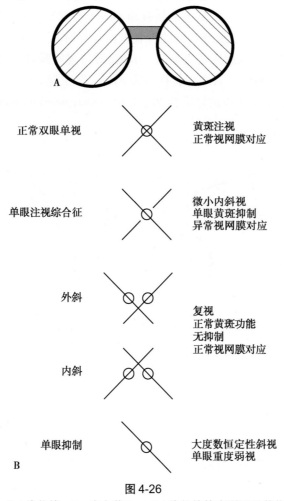

图 4-26
A. Bagolini 线状镜 B. 病人戴 Bagolini 线状镜检查所见及其临床意义

笔记

病人只看到一条线条。具有正常视网膜对应的内斜视和外斜视病人看到两个灯光，并且两条线条的上下端长度不对称（图 4-26B）。由于 Bagolini 线状镜是透明的，不分离融合，因此 Bagolini 线状镜检查接近自然的双眼视觉状态（双眼自然视环境）。但需要病人具有一定理解及表达能力，故不适用于年龄较小的儿童。

五、同视机检查

同视机（synoptophore）检查的原理是两眼分别从两个可以前后活动而相互独立的镜筒看画片（图 4-27）。检查者交替点灭两镜筒的光源，使受检者两眼所看到的画片交替出现，检查者通过前后移动同视机的两个镜筒，直到受检者两眼不再出现注视性眼运动时为止，这时镜筒臂上的刻度为客观斜视角（objective angle，OA）。同视机测定的客观斜视角与三棱镜交替遮盖试验所测得的斜视角基本相等。如果通过前后移动同视机的两个镜筒，使受检者两眼分别看到的画片相重叠，这时的斜视角度称为主观斜视角（subjective angle，SA）。主观斜视角是在两眼同时注视条件下测量的斜视角，而客观斜视角是在单眼注视的条件下测量的斜视角。主观斜视角与客观斜视角的差异称为异常角（angle of anomaly，AA）。应用同视机检查可以鉴别正常视网膜对应（主观斜视角等于客观斜视角）与异常视网膜对应（主观斜视角不等于客观斜视角）。例如：检查者交替点灭两镜筒的光源并前后移动两个镜筒，直到受检者两眼不再出现注视性移动为止，这时每个镜筒臂上显示的斜视角刻度为 $+10^{\triangle}$，即病人为 $+20^{\triangle}$ 的内斜视（客观斜视角）。如果这时病人两眼看到的画片相互重叠（主观斜视角），即其主观斜视角等于客观斜视角，为正常视网膜对应；如果这时在客观斜视角位置上病人两眼看到的画片相互分开，即其主观斜视角不等于客观斜视角，为异常视网膜对应，说明病人两眼的视网膜中心凹已没有共同的视觉方向。此时，若主观斜视角为 0°，即异常角等于客观斜视角，说明其知觉适应是完全的，为和谐异常视网膜对应（harmonious anomalous retinal correspondence，HARC）；若主观斜视角为 $+10^{\triangle}$，即主观斜视角小于客观斜视角，说明其知觉适应是不完全的，为非和谐异常视网膜对应（unharmonious anomalous retinal correspondence，UARC）。

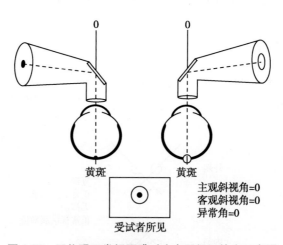

图 4-27　正位眼正常视网膜对应者同视机检查示意图

同视机可以进行同时知觉、知觉融合和运动融合以及立体视觉检查（图 4-28）。其缺点为受检者的两眼在分视状态下进行检查，是一种分离融合、非自然视环境的双眼视功能检查方法，因此不能真实地反映受检者尤其是间歇性外斜视病人的双眼视功能状况。对存在视皮层抑制的病人进行视网膜对应检查比较困难。此外，同视机检查比较复杂，年幼儿童不易理解与配合。

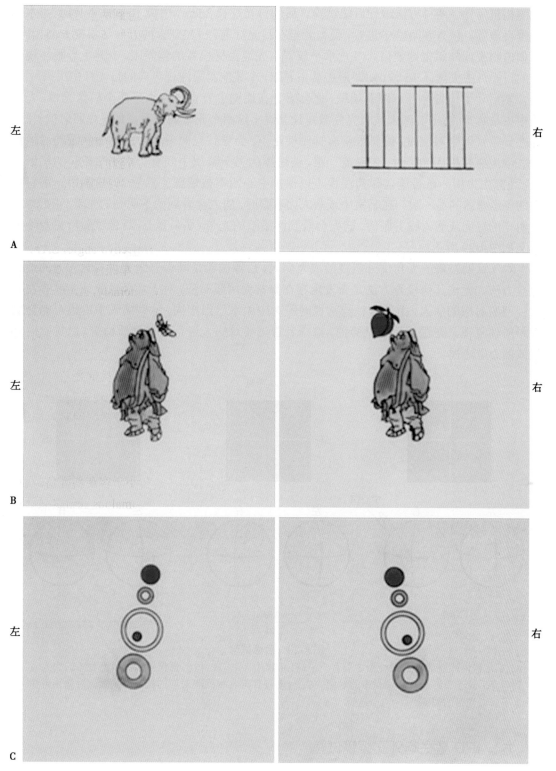

图 4-28 同视机三级功能检查画片

A. 同时知觉检查画片 B. 融合功能检查画片 C. 立体视觉检查画片

六、后像试验

人眼的视网膜被强光照射以后会产生后像,后像的形状和大小与光源相似,后像试验(afterimage test)就是根据这一原理设计的。后像试验可显示视网膜中心凹的视觉方向,是两眼中心凹对中心凹关系的知觉试验,在临床上用于视网膜对应检查。可应用后像日光灯

笔记

或照相机闪光灯两种方法进行后像试验。后像日光灯长 30cm，中央 1cm 涂黑，灯管可水平或垂直放置。检查在暗室中进行，受检者坐在日光灯前，日光灯管的方向与斜视方向相同，例如内斜视或外斜视则使日光灯管水平放置。先遮盖受检者的偏斜眼，令其主导眼注视水平的日光灯中央黑区 15 秒；随即遮盖其主导眼，令其偏斜眼注视纵向的日光灯中央黑区 15 秒。然后让受检者睁开双眼看墙壁，他会感觉在墙壁上有垂直和水平两个后像光带，光带的中央是断开的（中心凹未被强光刺激），让其说出这两个光带的关系。如果先照射偏斜眼，存在异常视网膜对应时，偏斜眼常有抑制性暗点，会导致当照射主导眼时偏斜眼的后像消失。应用照相机闪光灯时，先遮盖一眼，被炫耀的另一眼用中间有一水平窄裂隙的黑纸遮盖，裂隙中央用一条带遮盖作为注视点以保护中心凹不被炫耀。然后，再炫耀用一垂直裂隙的黑纸遮盖的另一眼。在暗室中或病人闭着眼时，病人会看到两条明亮的光带（正后像）；在明亮的房间或病人睁着眼时，病人会看到两条暗的光带（负后像）。后像试验所见及临床意义如图 4-29 所示。

对儿童期发病的大角度外斜视的成人病人，后像试验是其偏斜眼黄斑视觉方向的理想检查方法。无论其他检查方法是否发现存在异常视网膜对应，对于后像试验证实其存在异常视网膜对应的病人，由于这种异常视网膜对应关系已很牢固，这些病人术后很可能会发生矛盾性复视。在进行后像试验前，检查者首先要对病人进行注视性质检查，以排除游走型或偏心型注视。

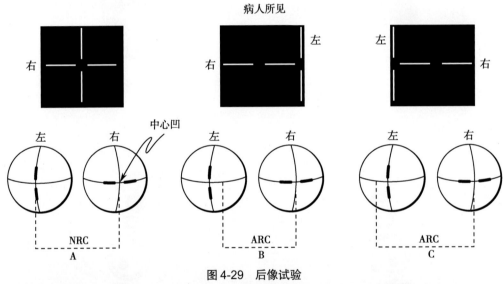

图 4-29 后像试验

A. 正常视网膜对应者看到一个中央有一小缺口的"十"字 B. 内斜视伴异常视网膜对应的病人看到垂直后像光带在水平后像光带的对侧 C. 外斜视伴异常视网膜对应的病人看到垂直后像光带在水平后像光带的同侧

七、4PD 基底向外三棱镜试验

4PD 基底向外三棱镜试验（4PD base-out prism test）用于检查单眼注视综合征（monofixation syndrome）。单眼注视综合征病人常伴有微小内斜视，内斜眼存在一个小于 3° 的绝对性中心抑制暗点，因此病人有黄斑外双眼单视（extramacular binocular vision），而没有黄斑双眼单视（macular binocular vision），是大脑视皮层对小角度内斜视的一种知觉适应。检查时先将一片 4PD 基底向外的三棱镜放在受检者一眼前，正常人会被诱导产生融合性集合，即先产生第一个向三棱镜尖端方向的双眼同向运动（图 4-30A）；接着，未放置三棱镜的一眼再产生第二个向鼻根部的融合性集合运动（图 4-30B）。进行 4PD 基底向外三棱镜试验时，检查者

笔记

必须仔细观察第二个融合性集合运动。在没有运动融合以及存在大范围抑制的病人,当三棱镜放在其非注视眼上时,两眼均不发生移动;当三棱镜放在其注视眼上时,两眼向三棱镜尖端方向产生双眼同向运动。在单眼注视综合征病人,当三棱镜放在其非注视眼上时,两眼均不发生移动(因为这些病人具有周边融合,也会偶尔显示存在融合性集合运动);当三棱镜放在其注视眼上时,两眼向三棱镜尖端方向产生双眼同向运动,未放置三棱镜的眼一般不再产生第二个融合性集合运动(图4-30C),但个别病人也可能产生融合性集合运动。

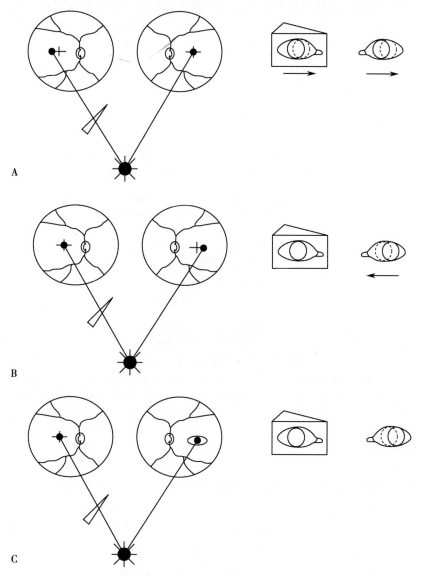

图 4-30　4PD 三棱镜基底向外试验

A. 将 4PD 基底向外的三棱镜放在受检者右眼前,正常人双眼产生一个向三棱镜尖端方向的同向运动(右眼内转,左眼外转)　B. 紧接着左眼产生第二个向鼻根部的融合性集合运动
C. 单眼注视综合征病人左眼停留在外转位,一般不再产生第二个融合性集合运动(提示左眼抑制或异常视网膜对应)

八、立体视锐度测定

立体视觉是正位眼(具有黄斑双眼单视和正常视网膜对应)在 Panum 融合空间里空间目标的双眼单视反射,立体视锐度是指两眼所能分辨的最小深度差。在受试者眼前显示既相似又水平偏离的二维图像,使其两眼颞侧或两眼鼻侧视网膜产生不同的影像。在 Panum 融

笔记

合区内，两眼颞侧视网膜受刺激会产生一个凸出来的具有立体感的影像；而两眼鼻侧视网膜受刺激则会产生一个凹进去的具有立体感的影像。临床上测试立体视锐度时，让受试者两眼戴测试眼镜（红、绿互补眼镜或偏振光眼镜），观看放置在眼前一定距离的均向鼻侧水平偏离的图像（戴红、绿眼镜则看相对应的红、绿图像，戴偏振光眼镜则看相对应的偏振光图像），由于受试者戴测试眼镜双眼同时注视时两眼所看到图像的位置不同，从而产生了立体视觉（图 4-31）。常用的立体视锐度测定（stereoacuity testing）方法有：①按照测试眼镜设计原理分为根据偏振光原理设计的立体视锐度测定和根据红绿互补原理设计的立体视锐度测定；②按照立体视图像设计原理分为根据轮廓图像设计的立体视锐度测定和根据随机点图像设计的立体视锐度测定；③实体立体视锐度测定。按照测定距离分为看近立体视锐度测定（40cm）和看远立体视锐度测定（≥3m），某些斜视类型如集合过强型内斜视病人看近无立体视觉而看远可能存在立体视觉，而间歇性外斜视病人看远立体视觉丧失而看近可能存在良好的立体视觉。

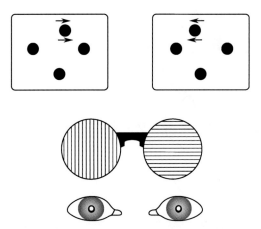

图 4-31　轮廓立体视觉图的设计原理
受试者两眼所戴偏振光镜片的轴向与图册上偏振光画片的轴向一致。右眼所戴偏振光镜片的轴向为水平向的，只能看到右侧的图片，见其上方的圆环向左（鼻侧）移位；左眼所戴偏振光镜片的轴向为垂直向的，只能看到左侧的图片，见其上方的圆环向右（鼻侧）移位。这样，两眼分别看到的向鼻侧偏移的圆环刺激了两眼颞侧视网膜，使受试者产生了该图形从图册上浮起来的立体感觉

1. 轮廓立体视锐度测定（contour stereoacuity test）　轮廓立体视锐度测定是应用一个连续轮廓缘的立体图像进行检查。Titmus 立体视觉图（Titmus stereotest）和 Randot 立体视觉图（Randot-Stereotest）是临床常用的看近的轮廓立体视锐度测定方法（图 4-32），立体视锐度测定范围前者为 3000″（秒弧）～40″（秒弧）（seconds of arc）；后者为 800″（秒弧）～20″（秒弧）。轮廓立体视觉图的缺点是病人可能会根据单眼线索辨别出哪一个图像可能有立体感，因此

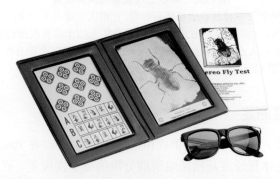

图 4-32　轮廓立体视锐度测定：Titmus 立体视觉图

可产生假阳性反应。例如采用 Titmus 立体视觉图检查时，前三个圆环的立体图像（分别为 800″、400″、200″）和第一个动物立体图像（400″）可能会由于单眼线索的存在而容易被识别。检查者可将 Titmus 立体视觉图旋转 180° 后再询问病人，这时，真正具有立体视觉的人会看到原来向外凸出来的圆环变成向内凹进去了。

2. 随机点立体视锐度检查（random dot stereoacuity test）　随机点立体视觉图由两片随机散布的底色点设计而成，受试者通过戴测试眼镜，使两片底色点分别投射到两眼。随机点立体视锐度测定可根据红绿互补原理或偏振光原理设计，临床上常用的红绿随机点立体视锐度测定有 TNO 立体视觉图（TNO stereotest）（图 4-33）、Lang 立体视觉图（Lang stereotest）以及国内颜少明和郑竺英教授 1985 年研制出版的《立体视觉检查图》；偏振光随机点立体视锐度测定有 Randot 随机点立体视觉检查图（Randot stereotest），用于看近立体视觉检查。近年来新出版的 Randot 远立体视觉图（distance Randot stereotest）用于远（3m）立体视锐度测定，范围为 400″～60″（图 4-34）。2013 年，颜少明教授及其团队应用 3D 高科技技术，研制成功具有我国独立知识产权的第三代升级版《立体视觉检查图》（图 4-35），使我国立体视功能检测技术进入国际先进行列。随机点立体视觉图与轮廓立体视觉图相比，其优点是没有单眼线索，因此真阳性反应高，而假阳性反应低。但许多正常年幼儿童，甚至包括一些正常成年人辨别随机点立体视觉图有一定困难，而产生假阴性反应。应该让病人戴测试眼镜稍作适应并理解后再做检查。

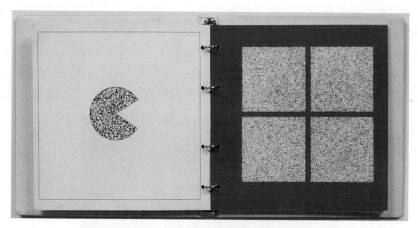

图 4-33　TNO 红绿随机点立体视觉检查图

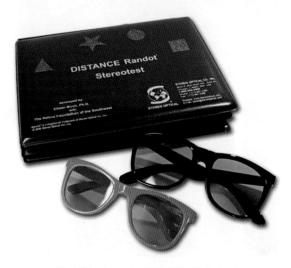

图 4-34　Randot 远立体视觉检查图

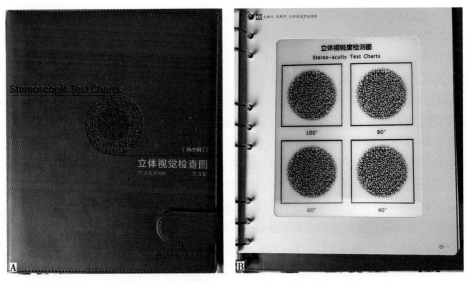

图 4-35 颜少明第三代升级版《立体视觉检查图》

3. 实体立体视锐度测定（entity stereoacuity test） 检查看近立体视觉的 Frisby 立体视觉图（Frisby stereotest）共有 4 块有机玻璃板检查图，每块检查图均由两层不同厚度的有机玻璃板合成，各有 4 个图案，其中 3 个图案设计在有机玻璃板表面，1 个图案设计在两块有机玻璃板层间，让受检者不需要戴测试眼镜分辨哪个图案有深度感，立体视锐度测定范围为 600″～20″（图 4-36）。近年来新出版了 Frisby-Davis 看远立体视觉检查图（Frisby-Davis distance，FD2），在 3m、4m、6m 距离时，立体视锐度测定范围分别为 200″～20″、115″～10″、50″～5″（图 4-37）。看远立体视锐度测定对于间歇性外斜视病人手术时机的选择及预测立体视觉的预后具有一定的临床价值，为间歇性外斜视病人看远融合控制力的评估提供了新的方法。

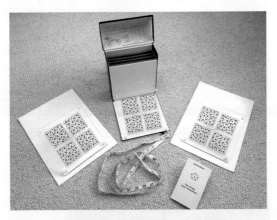

图 4-36 Frisby 近实体立体视觉图

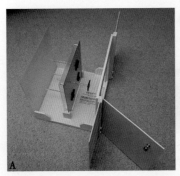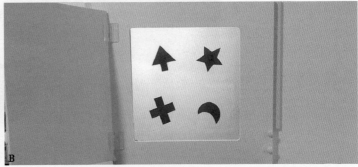

图 4-37 Frisby-Davis 远实体立体视觉检查图

笔记

进行立体视锐度测定时受检者应戴矫正眼镜,在良好的光照度下进行,但要避免立体视觉检查图表面反光。测定应在做任何眼位分离检查(单眼视力检查、三棱镜加交替遮盖试验、Worth 四点灯试验、同视机、运动融合范围检查等)之前进行。

(王利华)

第六节 斜视的影像学检查

眼球运动检查一直是斜视诊断和鉴别诊断中不可或缺的基本检查。眼球运动异常,提示眼外肌及周围组织机械性病变和(或)神经支配异常。临床医生通过一系列的双眼视觉和眼球运动的检查对大部分的斜视做出明确诊断。而对于少数复杂性斜视,尤其是当斜视的程度与眼球运动异常表现不相吻合时,常规斜视检查难以解释。同时,检查方法的缺陷也限制了对非共同性斜视的病因学探索。自 20 世纪 90 年代 MRI 技术逐渐应用于眼球运动的研究和斜视的诊断,各种 MR 成像的新序列和软件的应用,不仅可直观显示眼外肌及其他眶内组织近乎于显微结构的改变,眼球运动神经近全程显示也成为现实。以往难以鉴别的机械源性和神经源性斜视在 MRI 获得了直观的诊断证据。对伴有异常眼球运动的斜视,在眼球运动神经的颅内段或眶内段找到相关的神经发育异常。虽然结构 MRI 在临床诊断和病因学研究仍有局限性,但积累的 MRI 技术和经验将有助于进一步相关的功能影像研究,更深入地了解眼球运动神经系统疾病的发病机制。

一、斜视的影像学检查技术

与斜视相关的结构主要包括脑、脑神经、海绵窦和眼眶,解剖结构细微、毗邻结构复杂,要求影像检查技术具有较高的对比分辨率和空间分辨率,目前满足上述要求的影像技术是磁共振成像(magnetic resonance imaging,MRI)和计算机断层摄影(computed tomography,CT),MRI 较 CT 有更高的软组织分辨率,因此为首选的检查方法。但 CT 对骨质的显示具有明显的优越性,对软组织也有较高的分辨率,为补充检查方法。

1. MRI MRI 检查适应证:MRI 检查无辐射损害、病人无痛苦,尤其适合于小儿病人或拟作多次随诊检查者;几乎无对比剂损害;无骨骼伪影干扰,眶内结构显示良好,对病变显示更为清楚。在眼科具有较广泛的适应证。

MRI 检查的禁忌证:临床上尚未发现 MRI 对人体有危害。但体内有磁性金属异物,包括眼内异物、起搏器、人工关节、骨钉以及动脉瘤夹等,在强磁场内可以移位而危害人体,应禁用 MRI。另外 MRI 很难显示骨变化,故骨折和钙化斑的诊断,选择 CT 而不采用 MRI。

2. CT CT 检查适应证:CT 能够显示眼球和眼眶病变的大小、位置和内部结构,尤其能很好地显示眶骨的细微结构、骨质改变和病变内的钙化。CT 可准确地显示眼眶骨折的直接征象、间接征象以及不同种类的异物。到目前为止,CT 是诊断眼眶骨折和眶(球)内异物的最佳检查方法,定位准确。钙化是诊断某些病变如视网膜母细胞瘤的重要依据,因此,CT 是诊断这些病变的首选方法。但 CT 软组织分辨力较 MRI 差,对软组织病变的显示不如 MRI。

CT 检查禁忌证:CT 为 X 射线成像方法,对孕妇及短期内准备生育的患者要慎用。

二、斜视的影像学诊断

(一)先天性脑神经异常支配性眼病

先天性脑神经异常支配性眼病(congenital cranial dysinnervation disorders,CCDDs)是一组先天性、非进行性散发或家族性的脑神经肌肉疾病,其病因为一条或多条脑神经发育异常或完全缺失,从而引起的原发或继发的对肌肉的异常神经支配。其特征可表现为垂直

笔记

眼球运动异常、水平眼球运动异常和面肌麻痹,包括 Duane 眼球后退综合征、先天性眼外肌广泛纤维化、Möbius 综合征、水平注视麻痹伴进行性脊柱侧弯等。MRI 可以显示眼球运动神经、眼外肌及周围组织结构的解剖细节,各类 CCDDs 的影像学特征性形态改变可直观显现,是目前神经异常支配性斜视最有效的临床检查手段。

1. 先天性眼外肌纤维化(congenital fibrosis of extraocular muscles,CFEOM)　MR 表现:患侧上直肌和上睑提肌严重发育不良,表现为纤细,部分仅表现为少量索条影,内直肌、下直肌和下斜肌不同程度的肌腹和肌腱变细,"pulley"(眼外肌滑车)区组织结构稀疏;外直肌多表现纤细,少数可正常;上斜肌形态可表现正常或发育不良。眼球运动神经:患侧动眼神经、滑车神经、展神经脑池段和眶内段可有不同程度异常改变;动眼神经脑池段明显变细,眶内段上干缺如,上直肌和上睑提肌区无支配神经分布,下干可正常、变细或观察不到。而展神经脑池段发育不良或未发育,眶内段可有 CN3 下干分支至外直肌(图 4-38)。

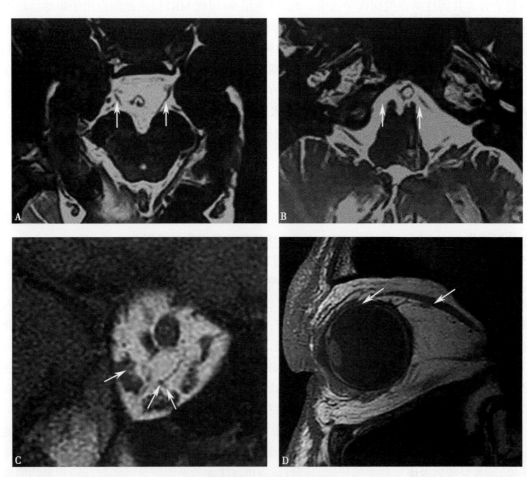

图 4-38　CFEOM Ⅰ型

A、B. 3D-FIESTA 三维重建斜横断面图像示双侧动眼神经纤细(A),双侧展神经未显示(B)　C. 右眶斜冠状面 T1WI 示动眼神经上干未观察到,下干细小,可见细小神经分支至下直肌和下斜肌、内直肌和外直肌区
D. 右眶斜矢状面 T1WI 示上直肌和上睑提肌呈细索条影,以上睑提肌为著

2. Duane 眼球后退综合征　MR 表现:患侧 CN6 脑池段及海绵窦段多缺如,少数可表现为 CN6 纤细或起始位置异常;眶内段可观察到外直肌支来源于 CN3 下干(图 4-39)。外直肌前端肌腹和 pulley 结构正常,后部肌腹分为上下两部分,其余眶内所有眼外肌及其支配神经分支正常。少数情况下可临床无症状而 MR 显示 CN6 纤细但海绵窦段及眶内段未见异常,眶内无异常神经分支。可伴内耳畸形。

笔记

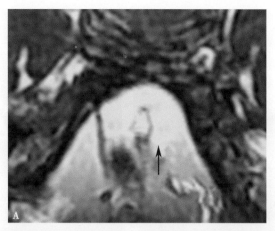

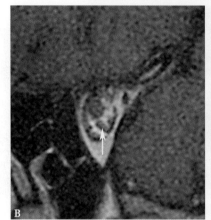
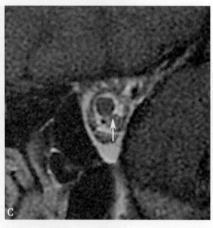

图 4-39　左侧 DRS Ⅲ型

A. 3D-FIESTA 斜横断面重建图像示左侧展神经脑池段未显示　B、C. 斜冠状面 T1WI
图像示左侧动眼神经下干可见分支至外直肌区（白箭示）

3. Möbius 综合征　MR 表现：颅内改变主要是脑干变形，包括第四脑室底部平直（Ⅵ、Ⅶ神经核区），脑干区内侧膝状体形态缺如，上延髓区舌下神经突缺如，这些征象均提示脑干延髓区相应脑神经核的发育不良。双侧展神经各段及面神经均缺如（图 4-40），可伴舌下神经、舌咽神经脑池段缺如；眶内段动眼神经下干可有分支至外直肌区。患眼外直肌纤细或正常。

（二）麻痹性斜视

1. 动眼神经麻痹　大约 1/3 的动眼神经麻痹为不明原因性，MRI 不能发现直接损伤改变，但是可以通过观察其支配的眼外肌的变细来进行判断。

2. 滑车神经麻痹　滑车神经本身的直接改变 MRI 不能发现，可通过观察上斜肌的改变来判断（图 4-41）。

3. 展神经麻痹　无明显占位性改变的病变在 MRI 上可观察外直肌改变，主要是变细。

（三）上斜肌腱鞘综合征

CT 和 MRI 主要显示上斜肌腱与眶内壁的夹角、肌腱的厚度和信号 / 密度。目前报道的主要为 MR 显示：滑车和上直肌鼻侧可见纤维粘连带，上斜肌肌腱后部增粗，走行僵直，肌腹变细（图 4-42）。

（四）其他眼外肌继发性损害的疾病

此类疾病如：甲状腺相关眼病，眶壁骨折致眼外肌损害包括嵌顿，多见于眶下壁和眶内壁的爆裂性骨折。

笔记

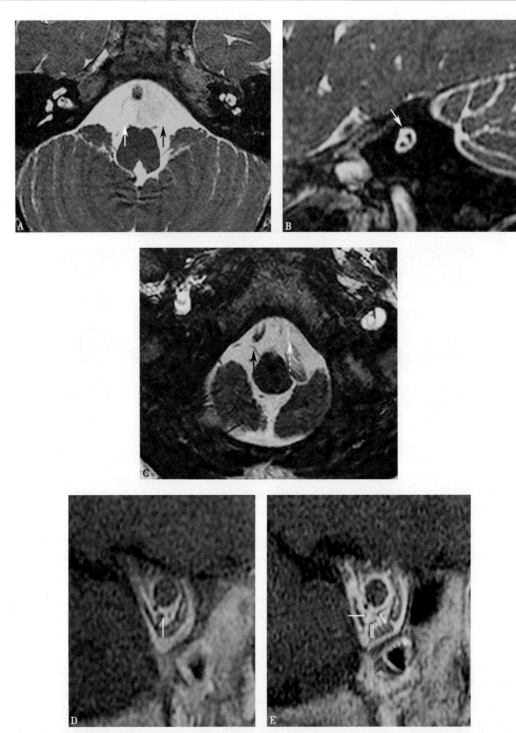

图 4-40 Möbius 综合征

A～C. 3D-FIESTA 重建图像。双侧展神经脑池段未显示（A），面神经内耳道段未显示（B），左侧舌下神经缺如（C） D、E. 右眶斜冠状面 T1WI，动眼神经下干分支至外直肌，外直肌形态可纤细或正常

1. 甲状腺相关眼病 眼球突出、眶脂体增厚、眼外肌肥大及眶壁压迫性改变。眼外肌肥大较显著，特点为双侧、多发、对称。主要为肌腹增粗（图 4-43），肌腱不增粗，少数也可同时累及肌腹和肌腱。以下直肌、内直肌增粗最多见，其次是上直肌和上睑提肌，偶尔累及外直肌。少数还可见眶内脂肪片状密度增高影（炎性细胞浸润）、眶隔脂肪疝、泪腺增大、脱垂、视神经增粗等表现。

笔记

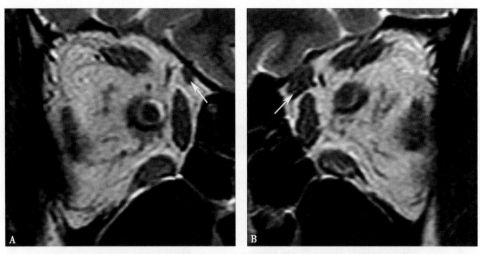

图 4-41　上斜肌发育不良

A. 斜冠状位眼眶 T1WI 示右眼上斜肌纤细　B. 左眼上斜肌形态正常

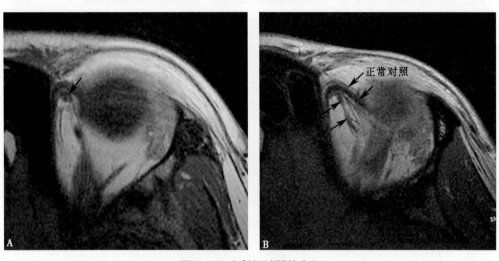

图 4-42　上斜肌腱鞘综合征

A. 横断面眼眶 T1WI，上斜肌反折后肌腱呈束状（黑箭）　B. 正常上斜肌腱呈扇形

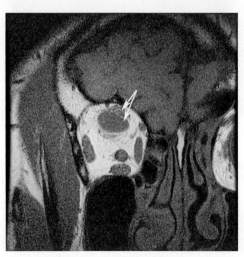

图 4-43　甲状腺相关眼病

右眶斜冠状面 T1WI，白箭示上睑提肌和上直肌明显增粗

笔记

2. 眶壁骨折（orbital fracture） CT 表现包括直接征象和间接征象。直接征象为眶壁骨质连续性中断、粉碎及骨折片移位。间接征象主要是骨折引起的软组织改变，包括眼外肌增粗、移位、嵌顿及离断，血肿形成或眶内容物脱出，即眶内容物通过骨折处疝入附近鼻窦内（图4-44），眶内容物疝入上颌窦者形如泪滴，称为"泪滴征"（图4-44）。眼眶骨折可累及单一眶壁，也可累及多个眶壁，内壁骨折最常见，其次为下壁（图4-45）。

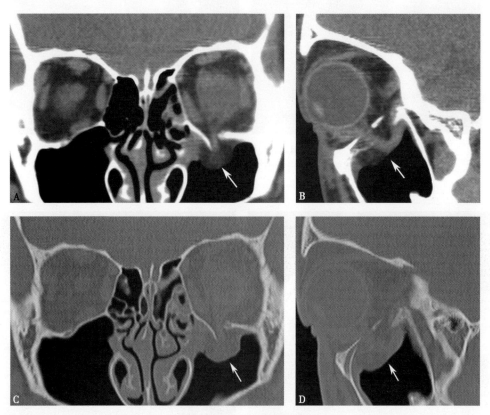

图4-44　左眶下壁骨折

CT 示左侧眼眶下壁骨折，向邻近上颌窦塌陷，左侧下直肌向下移位、嵌顿，左侧下直肌部分位于左侧上颌窦腔内，"泪滴征"

A. 冠状位骨窗　B. 矢状位骨窗　C. 冠状位软组织窗　D. 矢状位软组织窗

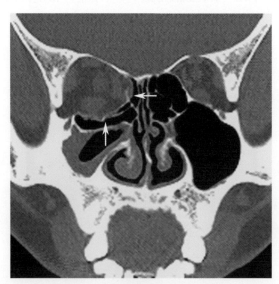

图4-45　右眶内壁和下壁骨折

冠状位 CT 示右侧眼眶内壁和下壁骨折，下直肌明显增粗

笔记

MRI 表现：眶壁变形、眶内容物疝入邻近鼻窦内。

（五）其他类型斜视

如高度近视性斜视，主要表现为眼球前后径增大，眼球突出，眼外肌变细。

小 结

斜视弱视检查包括知觉功能检查和运动功能检查两个方面，前者包括视力、屈光、双眼单视功能检查；后者包括眼位检查、眼球运动检查等。儿童视力评估方法的选择要根据儿童的年龄和认知能力而定。睫状肌麻痹后视网膜检影验光是儿童必要的屈光检查方法。在眼位检查中，单眼遮盖试验用于检查显性斜视；遮盖去遮盖试验用于检查隐性斜视；交替遮盖试验可以发现包括显性斜视和隐性斜视在内的全部斜视；三棱镜交替遮盖试验是共同性斜视手术前定量最精确的斜视度测量方法。眼球运动检查主要包括单眼转动和双眼同向转动检查。Parks 三步法是一种排除诊断法，以确定两眼四条垂直肌和四条斜肌中的麻痹肌。AC/A 比值反映了调节性集合与调节的联带运动关系，测定 AC/A 比值有助于水平性斜视的分型。被动牵拉试验用于鉴定限制性眼球运动障碍；主动牵拉试验用于鉴别眼外肌完全麻痹或部分麻痹。在双眼单视功能检查中，Worth 四点灯试验主要用于检查知觉性融合功能和抑制；红色滤光片试验主要用于检查具有正常视网膜对应病人的复视像和不同注视方向上的复视像距离；Bagolini 线状镜主要用于检查视网膜对应和抑制；4PD 基底向外三棱镜试验用于鉴定单眼注视综合征。立体视锐度测定包括根据偏振光原理设计、根据红绿互补原理设计以及实体立体视锐度测定 3 种方法，按照测定距离分为看近立体视锐度测定（40cm）和看远立体视锐度测定（≥3m）。

（焦永红）

二维码 4-4
扫一扫，测一测

笔记

第 五 章

斜 视 概 论

本章学习要点

- 掌握：斜视相关术语的定义和斜视治疗时机。
- 熟悉：斜视的分类方法；斜视的非手术治疗方法。
- 了解：斜视手术治疗基本方法。

关键词 斜视 眼球运动 治疗时机 手术

斜视（strabismus，squint，deviation）是指一眼注视时，另一眼视轴偏离平行的（misalignment）异常眼位。斜视是与视觉发育、解剖发育、双眼视觉功能和眼球运动功能密切相关的一组疾病，发病率约为 3%。为了方便学习和理解本书各章节讲述的不同类型的斜视，在本概论中将介绍斜视的相关术语、分类和基本手术方法。

第一节 斜视相关术语与斜视分类

一、斜视相关术语

1. Kappa 角（Kappa angle） 为瞳孔中线与视轴（注视目标与黄斑中心凹连线）的夹角。注视点光源时，角膜上的反光点是注视目标（点光源）与黄斑中心凹连线的标识，代表视轴。反光点位于瞳孔中央，为瞳孔中线与视轴重合，称零 Kappa 角；反光点位于瞳孔中线鼻侧为阳性 Kappa 角（正 Kappa 角）；反光点位于瞳孔中线颞侧为阴性 Kappa 角（负 Kappa 角）。

2. 单眼运动（duction） 遮盖一眼时观察到的眼球运动。

（1）内转（addaction）：角膜向内的眼球运动；

（2）外转（abduction）：角膜向外的眼球运动；

（3）上转（supraduction，elevation）：角膜向上的眼球运动；

（4）下转（infraduction，depression）：角膜向下的眼球运动；

（5）内旋（incycloduction）：眼球垂直子午线上端向鼻侧倾斜的移动；

（6）外旋（excycloduction）：眼球垂直子午线上端向颞侧倾斜的移动。

3. 同向运动（version，conjugate movement） 双眼同时向相同方向的运动。

4. 异向运动（vergence） 双眼同时向相反方向的运动，包括集合（convergence）和分开（divergence）。

5. 融合（fusion） 两眼同时看到的物体在视觉中枢整合为一个物像称为融合。融合包含两种成分：知觉融合（sensory fusion）是将两眼所见物像在视皮层叠加为单一物像的能力。运动融合（motor fusion）是在有眼位分离趋势时，通过矫正性融合反射使两眼所见物像保持

笔记

68

在两眼视网膜对应区的能力。

6. 主导眼（dominant eye） 两眼同时视物时起主导作用的眼，称优势眼。

7. 隐斜视（phoria，heterophoria，latent deviation） 能够被融合机制控制的潜在眼位偏斜。

8. 显斜视（tropia，heterotropia，manifest deviation） 不能被融合机制控制的眼位偏斜。

9. 正位视（orthophoria） 向前方注视时眼外肌保持平衡，打破融合后两眼均无偏斜的倾向，称为正位视。临床罕见，多数人都有小度数无症状的隐斜。

10. 斜视角

（1）第一斜视角（primary deviation）：麻痹性斜视以正常眼注视时，麻痹肌所在眼的偏斜度。

（2）第二斜视角（secondary deviation）：麻痹性斜视以麻痹肌所在眼注视时，正常眼的偏斜度。

11. 眼位

（1）第一眼位（primary position）：又称原在位，双眼注视正前方时的眼位。

（2）第二眼位（secondary positions）：双眼向上、向下、向左、向右注视时的眼位。

（3）第三眼位（tertiary positions）：双眼向右上、右下、左上、左下注视时的眼位。

（4）诊断眼位（diagnostic positions）：以上所有位置用于分析麻痹性斜视受累肌肉，称为诊断眼位。

12. 三棱镜度（prism diopter，PD） 用于测量斜视度的单位。光线通过三棱镜在1m处向基底偏移1cm为1PD（1$^{\triangle}$）。1圆周度大约等于1.75PD。

二、斜视分类

目前，临床尚无完善的斜视分类。通常有以下几种方法：

1. 根据融合功能对眼位偏斜的控制状况分类

（1）隐斜视（phoria）：仅有眼位偏斜的倾向，融合机制完全控制的眼位。

（2）间歇性斜视（intermittent tropia）：部分时间被融合机制控制的斜视。

（3）恒定性斜视（constant tropia）：不能被融合机制控制的持续性斜视。

间歇性斜视和恒定性斜视均属于显性斜视。间歇性斜视是隐斜视和恒定性斜视之间的一种过渡形式。

2. 根据眼球运动及斜视角有无变化分类

（1）共同性斜视：眼球运动协调，各诊断眼位斜视角无明显改变。

（2）非共同性斜视：眼球运动有不同程度障碍或限制，各诊断眼位斜视角随注视方向的改变而变化。根据眼球运动障碍的原因可以分为两种：一种是由于神经肌肉麻痹引起的麻痹性斜视；另一种是由于各种机械性限制引起的限制性斜视。

（3）A-V型斜视：是在垂直方向斜视角有明显变化的水平斜视。

3. 根据注视情况分类

（1）交替性斜视：两眼可以自主交替注视，一般不会形成斜视性弱视。

（2）单眼性斜视：斜视只存在于某一眼，此类斜视容易产生弱视。

4. 根据发病时间分类

（1）出生后6个月内发生的斜视为先天性斜视或婴儿型斜视。

（2）6月龄以后发生的斜视属于获得性斜视。

5. 根据眼球偏斜的方向分类

（1）水平斜视：包括内斜视和外斜视。

（2）垂直斜视：垂直斜视均为非共同性的。

（3）旋转斜视：角膜垂直子午线上端斜向鼻侧为内旋转斜视，斜向颞侧为外旋转斜视。

笔记

（4）混合型斜视：眼球偏斜含有两种或多种成分的。

以往教科书的斜视多从病因学分类，按共同性和麻痹性分别介绍。而临床发现很多斜视成分复杂，难以叙述清楚。近20年来，世界眼科联盟（ICO）推荐的美国眼科学会（AAO）编写的 BCSC（Basic and Clinical Science Course）住院医师培训教程，第6册斜视分类则始终是按斜视方向分类的。中华医学会眼科学分会斜视与小儿眼科学组为了规范和更好地指导临床工作，近年来多次组织本专业专家讨论，借鉴了国内外主流并具有重要影响的斜视及眼科学专著意见，2015年重新修订了适合我国眼科临床工作的斜视分类（见附录）。该分类方法根据融合状态将斜视分为隐斜视和显斜视两大类，再进一步根据眼位偏斜方向以及眼球运动状况和不同注视位置下眼位偏斜角度的变化进行详细分类，基本涵盖了临床可以见到的各种类型斜视，可为临床工作提供有益的参考、借鉴和指导。新的分类方法是一种趋势，可以减少歧义，规范临床诊疗行为。

第二节　斜视的治疗

斜视治疗的主要目标是恢复双眼视觉功能，同时也具有矫正外观的作用。儿童斜视治疗首先应消除斜视引起的知觉缺陷，包括脱抑制、治疗弱视等；两眼视力平衡后，再运用非手术或手术的方法矫正斜视。伴有明显代偿头位的斜视，手术也具有矫正异常头位，防止面部和骨骼发育畸形的作用。成人斜视分两种情况：一种是近期患病，以复视为主要症状，病人要求治疗消除复视。另外一种是发现斜视很早，拖延到成年才要求矫正斜视，病人以要求改善外观为主。即使是后一种情况，对于具有双眼视基础的病人，如外斜视、垂直斜视等仍应努力恢复其双眼单视功能。

一、治疗时机

斜视和弱视一经确诊即应开始治疗。研究表明，生后早期发病的内斜视2岁以前矫正斜视预后较好。发病年龄越早治疗年龄越大，知觉异常的恢复越困难。而外斜视即使在年龄较大时手术，也有恢复双眼视觉功能的机会。

二、非手术治疗

斜视的非手术治疗包括：治疗可能存在的弱视，斜视的光学矫正，斜视的药物治疗和视能矫正训练。

（一）弱视的治疗

精确的配镜和对单眼弱视的优势眼（dominant eye，sound eye）遮盖是弱视治疗的两个基本手段（详见第十三章弱视）。

（二）斜视的光学治疗

1. 框架眼镜　轻微的屈光不正不需要矫正。如果内斜视病人有明显的远视，内斜视的全部或部分原因是由远视引起，属于完全的或部分的屈光性调节性内斜视，应给予全矫处方戴镜矫正。对高 AC/A 比率的内斜视病人，配戴双光镜可以放松调节的，亦可配镜矫正。

2. 三棱镜　对有复视的斜视病人，配戴三棱镜可使两眼视轴平行，消除复视。单眼三棱镜度低于 8PD 的，可以直接在镜片上加工；大于 8PD 时可以选用压贴三棱镜。处方时，以可以消除复视的较低度数为处方原则。

（三）斜视的药物治疗

1. 散瞳剂和缩瞳剂　用阿托品散瞳可以矫正或部分矫正屈光性调节性内斜视。点缩瞳剂可以形成药物性近视，减弱中枢性调节，对矫正高 AC/A 型调节性内斜视有效。

笔记

2. A 型肉毒素 A 型肉毒素具有化学去神经作用。在肌电图监视下将其注射于麻痹肌的拮抗肌内,在药物作用期间,由于药物的神经毒性作用,使肌肉暂时性麻痹,重建了麻痹肌和拮抗肌之间的平衡,能够达到减小或消除斜视的效果。该药已通过美国 FDA 认证,主要应用于中小度数内外斜视(<40PD)。术后残余斜视、获得性麻痹性斜视(特别是第Ⅵ对脑神经麻痹)、周期性内斜视、活动期甲状腺相关性眼病等,近年也有用于婴儿型斜视的报告。

(四)视能矫正训练(orthoptics)

视能矫正师(orthoptist)在眼科医师的指导下完成双眼视觉与眼球运动相关的各项检查,指导病人进行弱视和双眼视功能训练,可以补充和巩固手术效果。

三、手术治疗

(一)手术治疗的方法

1. 肌肉减弱术 包括直肌后徙术(或称后退术)(recession of a rectus muscle)(图 5-1)、直肌悬吊术、直肌后固定术、直肌边缘切开术、下斜肌后徙术、下斜肌切断术、下斜肌部分切除术、上斜肌断腱术,上斜肌肌腱延长术等。

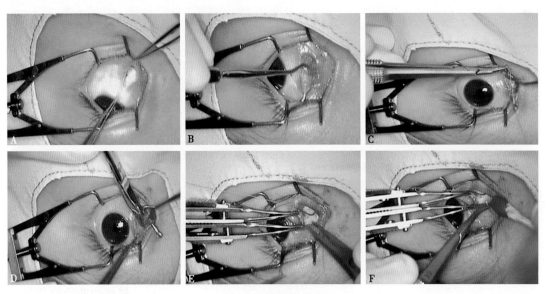

图 5-1 直肌后徙术

2. 肌肉加强术 包括直肌缩短术(或称截除)(resection of a rectus muscle)(图 5-2)、直肌肌腱前徙术、上斜肌矢状移位术(Harada-Ito 术)、下斜肌前转位术、直肌肌腱联结术(Jenson)、上下直肌移位术、上斜肌折叠术等。

3. 水平肌肉垂直移位术 用于矫正无明显斜肌异常的 A 型或 V 型水平斜视。内直肌向尖端方向移位,外直肌向开口方向移位。

(二)手术肌肉的选择

多种因素决定手术肌肉的选择。首先是第一眼位的斜视度,同时应参考视远和视近时斜视度的不同。内直肌对视近斜视角的矫正作用更大,外直肌对视远斜视角的矫正作用更大。对视近内斜视较大的病人,应行双眼内直肌减弱术。外斜视视远明显时,应行双眼外直肌减弱术。对视近视远斜视角相同的斜视,双侧直肌减弱与单眼后徙加缩短手术效果相同。

手术仅能起到机械性矫正眼位的作用,其他多种因素如肌肉的性质、与周围组织的关系、不同的神经冲动等,决定了相同的肌肉、相同的手术量可能产生不同的矫正结果。因此获得满意的手术效果,可能需要不止一次手术。

笔记

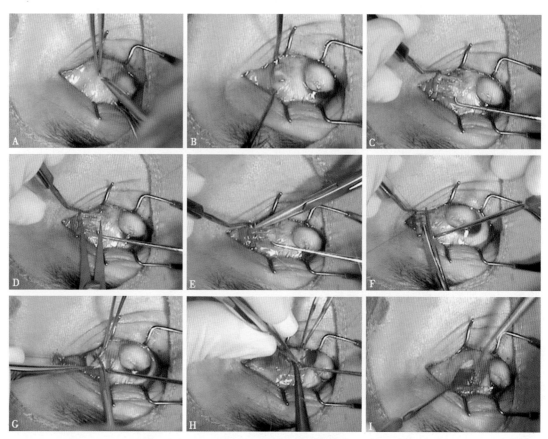

图 5-2　直肌缩短术

（三）调整缝线（adjustable sutures）

调整缝线是为提高斜视手术成功率而设计的方法，既可用于直肌的后徙术，也可用于直肌的缩短术及上斜肌手术。术中，肌肉被滑结固定于眼表，在病人麻醉复苏后，眼部点表面麻醉剂，通过遮盖试验调整缝线松紧。多数病人能配合调整缝线，但少年儿童不适合于局麻下调整缝线。

小　　结

斜视有不同的分类方法，根据融合功能对眼位偏斜的控制状况、眼球运动及斜视角有无变化、注视情况、发病时间、偏斜方向分类是常见方法。不同类型斜视的治疗时机不同，治疗方法各异。

（赵堪兴）

二维码 5-1
扫一扫，测一测

笔记

第六章

内 斜 视

本章学习要点

● 掌握：共同性内斜视的诊断要点、分类和治疗原则。
● 熟悉：麻痹性内斜视和继发性内斜视的病因、诊断要点和治疗。
● 了解：限制性内斜视包括高度近视性内斜视、Duane 综合征、Möbius 综合征、甲状腺相关性眼病、眼眶爆裂性骨折等的临床特征。

关键词 内斜视 共同性 调节 麻痹性 限制性

第一节 概 述

内斜视（esodeviations）是最常见的斜视类型，尤其在儿童中更为常见，约占儿童斜视的50%左右。

病因可为神经源性、解剖因素、机械因素、屈光异常、遗传或调节因素等。其中，调节因素是内斜视的最常见病因。

分类上根据融合功能的不同，可分为以下三种类型：

1. 内隐斜视 双眼视轴有内斜倾向，但能被融合机制所控制，保持双眼单视。

2. 间歇性内斜视 这种内斜视能间歇地被融合机制所控制，眼位保持正位，但在某些情况下如疲劳、生病、紧张或双眼融合功能被阻断（单眼遮盖）时，可以表现为显性斜视。

3. 恒定性内斜视 这种内斜视不能被融合机制所控制，在正常双眼注视情况下表现为恒定的显性斜视。

其他还可因眼外肌的运动功能（如共同性或非共同性）、调节功能（如调节性或非调节性）、斜视的发病年龄（如先天性或后天性）、发病形式（如急性或周期性）、斜视角大小（如微小斜视）、注视形式（如交替性）等而有不同分类，一组内斜视可有不同特征重叠存在，因此，有时很难对一种内斜视作非常精确的分类。2015 年中华医学会眼科学分会斜视与小儿眼科学组在我国斜视分类共识中对内斜视做了如下分类（表 6-1）：

表 6-1 内斜视临床分类

一、先天性（婴儿型）内斜视
二、共同性内斜视（comitant esotropia）
　　1. 调节性内斜视（accommodative esotropia）
　　　　（1）屈光调节性内斜视（正常 AC/A）
　　　　（2）非屈光调节性内斜视（高 AC/A）
　　　　（3）部分调节性内斜视（partially accommodative esotropia）

笔记

续表

2. 非调节性内斜视（nonaccommodative esotropia）
　（1）基本型
　（2）集合过强型
　（3）分开不足型
3. 微小内斜视
4. 周期性内斜视
5. 急性共同性内斜视
三、继发性内斜视（secondary esotropia）
　1. 手术后的内斜视（surgical esotropia）
　2. 知觉性内斜视（sensory esotropia）
四、非共同性内斜视（incomitant esotropia）
　1. 麻痹性内斜视
　2. 限制性内斜视（restrictive esotropia）
　　包括高度近视性内斜视、Duane 综合征、Möbius 综合征、甲状腺相关性眼病、眼眶爆裂性骨折等。
五、伴有眼球震颤的内斜视

第二节　假性内斜视

假性内斜视（pseudoesotropia）是外观上的错觉，即外观类似内斜视而视轴是平行的，眼位是正位的。

常见于肥胖、鼻梁过宽、明显的内眦赘皮或瞳距过窄的人（图 6-1）。

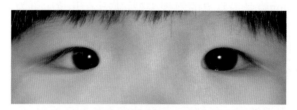

图 6-1　假性内斜视
肥胖、鼻梁过宽、内眦赘皮，角膜映光点位于瞳孔中央

临床上表现为双眼鼻侧巩膜暴露的少，好似两眼向鼻子靠拢，尤其转向一侧注视时更为明显，内转眼角膜大部被内眦赘皮遮挡，好似内斜观。但角膜映光点和遮盖试验检查均正常，这是诊断的关键点。值得注意的是，有些假性内斜视儿童也可以合并发生或后来发生内斜视，因此需要注意观察，定期随访，不可大意。

对于这样的儿童如无屈光不正，一般不需要治疗，但对于内眦赘皮太过明显影响外观者，可考虑行内眦成形术。

第三节　内　隐　斜　视

【定义】　内隐斜视（esophoria）是一种潜在的视轴向内分离，这种视轴分离可以被融合机制所控制，以至于在正常双眼注视情况下能保持眼位正位，不发生偏斜。在双眼融合功能受到干扰时仍能保持双眼视轴平行，不发生偏斜的状态称作正位眼或正位视（orthophoria）。这是一种理想眼位，实际上任何注视距离或任何注视位置都不存在隐性斜视的正位眼是很少见的，约 10% 左右，正常人视远多为内隐斜视，视近多为外隐斜视。一些正常人群可以存

笔记

在小角度的内隐斜视,一般在 1.4$^\triangle$左右。

【病因及发病机制】 可能存在的常见原因包括:

1. 解剖因素 包括眼外肌、节制韧带、肌鞘、肌间膜以及肌肉附着点的异常,这些异常可以在一定程度内限制内直肌在放松集合时作适当的松弛,或在正常双眼注视时存在集合过强倾向。

2. 调节因素 未矫正的远视眼可因过度使用调节而诱发过度集合。戴镜矫正后内隐斜视完全消失者为完全调节型,内隐斜视部分消失者为部分调节型,其残余的内隐斜视可能为解剖或神经因素所致。

3. 神经因素 在人类绝大部分休息眼位是处于外斜位状态,但在清醒状态下注视物体时两眼必须依靠集合兴奋维持视线平行,保证双眼单视,因此集合兴奋总是处于过强状态,而融合机制则在一定范围内起着抑制这种集合兴奋过强的作用。

遗传特质、神经内分泌不平衡、精神紧张等可能是这种神经因素性集合兴奋过强的诱因。

【检查】 隐斜视的检查方法有很多,这里介绍几种临床常用的检查方法。

1. 定性检查法

(1)遮盖 - 去遮盖试验(cover-uncover test):为一种客观检查法。利用遮盖一眼后阻断了双眼融合功能的原理,充分遮盖一眼后迅速移去遮盖物,观察被遮盖眼的移位运动。若检查发现遮盖一眼时未被遮盖眼不动,而被遮盖眼在去除遮盖时形成一个由内向外的融合运动,则表明其存在内隐斜视。

(2)Maddox 杆法:为一种主观检查法。此方法是利用两眼物像不同来消除融合。Maddox 杆是由数个并排排列的柱透镜组成的一种特殊镜片,根据柱镜的成像原理,通过 Maddox 杆可将灯光折射成为一条光带(柱状光线),光带的方向与 Maddox 杆上的柱透镜排列方向垂直。检查水平斜视时将 Maddox 杆柱透镜的排列方向位于水平位,置于被检者一眼前,以右眼前置 Maddox 杆为例,让被检者双眼同时注视 5m 或 33cm 的点光源,则置有 Maddox 杆的右眼看到的是一条垂直光带,左眼看到的是点光源。如无斜视则右眼的光带与左眼的光点相重合,如有内隐斜视则右眼的光带与左眼的光点不重合,与眼的位置一致,光带位于右侧,光点位于左侧,形成同侧性复视。

(3)分视法:包括红 - 绿镜片法和偏振光法,双眼前分别戴红 - 绿眼镜或偏振光镜,通过双眼分视原理,利用两眼物像不同来消除融合的隐斜视主观检查方法。令双眼注视眼前的图形视标,若视标内的图形是完整的、无错位现象,表明无隐性斜视,若视标内的图形不完整、有水平同侧错位,表明有内隐斜视存在。

2. 定量检查法

(1)三棱镜 + 遮盖法:在进行遮盖法检查的同时于遮盖眼前放置一底向外的一定度数的三棱镜中和,注视 5m 或 33cm 的光源,反复遮盖、去遮盖,观察眼动现象,逐渐增加三棱镜度数,直至眼动现象消失,所用的三棱镜度数即为内隐斜视度数。

(2)三棱镜 +Maddox 杆法:一眼前放置 Maddox 杆检查时如发现光带与光点不重合,呈同侧复视现象,表明有内隐斜视,则于另眼前置一底向外的一定度数的三棱镜,双眼同时注视 5m 或 33cm 的光源,询问被检者光带与光点的位置关系,依次增加三棱镜度数至光带与光点重合为止,此时的三棱镜度数即为内隐斜视度数。

(3)三棱镜 + 红 - 绿镜片或偏振光镜片法:当戴上红 - 绿眼镜或偏振光眼镜注视眼前图形视标,发现有同侧水平错位时,将一底向外三棱镜置于一眼前,观察视标中的图形错位的距离变化,逐渐增加三棱镜度数直至水平错位的图形恢复完整,此时的三棱镜度数即为内隐斜视度数。

【临床表现及诊断】 通常情况下内隐斜视没有外隐斜视常见,而且斜视度也没有外隐

笔记

斜视大,一般认为 1$^\triangle$~2$^\triangle$的内隐斜视属正常范围,但内隐斜视引起的症状常较外隐斜视明显,症状轻重往往与职业、年龄、精神因素等有关,以青壮年、精神易于紧张人多见。临床症状主要表现为:

1. 视疲劳(asthenopia)　内隐斜视病人注视外界物体时为了维持双眼单视功能,中枢神经系统需持续紧张以维持双眼肌力平衡、眼位正位、视轴投射方向正常,从而容易引起一系列眼部紧张不适的临床症状,von Graefe and Donders 把这组症候群称为肌性视疲劳,包括:视物久后出现眼酸胀不适、畏光、头痛、烦躁等,以视远明显,喜近距离视物,这些症状出现缓慢而持久,休息后不易缓解。

2. 当融合功能下降时,偶尔会出现间歇性内斜视,伴有复视。

3. 知觉功能偶可存在黄斑抑制或异常视网膜对应,立体视觉功能下降,定位觉差,但可表现周边融合。

【治疗】　轻度的内隐斜视比较普遍,一般情况没有症状不需治疗,对有症状的这类病人可以给予如下治疗:

1. 屈光矫正　对远视性屈光不正给予充分矫正,以减少调节和集合反应;对近视性屈光不正遵循最佳矫正视力最大正球镜原则:即在保证较好视力的前提下低矫,因良好的视力也有利于促进双眼视功能及融合反射,有益于内隐斜视的治疗;对无远视性屈光不正但高 AC/A 者可以给予双光镜或缩瞳剂,帮助改善视近时的视觉疲劳。

2. 正位视训练　目的是通过分开训练提高负融合能力(融合性分开能力),训练方法包括生理性复视训练、三棱镜训练、同视机训练、实体镜训练等,但与集合训练相比分开训练的效果往往不理想。

3. 非调节性内隐斜视可以配戴基底向外的三棱镜(缓解三棱镜),需要强调的是这种三棱镜仅是为了缓解斜视引起的视觉疲劳,不能治疗斜视。为了避免长期足矫会引起外展融合功能不足,棱镜处方可以斜视度的 1/2 或 1/3 给予。随着棱镜的使用会使外展融合需求减少,从而引起隐性斜视的度数逐渐增加,棱镜度数也会随之增加。因此,棱镜的使用只适合一些有视觉疲劳症状、对正位视训练无效果的大龄人群,儿童或年轻人术前为了维持双眼单视也可以考虑使用。

4. 内隐斜视或间歇性内斜视当充分矫正远视性屈光不正后,斜视度稳定,≥12$^\triangle$,其他治疗视觉疲劳症状不改善者,可以考虑手术治疗。手术不主张低矫,不论内隐斜视、间歇性内斜视或显性内斜视,手术设计量都应以基本斜视度为准,术后眼位正位为目的。理想的效果是术后存在一定的继发性外隐斜视要好于残留一定的内隐斜视,因为融像性集合和自主性集合运动矫正外隐斜视的作用比外展融合机制矫正内隐斜视的作用效果好。

但对于 50 岁以上的内隐斜视病人手术要慎重,年轻人手术后小量过矫容易通过融像性集合代偿矫正,而对于老年人,这种继发性外斜视无论度数多小都很难克服,因为融合机能在克服双眼视觉运动障碍时的作用会随着年龄的增加而下降。因此对于这样的病人经验上先用三棱镜治疗,仅在病人不愿接受或其他治疗无效时可以考虑手术。

第四节　婴儿型内斜视

婴儿型内斜视(infantile esotropia)是一种非调节性的显性内斜视,发病年龄在生后 6 个月之内,也称作先天性内斜视(congenital esotropia)。但实际上出生即表现为内斜视,生后就发病的病例很少。因为新生儿在生后数周眼位常不稳定,会存在内斜视或外斜视,但这种斜视是短暂的,并非真正意义上的斜视,有些最终发展为婴儿型内斜视的儿童在出生时可以表现为正位甚至是外斜视。

笔记

其发病率为 0.1%～1%,病因不明,可能与视觉系统发育不完全、会聚系统的功能缺陷或发育迟缓有关。

【临床表现及诊断】

1. 发病年龄　生后 6 个月内。很少出生时就斜视,一般多在生后 3 个月之内。因为一般家长带着患儿就诊时往往在患儿生后 6 个月之后,因此关于发病年龄主要通过询问病史而获知,但有些患儿早期可能是假性内斜视后来发展成内斜视,因此,对家长的阐述要给予正确分析,照片有助于确定发病时间。

2. 斜视度　不同于后发性内斜视,多表现为大角度内斜视,一般≥30$^{\triangle}$。

3. 斜视角度相对稳定,远近斜视角度相同,AC/A 比率正常。初期可以是交叉注视或交替注视,代表双眼视力相等或相近,也可早期就表现为一眼注视,另眼恒定性内斜视(图 6-2)。

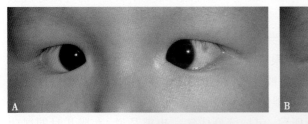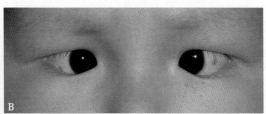
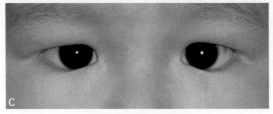

图 6-2　婴儿型内斜视
A. 右眼注视,左眼内斜视　B. 双眼交叉注视　C. 内斜视矫正术后 3 个月,眼位正位

4. 大多数人认为婴儿型内斜视是非调节性的,但也有人认为有调节因素混合存在。

5. 屈光状态　屈光不正程度、类型与斜视大小无关,多为 1～2D 的远视,也可以伴有中、高度远视或近视、散光。

6. 眼球运动　多伴有显著外展受限或内转过度,常被误认为双侧外直肌麻痹,实际上婴儿早期外展麻痹是非常少见的,大多数婴儿型内斜视伴外展受限是因配合度差,婴幼儿不愿意充分外展或是因为伴有内直肌、球结膜继发挛缩所致。可以通过娃娃头试验(doll's head test)或遮盖一眼几个小时来鉴别真假外直肌麻痹:前者是将患儿头快速向斜视眼偏斜方向转动,如无外展麻痹,则内斜眼可出现一个快速的矫正性外转动作;后者是当遮盖非斜眼一段时间后,内斜眼变为注视眼,可达中线及外转。还可以通过被动牵拉试验(forced duction test,FDT)进行诊断是否存在内直肌、球结膜继发挛缩改变。

7. 弱视　当由交叉注视转变为一眼注视、另眼恒定性内斜视时弱视就出现了,此时,优势眼用来注视各个方位,弱视眼外展受限更为明显。

8. 垂直斜视　婴儿型内斜视常伴有下斜肌功能亢进(inferior oblique overaction,IOOA)或分离性垂直性斜视(dissociated vertical deviation,DVD),婴儿期很难将由于下斜肌功能亢进导致的内斜视伴上斜视与分离性垂直性斜视(DVD)区分开来,在婴儿内斜视中诊断为下斜肌功能亢进者实际上可能很多是 DVD。婴儿型内斜视伴上斜视或下斜视常有 A 或 V 型斜视、DVD 或分离性水平性斜视(dissociated horizontal deviation,DHD),这些体征在 1 岁以内很难发现,多在水平斜视矫正之后出现,实际上术前可能就存在,往往被大角度的水平斜

笔记

视给掩盖了，因为当眼球处于内收位时对眼的垂直分离运动有一定抑制作用，使其不易暴露出来。有报道，婴儿型内斜视中 DVD 的发病率可达 51% 甚至更高（图 6-3）。

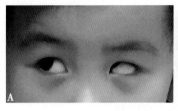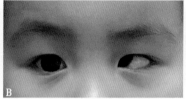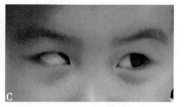

图 6-3　内斜视伴下斜肌功能亢进

A. 左眼下斜肌亢进，右转时左眼内上斜视　　B. 左眼内斜视　　C. 右眼下斜肌亢进，左转时右眼内上斜视

9. 眼球震颤　婴儿型内斜视通常伴有隐性或显 - 隐性眼球震颤，以显 - 隐性眼球震颤为多见。

10. 不对称性视动性眼震　正常婴幼儿当注视视动转鼓上的条纹或图画时，无论条纹是由鼻侧向颞侧还是由颞侧向鼻侧转动，双眼都会出现一种平稳均速的追踪和反向矫正性扫视运动。但内斜视患儿的这种对称性运动被打乱，由鼻侧向颞侧的追踪运动无规律或很难诱导出来——视动不对称性，是视皮层功能的异常所致，这种现象是在生后 3～4 个月以前视觉未发育成熟期间双眼视觉被阻断所致，可持续到成年。也就是说，在婴儿时期视动反射发育期间需要正常、等量的双眼视觉信息输入，否则就会产生视动不对称。

所以视动不对称性可用来判断内斜视的发病时段，一般在生后 6 个月之内，需要注意的是由于视动性眼震幅度小难以观察，最好通过眼震电图判断。

11. 异常头位　有些患儿可伴有头或面转向注视眼的异常头位，但有 DVD 时也可向非主导眼倾转。

12. 可有家族史，但遗传类型不明确。

13. 中枢神经系统无异常。

【鉴别诊断】　生后 6 个月之内发生的内斜视除了上述的婴儿型内斜视基本型以外，还有一些其他类型的真正先天性的、生后就存在的或生后最初几个月内发生的内斜视，如：双侧外展麻痹、Duane 综合征 I 型、Möbius 综合征、知觉性内斜视、屈光性调节性内斜视、眼震阻滞综合征以及合并中枢神经系统（CNS）异常的内斜视，如唐氏综合征、白化病、脑瘫、智障等。临床工作中要注意鉴别，鉴别要点详见有关章节。

【治疗】

1. 矫正屈光不正　大多数人认为婴儿型内斜视是非调节性的，并且婴儿时期 2～3D 的远视属于生理范围，通常不需要矫正。但有学者不完全同意非调节说，认为有些是有调节因素存在的。有些内斜视儿童充分矫正远视性屈光不正或重复使用睫状肌麻痹剂一或两个月后，其远视度数明显高于最初检查的度数，更多的隐性远视变为显性远视。这些人通过增加眼镜度数或过矫 0.5～1.0D，降低调节张力及调节性集合，而有可能会使斜视度减少。因此，主张充分睫状肌麻痹（一个月左右以充分暴露隐性远视部分），检影验光后足矫或过矫。对于不愿接受足矫或过矫眼镜儿童，可以通过眼局部的阿托品化帮助患儿接受足矫或过矫眼镜。

2. 治疗弱视　术前进行严格的弱视治疗，开始治疗的时间越早，治疗的疗程越短。可以给予交替遮盖或交替药物压抑办法令患儿保持双眼交叉注视或交替注视，根据患儿是否能够自如地变换注视眼来判断双眼视力是否相近。

3. 手术治疗　儿童早期的斜视如不给予及时有效的治疗会造成严重的、不可逆的知觉异常，并且由于长久的内斜视状态会导致眼外肌、球结膜、Tenon 囊的继发改变并增加手术

笔记

预后的不确定性。因此，大多数眼科医生主张尽早手术，为了获得更好的双眼视功能最迟不超过生后 24 个月，甚至可在生后 4～6 个月进行。

对有斜视性弱视的患儿，弱视治疗后可根据患儿是否可以自如地变换注视眼或可以稳定地用斜视眼注视目标来帮助判断手术时机。

双眼内直肌后徙是最常用的手术方式，也可以根据斜视度数大小采用内直肌后徙联合外直肌缩短，当伴有下斜肌功能亢进时，可同时行下斜肌减弱术（详见第五章）。

4. 化学去神经治疗　对不愿接受手术者，给予内直肌注射肉毒杆菌毒素 A 也是一个可行的选择。

第五节　共同性内斜视

一、调节性内斜视

调节与集合之间存在着内在的联动关系，由于增加调节力或异常的高 AC/A 比值（accommodative convergence/accommodative ratio）导致的集合过量所产生的内斜视称作调节性内斜视（accommodative esotropia）。调节性内斜视是共同性内斜视的主要类型，根据内斜视形成过程中调节因素所起的作用不同，临床上可有不同的亚分类及不同的处理方法。

（一）屈光调节性内斜视

【定义】　内斜视完全是由于远视性屈光不正所引起，当对远视性屈光不正给予充分麻痹睫状肌并戴镜矫正后，在各个注视距离和注视方位内斜视都能够得到完全矫正，使眼位保持正位，这种内斜视称为屈光调节性内斜视（图 6-4）。

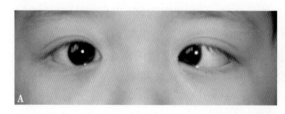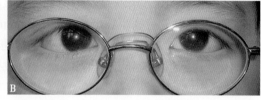

图 6-4　屈光调节性内斜视
A. 裸眼为左眼内斜视　B. 戴屈光矫正眼镜后眼位正位，角膜映光点居于瞳孔中央

【病因及发病机制】　未矫正的远视性屈光不正病人往往通过增加调节使视网膜上的模糊物像变清晰，结果导致过度的调节性集合。此时，如果外展融合（负融合）不足以代偿这部分集合，则发生内斜视。若外展融合足以代偿这部分集合，则可能产生内隐斜视；一些高度远视性屈光不正病人，有时宁愿选择模糊的物像而不去采用过度的调节，因此也可以保持正位。

本型内斜视 AC/A 比值正常。

【临床表现及诊断】

1. 发病年龄　一般在 2～3 岁，因调节与集合反射在这一时期发育旺盛。Haynes 等认为生后 4 个月调节功能可以达到成人水平，因此认为也可以见于 1 岁或 1 岁以下的婴幼儿，这些生后早期发生的调节性内斜视的患儿，发病初期尚可以通过戴镜控制，但由于双眼黄斑融合功能此时尚未发育完善，后期约 50% 的患儿可能会发展为非调节性内斜视，此时与基本型婴儿内斜视很相似。

2. 屈光状态　多为中度远视性屈光不正。因轻度远视眼视近物时动用的调节作用小，产生的集合作用也小，能够被负融合所克服；高度远视眼加强调节作用也很难产生清晰物像，因此常放弃加大调节及调节性集合而不形成内斜视。

3. 睫状肌充分麻痹或戴完全矫正眼镜后眼位获得正位，摘镜后内斜视重新出现。可随年龄增加、调节力的减弱，斜视度减小，甚至消失或成为微小斜视。

4. 斜视度不稳定　斜视可以是逐渐变化的，可能会经过间歇性阶段，有时会主诉视觉疲劳、间歇性复视或近距离工作时喜欢闭上一眼，可逐渐发展为恒定性。也有部分人虽经戴镜矫正，也会转变为部分调节性内斜视。

并且，斜视角度随动用的调节力不同而经常变化，一般看近大于看远，斜视角的变化有时也与病人的全身状况有关，如疲劳等。

5. AC/A 比值正常。

【治疗】

1. 矫正屈光不正　屈光调节性内斜视如果发病前存在正常的双眼单视功能，则经治疗后通常是可以恢复良好的双眼单视功能。

必须在睫状肌充分麻痹下给予客观检影验光，充分暴露隐性远视部分。可以给以 1% 阿托品眼液或眼膏每日 3 次，连续 3～7 天。

远视眼戴镜矫正应以充分矫正远视，最大程度地放松调节及减少调节性集合为原则。配镜处方一般将所验屈光度减去 +0.50～+1.00D，即保留一定的生理性调节，其余屈光度全部矫正。若戴镜后仍有残留内斜视，也可给予全矫眼镜或过矫眼镜处方。但此种眼镜不宜常戴，以 3～4 个月为宜作适当调整，降低眼镜度数，以免引起调节失用，继发集合不足。

初戴全矫或过矫远视眼镜病人可能会主诉戴镜后视物模糊，这种情况下，为了放松调节，使患儿能够逐渐接受戴镜，可以给予短暂的阿托品化或托吡卡胺类滴眼液帮助适应。

戴镜后一般每半年到 1 年进行一次睫状肌麻痹下验光，复查眼位，并根据眼位的需要，适当调整眼镜度数。一次减少眼镜度数不宜太多，+0.50～+1.00D 为好，以保持眼正位或保留小的、无视觉疲劳症状（asthenopic symptom）的内隐斜视为宜。小度数内隐斜视有利于刺激分开融合功能的正常化。随着分开融合功能的增强以及远视度数的减少，病人可以保持眼位正位。虽然随着年龄的增加，远视度数会逐渐减少，但大多数儿童要坚持戴镜至青春期或更久。

如屈光不正为近视者，应在低矫原则下求得最好视力，因较好视力可促进双眼视功能及融合反射的发育，对治疗内斜视有利。

少数病人初戴全矫眼镜时内斜视消失，以后由于不坚持或不及时戴镜而致集合持续增强，内直肌、鼻侧球结膜、Tenon 囊挛缩，即使戴镜后内斜视也不能完全消失，这种情况称作调节性内斜视失代偿或调节性内斜视退行性改变。

2. 缩瞳剂的使用　缩瞳剂可增加周围性调节，反馈性降低中枢性调节。Abraham 建议一些屈光调节性内斜视的病人可以用缩瞳剂替代眼镜，但因为缩瞳剂对眼局部和全身有一定的副作用，一般不主张常规长期使用，除非病人极不合作戴镜或在有限的特殊时段里使用，如假期里海滩度假或经常游泳时使用。

3. 治疗弱视　对斜视眼视力较主导眼视力低 2～3 行者，可给予主导眼光学压抑，如矫正眼镜上贴半透明压抑膜；或主导眼药物压抑，如 1% 阿托品眼膏每日涂眼或联合配戴低矫眼镜。通过以上方法使主导眼远、近视力低于斜视眼，这样可避免双眼视力过度分离加重内斜视。

如斜视眼视力明显低下可给予完全遮盖主导眼，辅以其他视觉训练。遮盖与打开遮盖的时间比例可根据幼儿年龄和斜视眼视力适当调整，并强调定期复查，密切随访。如发现年幼儿出现主导眼视力降低，则打开遮盖，视力应很快恢复。近年的研究认为对轻中度弱

笔记

视采用每日遮盖优势眼 2 小时,重度弱视每日遮盖优势眼 6 小时可获得全天遮盖的同样效果,并且增加了患儿的依从性。

4. 视觉训练　包括脱抑制训练和增强负融合功能训练。

5. 手术治疗　屈光调节性内斜视病人如伴有垂直非共同性斜视,如 A 和 V 型斜视,或伴有明显斜肌功能异常,存在融合功能障碍,此时需要行手术治疗。

少数病人初期戴镜矫正效果很好,慢慢会出现退化,出现戴镜不能矫正的内斜视,此时行双内直肌后徙术利于恢复融合功能。

（二）非屈光调节性内斜视

正常情况下,调节与调节性集合存在一定的比例关系,当一定的调节产生过量的调节性集合运动时所产生的内斜视称作非屈光调节性内斜视,也称高 AC/A 性内斜视或调节性集合过强型内斜视,临床上比较少见。其发病原因与屈光因素无关,是调节与调节性集合的一种异常联动效应。

【临床特征及诊断】

1. 可发生在正视眼,也可发生在远视眼或近视眼,多数为中度远视。

2. 虽然与屈光不正无关,但与异常的调节与调节性集合比值(accommodative convergence/accommodative ratio,AC/A 比值)密切相关,当动用调节时会产生异常高的调节性集合反应,因为近距离注视时所动用的调节大于远距离注视,故这种内斜视的角度在屈光不正充分矫正后视近大于视远,一般超过 $10^{\triangle}$。

3. 发病年龄多在 6 个月～3 岁。

4. 梯度法检查存在高 AC/A 比值,可达 $10^{\triangle}/D$ 以上。

5. 与 V 型内斜视的鉴别:前者是在原在位视近时斜视角度增加,后者无论远近是在向下方注视时斜视角度增加。

【治疗】

1. **首先矫正屈光不正**　在睫状肌麻痹下充分矫正远视性屈光不正,避免因远视欠矫引起的调节性内斜视的干扰。

2. 由于视近时出现的内斜视影响正常双眼视觉的发育,可选用双光镜或渐进多焦点镜抑制视近时过量的调节性集合。双光镜下加光度数一般在 +2.50～+3.00D,或者选择近距离注视时眼位能够正位时的度数。子片的高度既要视近时覆盖瞳孔,又不能超过镜片的视远区。双光镜的最理想效果是在视近、视远时都有双眼视功能,或者是视远时残留的斜视度数小于 $10^{\triangle}$,临床上也可以被接受。

随着分开融合功能的增强以及远视度数、AC/A 比值的减少,病人有保持眼位正位、不需要双光镜的可能,有时还可以通过增加远视度数而减少双光镜的下加度数使患儿逐渐停戴双光镜。

3. 对不配合戴双光镜的儿童可配合使用缩瞳剂,但不宜长期使用。

4. **手术**　主张对上述方法治疗无效时可以考虑采用手术办法矫正,如双眼内直肌后徙或后固定或联合两种术式,使 AC/A 比值减少或正常,减少看近时的斜视度。术后可以不必配戴双光镜,只戴单光镜。手术量的计算有人主张参照近距离的斜视度,不必担心远距离注视时会过矫。

二、部分调节性内斜视

【定义】　斜视不完全是由于调节因素所引起,当远视性屈光不正戴镜充分矫正后内斜度数减少,但仍有残余斜视存在(图 6-5)。

笔记

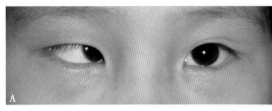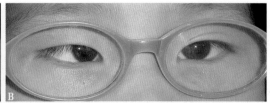

图 6-5　部分调节性内斜视

A. 裸眼右眼内斜视30°　B. 戴远视性屈光矫正眼镜后右眼内斜视15°,斜视度减少,但仍有残余斜视度

【临床特征】

1. 部分调节性内斜视是内斜视中最常见的类型,临床上调节性与非调节性内斜视并非总是单一存在,很多人表现为混合性斜视,即部分为调节性的,部分为非调节性。这种情况尤其多见于婴儿基本型内斜视,发病初期非调节因素起主导作用,慢慢调节因素也成为斜视的形成因素。

2. 要注意的是,部分调节性内斜视其实可能是由于远视性屈光不正没有给予充分矫正所致。因此,在有些先天性内斜视病人,随着年龄的增长可能会出现调节因素的影响,反过来一些调节性内斜视戴镜后正位者,有时也会发展为非调节性内斜视混合存在的情况。

3. 发病年龄常比调节性内斜视为早,多伴有中度远视。

4. 可合并垂直斜视、斜肌功能异常、A-V 型斜视、分离性垂直斜视(dissociated vertical deviation,DVD)等。

5. Fletcher 认为内斜视充分戴镜矫正或用缩瞳剂或戴镜联合应用缩瞳剂后,斜视度数减少 $10^\triangle$ 以上。但残余内斜视度数 $<10^\triangle$ 者,仍可看作是调节性内斜视,残余内斜视度数在 $10^\triangle$ 以上者,方称作部分调节性内斜视。

【治疗】

1. 充分矫正远视性屈光不正,但戴镜只解决调节性内斜视部分,残余的非调节性内斜视部分需手术矫正,术后仍需要戴镜矫正调节性内斜视,这一点应向患儿家长解释清楚。

2. 治疗弱视。

3. 手术矫正残余内斜视　手术的目的仅是解决非调节性内斜视部分,术后仍然需要戴镜矫正调节性内斜视部分,方能保持眼位正位。

三、非调节性内斜视

其也是内斜视的常见类型,约占内斜视的 1/3,与调节因素无关,戴远视眼镜斜视度无改善。根据临床特征,常分为以下几种类型:

(一)基本型内斜视(basic esotropia)

也是一种非调节性共同性内斜视,多在生后 6 个月以后的儿童时期发病,远、近斜视度相等,与远视性屈光不正无明显相关性,AC/A 比值正常。也称作后天性内斜视(acquired esotropia)(图 6-6)。

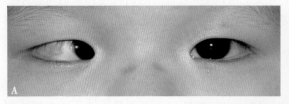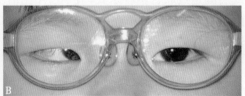

图 6-6　非调节性基本型内斜视

A. 戴屈光矫正眼镜前右眼内斜视约35°　B. 戴镜后斜视度无变化

笔记

【临床特征】

1. 发病时的斜视度通常比婴儿型内斜视小,以后呈逐渐增加趋势,可达 $30^{\triangle}\sim70^{\triangle}$。

2. 病人可以通过外展融合张力控制过度的集合张力,使眼位正位或斜视不显,当受到外来一些因素干扰时斜视方表现出来,如外伤、惊吓、生病、注意力不集中等。

3. 可能会存在中枢神经系统方面的异常,如颅内肿瘤等。

【治疗】 治疗弱视,并尽早手术。因为多在生后 6 个月以后发病,因此在发病前至少 6 个月的期间里存在正常双眼视觉。故其恢复正常双眼视觉的预后好于婴儿型内斜视。

(二)集合过强型内斜视(convergence excess esotropia)

非调节性集合过强型内斜视为屈光状态完全矫正情况下,看近内斜视角度大于看远内斜视角度(至少 $15^{\triangle}$),且 AC/A 正常。患儿常在 2~3 岁时出现内斜视,也有少数在生后早期即发病。临床特征为视远时正位或内隐斜或小角度内斜视,视近时内斜视角度增大,视近内斜角度通常为 $20^{\triangle}\sim40^{\triangle}$。测量 AC/A 时需应用梯度法,测量透镜诱导的与调节相关的斜视角度差别来计算 AC/A 比值。AC/A 可为正常,或较正常值略低,显然该类型的内斜视是由于集合因素过强而与调节无关。若用隐斜法测量 AC/A,因是通过比较看远与看近斜视角度差别来计算 AC/A 比值,则很可能会误诊为高 AC/A 的内斜视,给病人配戴双光镜,但双光镜或缩瞳剂治疗对这类病人无效。治疗方式需考虑双眼内直肌的减弱术或联合内直肌的后固定术。

(三)分开不足型内斜视(divergence insufficient esotropia)

【临床表现】 此类斜视比较少见,病因不明,可能与近视有关,认为病人以视近物为主,外展融合不足,久之外直肌功能减弱所致。内斜视以看远明显,看近可正位或小角度内斜视,但水平或垂直各方向注视时斜视度不变,双眼视力多相等。

【治疗】 以手术治疗为主,可行双眼外直肌加强术,对视远内斜视角度 $<10^{\triangle}$ 者还可考虑给予基底向外的三棱镜,以获得舒适的双眼单视功能为目的。

四、急性共同性内斜视

急性共同性内斜视(acute comitant esotropia,ACE)是一种呈急性发作的后天获得性内斜视,当斜视发作时病人可立即感觉到复视。

【病因及发病机制】 人为阻断双眼融合功能是急性内斜视的常见诱因,如外伤手术、弱视或其他眼病治疗时遮盖一眼,尤其易发生于那些存在远视性屈光不正而又未给予矫正的人。

有一种急性内斜视与单眼遮盖、阻断融合无关,患病、身体虚弱、精神紧张等多为诱因。可有无症状的内隐斜视和小的调节幅度,在上述诱因作用下,小的调节幅度不足以维持眼正位而发生急性内斜视。

还有一种神经源性急性内斜视,很少见,常有眼球震颤,可合并有 Arnold-Chiari 畸形、脑积水、脑肿瘤等异常。因此,对急性内斜视者,病因上除考虑是否存在融合阻断或调节、内隐斜视失代偿、麻痹等因素外,要注意排查中枢神经系统的异常。

【临床表现及诊断】 发病突然,可为间歇性或恒定性内斜视;伴有同侧水平复视,眼球各方向运动良好,斜视角各方向相等,无眼外肌麻痹体征;可具有一定的双眼视功能。

还需仔细检查评估眼的运动功能,排除麻痹因素的存在。单侧或双侧展神经不全麻痹有时是中枢神经系统疾病的第一表现,这种内斜视一般视远斜视度大于视近斜视度,有时很快发生麻痹泛化,呈共同性扩散改变,甚至很难发现麻痹因素。因此,对突然发生的急性复视、急性内斜视一定注意排查神经肌肉系统的异常。

【治疗】

1. 矫正屈光不正,尤其对那些存在远视性屈光不正而又未给予矫正的人进行遮盖一眼

笔记

时要谨慎。一些人通过戴镜或融合功能恢复后斜视可以得到控制或自行消失，一部分人仍需要手术矫正。

2. 对小于 5 岁的儿童在戴镜观察几个月后，斜视仍不能好转者，应尽早手术，避免形成抑制或弱视。视觉发育成熟的大龄儿童或成人可以根据需要适当择期手术。

【预后】　大多数病人内斜视发作前存在正常的双眼视觉，因此，通过戴镜、手术治疗或配戴三棱镜可以恢复良好的双眼单视功能。

五、周期性内斜视

周期性内斜视（cyclic esotropia）比较少见，约占斜视病人的 1/3000～1/5000。病因机制不明，可能与机体生物钟现象障碍或融合机制失调有关。

【临床特征】　呈大角度内斜视，突然发病，发热、惊吓、外伤等可为其诱因。斜视呈有规律的间歇性发作，一般为隔日斜（48 小时为一周期），少数也可以三日斜（72 小时）或 96 小时为一周期，也可逐渐变为恒定性内斜视。眼球运动正常。戴镜对斜视角度无影响。斜视日缺乏融合和双眼视觉功能，因此没有复视，非斜视日融合和双眼视觉功能又明显改善，但大龄儿童由于不会形成抑制，症状往往比较明显。

【治疗】　因此类斜视与调节因素无关，戴镜不能矫正眼位，故以手术治疗为主。手术时机以发病后观察 6 个月左右为宜，或转变为恒定性内斜视后。手术量的设计可根据斜视日的斜视度来计算。

六、微内斜视

微内斜视（micro-esotropia）是微小斜视（microstrabismus or microtropia）的常见类型，临床常规检查方法很难发现眼位偏斜，遮盖试验也不易发现斜视眼的微小注视移位而易导致漏诊、误诊。

【定义】　一般是指小于 5°～7°（或 $10^\triangle$～$15^\triangle$）的内斜视，也有学者将其称作单眼注视综合征。

【检查方法】

1. $4^\triangle$ BO 试验　是一种检查微小内斜视的快速、有效的简易方法，用来判断黄斑中心凹有无抑制存在。

方法：令病人双眼同时注视 33cm 处光源，于一眼前加基底向外的 $4^\triangle$ 三棱镜，观察放置三棱镜后的眼球运动。

正常情况下，双眼黄斑中心凹无抑制，放置基底向外 $4^\triangle$ 三棱镜的眼会出现一个小的、向内的运动，根据 Hering 法则，未加三棱镜的眼会同时出现一个小的、向外的伴随运动，此时加三棱镜的眼仍为黄斑中心凹注视，而未加三棱镜的眼则为黄斑中心凹旁注视，视网膜对应异常，产生复视，为克服复视，未加三棱镜的眼会立即出现一个小的、向内的矫正性融像运动。

如果放置三棱镜的眼开始时无微内转运动，说明该眼存在黄斑中心凹抑制；若该眼有微内转运动，而未加三棱镜的眼伴随性外转后无矫正性融像内转运动，则说明未加三棱镜的眼存在黄斑中心凹抑制。

2. Bagolini 线状镜试验　正常情况下，双眼通过线状镜注视光源时可以看到两线相交，光点位于中心交点上，当患眼存在黄斑中心凹抑制时所注视的线条有中断现象。

【临床表现及诊断】　外观斜视不明显，角膜映光点居中或小角度斜视，斜视角度小于 5°～7°（或 $10^\triangle$～$15^\triangle$），单眼弱视，患眼多为旁中心注视，$4^\triangle$ BO 试验或 Bagolini 线状镜试验可发现黄斑中心凹抑制暗点，可存在周边融合、粗略立体视觉、和谐异常视网膜对应。

笔记

常伴有较高的屈光参差发生率,Helveston 和 von Noorden 提出了微小斜视存在知觉功能的异常,认为其他类型斜视的抑制是继发于运动的异常,而微小斜视则可以继发于婴儿早期未矫正的屈光参差引起的中心凹暗点,生后早期固视反射尚未发育完善,中心凹功能退化,视网膜中心凹周围神经元兴奋性增强,功能超过中心凹,逐渐发展成单眼注视时以此旁中心注视点注视,双眼注视时形成异常视网膜对应状态。

也常见于斜视矫正术后。

对于没有明显斜视或斜视病史、无明显的屈光不正或屈光参差的人存在单眼视力低下诊断微小斜视要谨慎,注意排除神经眼科方面的异常。

【治疗】 对于弱视程度较重、旁中心注视的大龄儿童或成人,可以不给予治疗,这些病人往往存在一定的双眼视觉和较好的周边融合幅度,无任何不适症状。

对于 6 岁左右儿童可以尝试治疗弱视,充分矫正屈光不正,遮盖注视眼,弱视眼脱抑制训练,有些人通过积极的治疗,弱视眼的注视性质可由不稳定的旁中心注视转变为稳定的中心注视,视力和立体视觉都可以恢复到正常或接近正常水平,微小斜视甚至可以消失。

第六节　非共同性内斜视

一、展神经麻痹

【病因】 可分为先天性或后天性展神经麻痹[sixth nerve(abducent)paralysis],先天性者可因神经肌肉发育不良、缺如或为产伤所致;后天性者因解剖学原因,展神经在颅内走行径路最长,以及眶外壁较短,外直肌易暴露,因此神经肌肉易受颅内炎症、肿瘤、外伤、出血等因素的影响致病。

【临床特征】

1. 患眼内斜视,单眼多见。

2. 第二斜视角(患眼注视)>第一斜视角(健眼注视)。

3. 患眼外转运动受限,完全麻痹者患眼外转不能到达中线。

4. 双眼向各方向运动时斜视角度不等,向麻痹肌(外直肌)作用方向运动时内斜视明显。

5. 代偿头位为面向患侧转,眼向健侧注视。

6. 先天性者复视不明显,多伴有患眼弱视;后天性者复视明显,红玻璃试验为水平同侧复视。

【治疗】 先天性展神经麻痹的治疗以手术为主,原则上诊断一经明确即应尽早手术,以利双眼视功能的恢复,也避免过晚手术导致眼外肌的继发改变。术式上,完全麻痹者可选用患眼内直肌后徙和 Jensen 直肌连接术或上直肌转位术,部分麻痹者可选用超长内直肌后徙联合外直肌缩短术,后者可能继发术眼内转运动部分受限。但为了确保功能视野(正前方及下方视野)内获得正位及双眼单视功能,必要时可牺牲其他视野的注视功能。术前如有弱视,应积极治疗弱视。

后天性展神经麻痹的治疗包括:

1. 针对病因治疗原发病。

2. 药物治疗 主要是支持疗法,给予扩血管、B 族维生素类、能量合剂等药物,麻痹早期还可以给予激素治疗,可以口服或颞侧皮下局部注射。

还可以采用化学去神经疗法,即在麻痹早期给予内直肌肌内注射小剂量肉毒杆菌毒素A,可放松拮抗肌,预防拮抗肌挛缩,可使眼球正位,有时需要反复多次注射。

3. 若复视症状明显,影响日常生活,可遮盖一眼,为促进外直肌收缩、减少内直肌挛缩可遮盖健眼，强迫麻痹眼注视。对斜视程度轻者可配戴三棱镜缓解正前方的复视症状。

4. 对经过以上治疗观察 6 个月病情无改善、斜视度稳定者，可考虑手术治疗。如双眼视功能受影响、退化，有异常视网膜对应时，或拮抗肌有明显挛缩时，可提前手术。手术方式与先天性展神经麻痹相同。

二、特殊类型内斜视

（一）甲状腺相关眼病

甲状腺相关眼病（thyroid associated ophthalmopathy，TAO）是一种与甲状腺疾病相关的以器官特异性自身免疫反应为主的多因素参与的炎性眼部异常。

该病又称为 Graves 病或 Graves 眼病（Graves disease / Graves ophthalmopathy），约 85% 的病人有甲状腺功能亢进表现，称为 Graves 病眼型；10% 的病人甲状腺功能正常或轻度异常；无甲状腺功能亢进表现者，被称为眼型 Graves 病。

关于本病的发病机制，目前尚不十分清楚。以往认为与下丘脑功能紊乱有关，是一种与丘脑下部 - 垂体 - 甲状腺轴相关的眼病。近年研究进一步表明，该病与器官特异性自身免疫功能紊乱有关，是一种表现为双眼眶内炎症的一种自身免疫性疾病。

其病理改变主要是眼眶结缔组织、脂肪组织、眼外肌及间质组织的炎性改变，包括肌纤维间和肌束间纤维结缔组织增生、纤维化、肌纤维增粗、变性、失去弹性，组织间黏多糖类物质积聚、淋巴细胞浸润、组织水肿、粘连等。

【临床特征】

1. 占眼眶疾病发病率的首位，约 20%～50%。

2. 青年至老年均可发病，其中 Graves 病眼型者多为中青年女性，男：女为 1：2.5，眼型 Graves 病者无明显性别差异。

3. 约 80%～90% 的病人有甲状腺功能亢进表现，多为双侧；10%～20% 的病人甲状腺功能正常或轻度异常，多为单侧；原发性甲状腺功能减退者比较少见。

4. 由于血液中甲状腺激素水平增加，交感神经兴奋性增强，Müller 肌受到过度刺激，以及上睑提肌纤维增粗、肥大、变性、纤维结缔组织增生、炎性细胞浸润，导致上睑退缩（Dalrymple 征）和上睑迟落（von Graefe 征），眼呈凝视状，重者呈脱臼状。

5. 眼轮匝肌肌纤维肥大、变性，肌纤维间黏多糖类物质堆积、液体潴留、肿胀，眼睑肿胀及瞬目减少。

6. 眼外肌受累，肌肉肥大、炎性浸润、纤维硬化以及肌肉力量不足，导致眼球运动障碍，运动受限主要是限制性肌性病变所致，而非肌肉麻痹。有报道肌肉受累顺序依次为下直肌 60%、内直肌 50%、上直肌 40%、外直肌 22%。可多条肌肉同时受累，但斜肌很少累及。发病初期临床常表现为眼球向下移位，上转困难，当累及内直肌时可出现内斜视伴内转障碍，集合无能，阅读困难等。牵拉试验阳性。常主诉有复视。

7. 由于肌肉肥大，体积增加，眶内软组织炎性浸润水肿，致眶内容增加，眶内压升高，导致结膜充血、结膜及眶周水肿、眼球突出、眼压增高、视神经受累、暴露性角膜炎等。

8. CT，MRI，超声波等影像学改变，详见第四章第六节。

【治疗】

治疗包括：对症治疗、原发病治疗和手术治疗。

斜视手术时机：甲状腺功能正常且病情稳定 3 个月到半年，或在眼部病变的后期或静止期，即出现限制性斜视时。

手术目的：解决斜视和头位，消除正前方和前下方复视，很难消除各个方位复视。

手术方式：首选受累肌的后退术，不做拮抗肌的缩短术。

笔记

手术特点：难以定量，难以预测，后退量大于常规手术量，易回退，可适当过矫。
（详见第十一章第五节）

（二）高度近视性内斜视

内斜视合并近视在斜视人群中占有一定比例，这种斜视可以分为两种类型：

1. 内斜视合并中低度近视　临床表现与远视眼或正视眼内斜视无差别，认为与近视眼的远点在眼前有限距离，日常习惯近距离视物，久之集合痉挛，甚至视远时也不放松有关。

2. 内斜视合并高度近视　近视程度往往在 −15.00D 以上，中老年多见，内斜视病情进展缓慢，双眼先后发病，程度不等，重者双眼可呈极度内斜位，不能外转，甚至上下转也受限，牵拉试验各方运动均有阻力，呈固定性内斜视状。手术中可见内直肌、筋膜囊、球结膜挛缩，眼外肌肌肉呈变性样改变，脆弱易断，上直肌肌腹向内直肌方向移位，外直肌肌腹向下直肌方向移位。病因不明确，Hugonier 认为与眼外肌肌病有关；近年的眼外肌影像学及解剖学研究发现内斜视合并高度近视的病人存在上直肌和外直肌的异位以及颞上象限 pulley 带的异常，高度近视眼由于眼球变长超越肌锥的正常限度，致眼球赤道后部在颞上象限与肌圆锥脱离，并由于急剧扩张的眼球后部使内直肌拉紧，且使外直肌和上直肌位置错位造成矢量力的改变，增大的眼球的后极部错位至颞上象限。这些改变导致眼外肌走行路径的改变及肌肉结构的退行性改变，上直肌向鼻侧移位导致机械性内收，眼球外展受限，外直肌向下方移位导致机械性下转，眼球上转受限，从而引起进行性的限制性大角度内下斜视。有学者将其称为重眼综合征（heavy eye syndrome）（图6-7）。

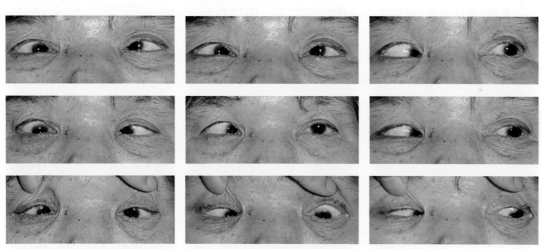

图6-7　高度近视性内斜视（右眼）
右眼原在位眼位呈极度内斜位，外转及上下转均受限

治疗上以手术治疗为主。对于内斜视合并中低度近视者，可采用内斜视的常规术式。对于高度近视性内斜视标准者，后徙-缩短手术一般无效，而且外直肌的缩短术可能会加重肌肉的移位。自从 Krizok 等人描述了肌肉走行改变后，2001 年由 Yokoyama 提出了 Loop myopexy 技术，Yokoyama 术式可以重整肌肉的走行，是在上直肌和外直肌接近肌腹处形成肌肉"弹弓"支持眼球，运用不可吸收缝线在赤道部调整外直肌和上直肌的位置，重建物理性眼肌平面，并将增长的眼球推回肌锥。术后显示外展、上转和集合有改善，内斜视可以得到很好矫正。手术同时可行内直肌超长后徙或完全断腱，球结膜后退。

也可以采用眶缘固定术治疗高度近视性内斜视，是将不吸收缝线将眼球固定在眶缘骨膜上，也可以获得较理想的矫正效果。

（三）眶内壁骨折（ medial orbital wall fracture ）

眶内壁骨折属于爆裂性眼眶骨折（blowout fracture of the orbit）的一种。

笔记

爆裂性眼眶骨折又称爆裂性眶底骨折，是指眼眶前部在一暴力突然作用下，眶内压急剧增高，导致眶壁薄弱之处发生骨折，并可使眶内软组织如眶脂肪、下直肌和（或）下斜肌、内直肌嵌顿在骨折处或陷入鼻窦腔内。眼内组织由于眼球周围的脂肪组织保护，一般不受损。

有报道，在眼外伤病人中眶壁骨折约占 7%，其中常见为眶下壁骨折，其次为眶内壁纸样板骨折。当眶下壁或内壁有软组织嵌夹时，眼球向上或外运动受限，牵拉有阻力，可伴有垂直或水平斜视。

（详见第十一章第八节）

（四）Duane 眼球后退综合征（Duane retraction syndrome, DRS）Ⅰ型

Duane 眼球后退综合征是一种先天性眼球运动障碍性疾病，属于先天性脑神经异常支配性眼病（congenital cranial dysinnervation disorders, CCDDs）的一种类型。近年的分子遗传学及神经影像学研究表明 CN6 核的发育缺陷是 DRS 的致病原因，展神经核发育不良或缺如，外直肌存在动眼神经的异常矛盾神经支配。

【临床特征】　临床上主要表现为眼球内转、或外转、或内外转均受限，当患眼内转时眼球后退，睑裂缩小，常伴有眼球内转时急速上转（上射，up-shoot）或下转（下射，down-shoot）、代偿头位和 A-V 征，也可伴有其他眼部或全身异常，如虹膜异色、脉络膜缺损、鳄鱼泪、听力下降、肢体畸形等。

根据眼球运动受限的不同，常作如下临床分型：

Ⅰ型：外转受限，内转正常或接近正常，第一眼位内斜视或正位，左眼多见。

Ⅱ型：内转受限，外转正常或接近正常，第一眼位多为外斜视。

Ⅲ型：内外转均受限，第一眼位多为正位。

其中 DRS Ⅰ型，常伴内斜视，儿童生后早期发现，注意与先天性内斜视伴假性外转麻痹相鉴别，可通过娃娃头试验或被动牵拉试验进行诊断（图 6-8）。

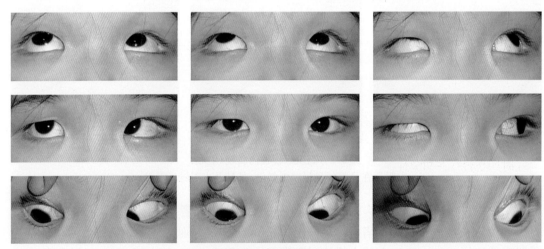

图 6-8　Duane 眼球后退综合征（右眼）
右眼外转受限，内转时眼球后退，睑裂缩小，眼球内转时伴急速上转（上射）

【治疗】　治疗原则：首先应矫正屈光不正和治疗弱视，对于伴有斜视、代偿头位、内转伴有明显上射或下射运动及眼球后退者可考虑尽早手术。

（详见第十一章第四节）

（五）Möbius 综合征

Möbius 综合征也是一种先天性眼球运动障碍性疾病，属于 CCDDs 的一种类型。为第Ⅵ、Ⅶ、Ⅻ对脑神经先天发育异常所致，多为双侧，表现为展神经缺如，双眼外直肌发育不

笔记

良,眼球外转运动障碍,内斜视,外转不过中线,面神经麻痹,面无表情,鼻唇沟浅,可合并有舌和(或)咽的功能异常、发音不清、吞咽困难及牙齿缺失、四肢畸形等(图6-9)。

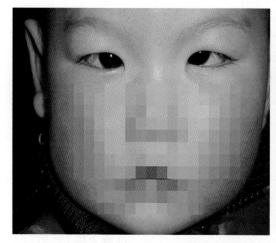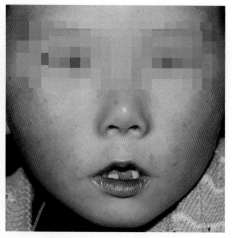

图6-9 Möbius综合征(双眼)
原在位双眼交叉内斜视,外转运动障碍,伴面神经麻痹,鼻唇沟变浅

治疗上给予矫正屈光不正及治疗弱视,并尽早手术,恢复眼球正位,促进双眼视功能的发育。

(详见第十一章第四节)

第七节 继发性内斜视

一、知觉性内斜视

知觉性内斜视(sensory esotropia)是指婴幼儿时期,因屈光参差、外伤、角膜混浊、先天性白内障、黄斑病变、视神经萎缩等病因导致一眼或双眼视力严重下降,知觉性融合功能障碍而引起的内斜视。

知觉性内斜视为共同性斜视,但由于内直肌、球结膜、筋膜囊的挛缩,可存在外展受限、内转过度、被动牵拉试验阳性,注意排除麻痹因素。

尽管斜视往往是病人就诊的第一临床主诉,但对一眼视力低下的内斜视一定要考虑到婴幼儿时期是否存在知觉性因素的影响,对知觉因素引起的视力低下注意要与斜视性弱视鉴别。

治疗上首先考虑积极治疗原发病,如白内障、角膜白斑、屈光参差、眼外伤等,争取提高视功能。对不能提高视功能者,可从美观、儿童心理发育需要角度出发,适时行斜视矫正术。为避免年长后继发外斜视,多主张手术欠矫$10^{\triangle}\sim15^{\triangle}$为宜。

二、手术后的内斜视

手术后的内斜视(surgical esotropia)见于外斜视手术术后出现的内斜视,又称连续性内斜视(consecutive esotropia)。

因其常可自发改善,故主张可观察几个月而不急于马上手术,可以给予基底向外棱镜、正透镜或缩瞳剂、交替遮盖治疗以及双眼视觉训练;对于斜视角度大(>$15^{\triangle}$)或复视症状明显,观察3~6个月无改善者可以考虑手术治疗。

但若出现大角度内斜视、外展受限,怀疑外直肌肌肉滑脱时,则需要及时探查、将外直肌原位缝合,如不能找到肌肉可行肌肉移植术。

笔记

知识拓展

眼球震颤阻滞综合征

　　由于集合可阻滞或减轻眼球震颤，因此先天性眼球震颤患儿常合并有内斜视，这种斜视类型称为眼球震颤阻滞综合征，临床典型表现为眼球处于内转位时，眼球震颤减轻或消失，眼球外转时，眼震加重。病人常有明显的代偿头位，面转向内转眼的一侧，而使注视眼维持在内转位。先天性内斜视病人也可同时合并眼球震颤，常为显—隐性眼球震颤，眼震多为小幅度的，内斜视的角度与眼球震颤的幅度无关，且注视眼朝向正前方。两者应注意鉴别。

小　结

　　内斜视根据发病年龄可分为先天性和后天性内斜视，生后 6 个月内出现的内斜视称为先天性或婴儿型内斜视，临床诊断需注意与知觉性内斜视或其他在生后早期即出现的内斜视相鉴别（如眼震阻滞综合征、展神经麻痹、Duane 综合征、Möbius 综合征等），治疗上首先应矫正屈光不正、治疗弱视，在诊断明确、检查结果可靠的前提下尽早手术。对于后天性共同性内斜视，应明确斜视类型与屈光和调节的关系，根据内斜与调节的关系，又可分为调节性内斜视（包括屈光调节性内斜视、高 AC/A 型内斜视和部分调节性内斜视）和非调节性内斜视。调节性内斜视病人应在睫状肌充分麻痹的状态下进行屈光度检查，规范、严格戴镜 3～6 个月后再考虑手术。非调节性内斜视根据远近斜视角度不同可再分为基本型、集合过强型和分开不足型，治疗以手术为主。非共同性内斜视首先应了解病因治疗原发病，斜视角度稳定 4～6 个月后可考虑手术，手术目的为改善正前方眼位、复视和减少非共同性。

（亢晓丽）

6-1
二维码 6-1
扫一扫, 测一测

笔记

第七章

外斜视

本章学习要点

- 掌握：常见外斜视的诊断和治疗原则。
- 熟悉：外隐斜视、间歇性外斜视、恒定性外斜视的治疗方法。
- 了解：眼球后退综合征引起的斜视、集合不足和集合麻痹的临床特点。

关键词 外斜视 间歇性外斜视 集合 正位视觉

第一节 概 述

外斜视（exotropia）指显性或隐性双眼视轴分离，由于融合功能的差异，表现为外隐斜视、间歇性外斜视及显性外斜视。外斜视的确切发病原因和发病机制尚未完全清楚，目前多认为眼眶解剖和机械因素与外斜视的发生有关，如眼眶的方向、大小、形状、瞳距、眼眶组织的形态和物理性质等。此外，异常神经支配导致集合（convergence）与分开（divergence）功能之间的平衡失调、遗传因素均与外斜视的发生有关。

根据外斜视发生、发展的规律，临床通常将外斜视的发病过程分为四期：

第一期：视远外隐斜视，视近正位。该期属于正常范围，此阶段病人并无任何症状。

第二期：视远出现间歇性外斜视，视近时正位或外隐斜视。病人多在精神不集中、疲劳、视远时出现间歇性外斜视。由于此阶段尚未形成抑制性暗点，病人多有复视。临床可见病人在阳光下喜眯一眼以避免复视和混淆的干扰。

第三期：视远外斜视，视近时出现外隐斜视或间歇性外斜视。由于视远时呈恒定性外斜视，病人通过抑制性暗点避免复视和混淆。鉴于外斜视已影响看远的双眼视功能，此时应尽早处理以维持病人视近的正常双眼视功能、恢复视远的双眼视功能。

第四期：视近或视远均出现外斜视。由于抑制性暗点牢固建立，此期应尽快手术处理，以挽救病人的双眼视功能。

由此可见，不同时期外斜视对双眼视功能的影响各不相同，临床应仔细检查，科学分析，合理选择治疗方案。

第二节 假性外斜视

假性外斜视（pseudoexotropia）病人外观表现为外斜视，而双眼角膜映光点对称，通过交替遮盖试验可与外斜视相鉴别。

假性外斜视多见于瞳距过宽、眼眶距离过宽、正 Kappa 角过大等情况。

笔记

Kappa 角为视轴与瞳孔中心线所形成的夹角。通常情况下，Kappa 角很小，角膜映光点位于瞳孔中央部位。若角膜映光点向瞳孔鼻侧移位，为正 Kappa 角，看上去眼球向外偏斜，会造成外斜的假象。

第三节　外 隐 斜 视

【定义】　外隐斜视（exophoria）是一种潜在的眼位向外偏斜，但可通过正常的融合功能控制两眼视轴平行，保持双眼单视功能。又称隐性外斜视，它是一种潜在性斜视，当融合功能失去控制作用，两眼处于间歇性或经常性向外偏斜状态时称为显性外斜视。外隐斜视与显性外斜视之间并无绝对的界限，二者只是数量的差异，表现为向外偏斜的程度与病人通过融合反射代偿偏斜所表现出的积极性有关。多数显性外斜视病例由外隐斜视发展而来。

【病因】

1. 解剖因素　眼外肌附着点和走行异常，以及外直肌节制韧带过强、外直肌和下直肌肌间膜的异常联系和增厚导致外隐斜视。

2. 调节因素　未经矫正的近视由于近距离不使用调节常引起外隐斜视。双眼屈光参差由于经常使用屈光度较低的眼影响双眼融合功能也易导致外隐斜视。此外，高度远视即便尽力使用调节仍视物不清，则可能放弃调节导致外隐斜视。

3. 神经因素　多数学者认为大脑存在集合中枢，各种异常因素导致集合中枢张力减弱，集合功能不足引起外隐斜视。

【临床特征】　外隐斜视引发症状的原因多由内直肌及其协同肌持久紧张，企图采用过多融合机能控制双眼视线平行产生疲劳所致。Von Grafe 和 Donders 把这种疲劳称为肌性视疲劳，取决于眼外肌失衡的程度及克服失衡所需的融合力量，大多数症状在闭上一眼后解除。不同个体之间的症状不同，同一个体不同时间所表现的症状也不尽相同。身体虚弱、工作疲劳、学习紧张及精神异常等均可引起并加重外隐斜视，从而引起临床症状。

1. 阅读和书写不能持久，稍久后即感字迹模糊、重影和串行，病人闭眼休息后方能继续阅读，但症状反复出现。

2. 近距离工作稍久有头痛、眶周酸痛或球后疼痛感，部分病人自觉上睑沉重，似有上睑粘着眼球之感，可伴有睑缘炎及慢性结膜炎。

【分型】

1. 分开过强型外隐斜视　指视远的外隐斜视度大于视近的外隐斜视度，病人 AC/A 比值较高，多见于近视病人及调节力减弱的老视眼。

2. 集合不足型外隐斜视　指视近的外隐斜视度大于视远的外隐斜视度，病人 AC/A 比值较低，多见于未矫正的屈光不正病人。

3. 基本型外隐斜视　指视近、视远的斜视度大致相同，病人 AC/A 比值多为正常。

【治疗】　外隐斜视病人若未出现视疲劳症状，多不需特殊处理。伴有全身衰弱的慢性病病人，应注意恢复其全身健康，随着集合强度改善，所伴随症状将有所减轻。若病人症状严重，则应及时处理。外隐斜视的治疗效果在所有隐斜视中最为满意，因为可以通过集合来减弱隐斜，而集合神经冲动较其他融合神经冲动都强。

1. 矫正屈光不正　首先应作麻痹睫状肌验光，若合并近视应给予完全矫正以加强调节；如为远视应作低度矫正或不予矫正；如为散光，无论是近视散光、远视散光或混合散光，均应完全矫正，通过提高视力，增进融合性集合。

2. 三棱镜　适用于患外隐斜视的老年人，在给以双焦镜片的基础上，适当加用底向内的三棱镜。通常三棱镜度数不应超过其隐斜视度数的 1/3～1/4，临床以能解除症状的最小

笔记

三棱镜度为限，三棱镜度数过大有可能使外隐斜视发展成显性外斜视。

3. 正位视训练

（1）集合近点训练：适用于集合不足导致的外隐斜视，通过集合训练增加病人的自主集合功能缓解症状。最简单的方法为笔尖训练，即将一铅笔或其他目标置于眼中线稍偏下方一点，距眼约一臂距离远处。两眼同时注视此目标，然后将其慢慢由远移近，直至看成双影再退回远处。如此反复训练，每日2～3次，每次5～15分钟。

（2）融合训练：使用同视机融合画片，嘱病人移动同视机手柄使物像融合，然后使其分离再次融合，如此反复训练，提高融合性集合功能。

（3）三棱镜训练：使用带文字或图案的调节视标，两眼同时注视此目标，将底向外三棱镜置于一眼前，由低度数开始逐渐增加度数直至出现复视，如此反复训练，提高融合性集合功能。

4. 手术治疗

（1）手术适应证：非手术治疗无效，视近、视远外隐斜度均大于 15$^{\triangle}$，症状严重者可以手术治疗。对于视近正位，视远外隐斜者无需手术治疗。而视近外隐斜，视远正位者手术需谨慎，病人术后可能视近症状消失，视远时出现同侧复视。

（2）手术方法：若外隐斜度视远大于视近，则行双眼外直肌后徙术。若外隐斜度视近大于视远，可行双眼内直肌缩短术。外直肌每后退 1mm 约可矫正 3$^{\triangle}$～4$^{\triangle}$，内直肌每缩短 1mm 约可矫正 3$^{\triangle}$～5$^{\triangle}$。

第四节　先天性外斜视

【定义】　先天性外斜视（congenital exotropia）是生后 1 年内发生的大角度恒定性外斜视，临床上较先天性内斜视少见。

【发病原因】　先天性外斜视的病因至今尚不明确，大约有 67% 的先天性外斜视同时伴有眼部或全身疾病如脑瘫、发育迟缓、癫痫等，必须详细了解病人的生长发育史。

【临床表现】　先天性外斜视的临床特点包括：发病早，外斜度数大，且随年龄增长外斜度数可以增大。外斜视多呈交替性，眼球运动正常，但可合并异常头位（图7-1）。部分病人同时伴有 DVD、A-V 综合征、斜肌功能亢进等。屈光状态多为轻度屈光不正，多数病例伴有弱视。由于外斜视发生在生后早期，双眼视功能尚未正常建立，患儿多无正常双眼视功能。

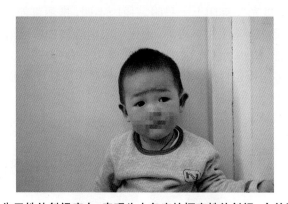

图 7-1　先天性外斜视病人，表现为大角度的恒定性外斜视，合并异常头位

【治疗】　先天性外斜视一经诊断应首先排除是否合并全身或眼部其他异常，其次麻痹睫状肌验光，矫正屈光不正并治疗弱视，通常在双眼交替注视后再考虑手术治疗。

先天性外斜视应早期手术，通常在 12～18 个月手术，手术预后与婴儿型内斜视相似。早期手术可能导致单眼固视综合征，即便推迟手术，也极少有病人能建立双眼视功能。如

笔记

果斜视角不稳定，手术可以推迟至 18～24 个月进行。若在 2 岁后手术，则几无可能建立双眼视功能。

手术设计多采用双眼外直肌后徙术或双眼外直肌后徙联合内直肌缩短术。鉴于先天性外斜视发病早，术后病人都难以获得正常双眼视功能，仅部分病人术后可能获得眼位正位和粗略的立体视功能。

第五节　间歇性外斜视

【定义】　间歇性外斜视（intermittent exotropia）是介于外隐斜视和恒定性外斜视之间的一种过渡型斜视，病人仅能间歇性通过融合机制控制眼位正位，在精神不集中、疲劳或长时间近距离阅读后出现显性外斜视。

间歇性外斜视是最为常见的外斜视类型，外斜视在人群中的患病率约 1%，其中 50%～90% 为间歇性外斜视。

【发病原因】　主要与集合和分开功能之间平衡失调、集合功能不足以及融合功能低下有关。

【临床表现】

1. 发病年龄较早，2 岁前发病占 25.8%～34.5%，平均发病年龄 4～5 岁。1 岁以内发病的间歇性外斜视需与两类斜视进行鉴别。第一类为 1～2 月大的婴儿常间歇性出现的斜视，这类斜视多自行消失，第二类为恒定性婴儿型外斜视（先天性外斜视）（见本章第四节）。

2. 斜视度不稳定，眼位随注视距离、注意力强弱、病人精神状态在正位与显性外斜视之间变动。当病人视近处时、注意力集中时眼位正常；而视远处时、疲劳及注意力不集中时或遮盖一眼人为打破融合时表现为显性外斜视（图 7-2）。特别注意有一种特殊类型间歇性外斜视，即：间歇性外斜视合并调节性内斜视常表现为反向斜视，病人视近时出现内斜视，视远时出现外斜视，当调节性内斜视纠正后多表现为外斜视。

3. 多呈交替性斜视，单眼视力多正常。眼球正位时有正常的视网膜对应和良好的双眼视功能。

4. 间歇性外斜视很少发生弱视，多数病人有近立体视觉。由于外斜视多发生于视远时，病人看近的立体视觉得以保持正常。

5. 10 岁以下的儿童，眼位偏斜时可通过抑制来消除复视，故无复视症状。

6. 在户外强光下"畏光"，喜闭上一只眼。原因不明，推测可能是强光刺激导致融合功能障碍，视远时出现外斜视，双眼视被破坏，通过闭眼消除复视和混淆的影响。

7. 常合并垂直斜视、斜肌功能亢进、A-V 综合征以及 DVD 等。

8. 间歇性外斜视多向恒定性外斜视进展，主要表现为更轻度的疲劳即引起显性外斜视、且显性斜视持续时间更长。

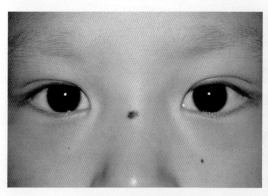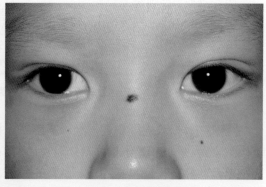

图 7-2　间歇性外斜视病人，角膜映光为正位，但遮盖一眼后，呈显性外斜视

笔记

【控制能力的评估】 对间歇性外斜视的评估,除了病史和体征外,还需了解病人对眼位的控制能力,根据控制能力的强弱,分为:

控制良好:显性斜视仅在交替遮盖打破融合后出现,无需眨眼或重新注视即可恢复正位。

控制一般:交替遮盖打破融合后出现显性斜视,需眨眼或重新注视才能恢复正位。

控制差:自发出现显性外斜视,且显性斜视持续一段时间。

此外,还可以用 Newcastle Control Score 定量评估间歇性外斜视病人的控制能力。

【分型】 根据视远、视近斜视度不同分为四种类型。

1. 基本型 视远和视近斜视度大致相等,AC/A 比值正常。

2. 假性分开过强型 初次检查时视远较视近斜视度大,但当单眼遮盖 1 小时或双眼配戴 +3D 球镜后,视远和视近斜视度大致相等。

3. 真性分开过强型 初次检查时视远较视近斜视度大,单眼遮盖 1 小时或双眼配戴 +3D 球镜后,视远斜视度仍大于视近,AC/A 值高于正常。

4. 集合不足型 视近较视远斜视度大。此类型原因可能为低 AC/A,也可能由融合性集合幅度过小导致。

【治疗】

1. 矫正屈光不正 矫正屈光不正提高视网膜成像的清晰度,通过增加融合刺激控制外斜视。通常,近视病人应作全部矫正或过矫 2~4D,以刺激调节性集合来帮助控制眼位。即便轻度近视,矫正后仍能改善对外斜视的控制。儿童轻到中度远视通常不予矫正,以免加重外斜视。明显的远视、散光、屈光参差,均应矫正。

2. 治疗弱视 合并弱视者通过遮盖主眼提高弱视眼视力,进而改善融合控制,减少外斜度数并可提高手术成功率。

3. 三棱镜 使用底向内三棱镜促进融合,但该方法很少长期使用,以免病人融合性集合幅度下降。此法适用于患儿年龄过小需延缓手术或成人小度数外斜视的矫正,以减轻阅读时的视疲劳。

4. 遮盖治疗 对轻到中度外斜视者,每天遮盖主导眼或两眼隔日交替遮盖 4~6 小时,该方法的长期疗效并不确切。目前尚不清楚遮盖治疗的确切机制,推测可能与消除抑制有关,其本质应属于一种被动式视轴矫正治疗。有学者认为,遮盖治疗对于年龄过小需延期手术的患儿有效,这些病人可以遮盖至不易发生弱视的年龄再行手术治疗。

5. 正位视训练 包括脱抑制治疗、复视知觉训练和融合训练等,适用于外斜度小于 20$^\triangle$、中心凹抑制尚未巩固的间歇性外斜视。这些方法可以单独进行,也可配合遮盖、负球镜治疗。部分学者认为,正位视训练对外斜度很大、中心凹抑制牢固、融合功能较差的病人无效。融合性集合训练仅适用于集合近点较远或融合范围小,且能良好配合的病人。集合训练本身并不能矫正眼位,不必因集合训练延误手术时机。更为重要的是,手术前尤其不应进行集合训练,否则容易出现术后过矫。总之,正位视训练的远期疗效尚存争议,其确切疗效有待深入研究。

6. 手术治疗

(1)手术时机:由于间歇性外斜视可以向恒定性斜视进展,许多病人最终需要手术治疗以维持正常双眼视功能。恰当的手术时机不仅可以维持病人视近和视远的双眼视功能,还可以避免手术过矫可能导致的弱视和良好立体视的丧失,以及随后可能出现的单眼固视综合征。

手术时机不仅取决于斜视角大小、显性外斜视出现的频率、融合功能是否良好,更为重要的是,应密切观察病人的双眼视功能状态,一旦双眼视功能出现恶化趋势或视远时出现抑制性暗点、远立体视功能部分或全部丧失则应及时手术。

笔记

有学者认为：4岁后能够配合检查、斜视角大于15$^\triangle$、同视机检查有运动融合损害、近立体视锐度大于60″者应尽早手术。

（2）手术设计：术前应根据病人视远与视近的斜视度决定手术方式和手术量。有双眼视功能的间歇性外斜视，手术设计量应为术后近期过矫10$^\triangle$，以获得理想的远期眼位。

常用手术方式包括：双眼外直肌等量后徙术，单眼外直肌后徙联合同侧内直肌缩短术适合于基本型间歇性外斜视，单眼外直肌后徙术治疗外斜度相对较小的病人同样可行。

（3）术后过矫的处理：双眼外直肌后徙术后短期出现10$^\triangle$的过矫应是颇为理想的结果，多数病人随着时间推移会转变为正位。若持续过矫（超过3~4周）则需及时处理，以免发生弱视。

间歇性外斜视术后过矫，首先检查眼球运动，若有症状显示肌肉滑脱则应尽早手术探查。其次麻痹睫状肌验光，若病人伴有中度远视，应予全部矫正。也可使用底向外三棱镜（Fresnel压贴三棱镜）或交替遮盖治疗。高AC/A比值病人可以使用双焦镜。此外，也可使用肉毒杆菌毒素在内直肌注射治疗连续性内斜视。

通常再次手术应在术后4~6个月进行。具体手术方式可以选择原后徙外直肌复位或联合缩短、内直肌后徙等。

（4）术后欠矫的处理：间歇性外斜视术后容易出现欠矫。若融合功能良好，轻至中度外斜视可以暂时不予处理或采用遮盖治疗、正位视训练增加融合控制外斜视。此外，也可使用小剂量肉毒杆菌毒素在外直肌注射。若外斜视复发或术后欠矫病人不能控制，则应选择再次手术。

知识拓展

Newcastle Control Score

2004年，Haggerty等提出了纽卡斯尔控制评分（Newcastle Control Score，NCS），以评估间歇性外斜视病人的控制能力。2008年，Haggerty等对NCS进一步改良（见表7-1），增加了NCS的评估敏感性。若NCS总分在0~3分之间，说明控制能力良好；4~6分，说明控制能力中等；7~9分，说明控制能力差。

表7-1　改良的NCS

分数	眼位偏斜或闭单眼出现的频率
家庭控制	
0	从来没有
1	注视远处时偶尔出现（<50%时间）
2	注视远处时经常出现（>50%时间）
3	注视远处和近处时均可出现（>50%时间）
临床控制（视近）	
0	去遮盖后立即恢复正位
1	去遮盖后眨眼或再注视后恢复正位
2	去遮盖或融合破坏后不恢复正位
3	自发出现
临床控制（视远）	
0	去遮盖后立即恢复正位
1	去遮盖后眨眼或再注视后恢复正位
2	去遮盖或融合破坏后不恢复正位
3	自发出现
NCS总分数 = 家庭控制分数 + 临床控制（视近）分数 + 临床控制（视远）分数	

知识拓展

间歇性外斜视生存质量评估量表

间歇性外斜视不仅影响双眼视功能,还会引起一系列社会心理问题,影响病人的生存质量。临床工作中将生存质量评估结果与眼部检查结果相结合,有助于全面了解间歇性外斜视的病情严重程度。2010 年,Hatt 等研制了间歇性外斜视生存质量评估量表(Intermittent Exotropia Questionnaires, IXTQ)。该量表包括儿童量表、家长代理量表和家长量表 3 个部分。儿童量表用于患儿评估间歇性外斜视对其自身生存质量的影响,又可分为 5～7 岁儿童使用和 8～17 岁儿童使用 2 种。家长代理量表用于家长评估间歇性外斜视对患儿生存质量的影响。家长量表用于家长评估患儿的间歇性外斜视对家长自身生存质量的影响,其包括功能、社会心理和手术 3 个维度。各量表总得分为所有条目得分的平均值,最高分为 100(即最高生存质量),最低分为 0(即最低生存质量)。现已有中文版 IXTQ 可供我国间歇性外斜视患儿及家长使用。

二维码 7-1
扫一扫,获取中文版间歇性外斜视生存质量评估量表

第六节 恒定性外斜视

【定义】 恒定性外斜视(constant exotropia)是指眼位始终向外偏斜,正常融合功能不能控制双眼视轴平行。这类斜视部分由间歇性外斜视失代偿演变而来,此外,还包括先天性外斜视、知觉性外斜视、连续性外斜视、残余外斜视、先天性动眼神经部分 / 完全麻痹、Duane 眼球后退综合征等。

【发病原因】 主要与集合和分开功能之间平衡失调以及机械和解剖因素异常有关。

【临床特征】

1. 发病年龄 幼年或成年发病。发生在婴幼儿期的恒定性外斜视多无正常双眼视,预后差。成年发病者多为间歇性外斜视失代偿形成,预后较好。

2. 视力和双眼视功能 恒定性外斜视中,大约 82% 的病人视力正常。双眼视力相近时,病人呈交替性外斜视;若合并单眼弱视或屈光参差,则表现为单眼恒定性外斜视。双眼视功能多因眼位偏斜受损。

3. 眼位偏斜与屈光不正无特殊联系。

4. 斜视度通常大而稳定。部分病人可能在不同注视方向的斜视度有所差异,即存在侧向非共同性。

5. 可以合并垂直斜视、斜肌功能亢进、A-V 综合征以及 DVD 等。

【分型】

1. **基本型** 视远和视近斜视度大致相等,AC/A 比值正常。

2. **外展过强型** 视远较视近斜视度大,两者相差≥15$^\triangle$。

3. **假性分开过强型** 初次检查时视远较视近斜视度大,但当单眼遮盖 1 小时或双眼配戴 +3D 球镜后,视远和视近斜视度大致相等,AC/A 比值正常。

4. **集合不足型** 视近较视远斜视度大,两者相差≥15$^\triangle$,AC/A 比值低于正常。

【治疗】

1. **矫正屈光不正** 矫正屈光不正提高视网膜成像的清晰度,通过增加融合刺激控制外斜视。

2. **治疗弱视** 合并弱视者通过遮盖主眼提高弱视眼视力,进而改善融合控制,减少外斜度数,提高手术成功率。

3. **手术治疗** 恒定性外斜视以手术治疗为主。常用术式包括双眼外直肌后徙、单眼外

直肌后徙联合内直肌缩短术、对于外斜度较大的病人，还可以采用双眼外直肌后徙联合内直肌缩短术。由于术前双眼视野交叉部分较小，周边视野扩大，有些病人可能感到术后视野缩小。

【常见恒定性外斜视】

1. 先天性外斜视　本章第四节详细介绍。

2. 知觉性外斜视　由于屈光参差、角膜白斑、无晶状体眼、视神经萎缩、黄斑疾病等导致单眼视力低下，融合功能受损发生的外斜视（图7-3）。

知觉性外斜视常伴有单眼注视功能丧失，单眼视力≤0.1，外斜度通常较大。儿童发病者多与先天性单眼白内障、重度弱视、先天性角膜白斑和先天性眼底病有关；成人发病者则眼外伤、眼底病居多。知觉性外斜视可以同时伴有垂直斜视和斜肌功能亢进。

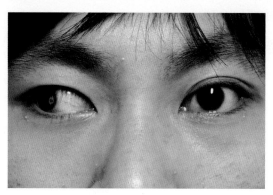

图7-3　知觉性外斜视，表现为大角度恒定性外斜视，右眼角膜白斑、视神经萎缩

由于知觉性外斜视不可能建立或恢复正常双眼视，儿童病人手术可以推迟至12岁后在局部麻醉下施行；若考虑斜视对患儿的心理影响，也可以在4岁后早期手术。

手术应尽量在斜视眼完成，鉴于病人无法形成双眼视，手术设计应以改善外观为目的，不需要考虑手术本身对眼球运动的影响，可以选择斜视眼外直肌超常量后徙和内直肌超量缩短。术后多可以获得较为满意的美容治愈，但部分病人容易残余外斜视。

若知觉性外斜视发生在成人，且病程较长，融合能力丧失，进行视力重建和眼位矫正后可能导致持续或永久的复视。这种复视很棘手，即使眼球正位，仍然可持续存在。

3. 连续性外斜视　发生在内斜视矫正术后或无双眼视功能的内斜视随年龄增大渐变为外斜视，临床上前者更常见，连续性外斜视的发生多与融合功能不足有关。

连续性外斜视的病人多有内斜视病史或内斜视手术史，眼位呈外斜视，可伴有水平交叉复视。对内斜视矫正术中和术后第一天出现的复视和外斜视而言，首先应仔细检查眼球运动有无受限，排除肌肉滑脱。一旦明确肌肉滑脱导致的连续性外斜视，应立即手术探查，复位眼外肌。

对于内斜视术后轻度过矫者，观察6周后病人多能恢复正位，其间可以使用三棱镜消除复视、缓解症状。若6周后，外斜度持续大于15$^\triangle$并伴有复视，则应考虑再次手术。术前应仔细检查视近和视远的斜视度以及眼球运动功能，根据检查结果选择术眼和眼外肌。常用术式包括原后徙内直肌前徙，或联合内直肌缩短，非手术眼的外直肌后徙，或联合内直肌缩短等。

4. 残余外斜视　外斜视手术欠矫所致。

对于儿童病人而言，若外斜视术后欠矫，观察6周后外斜度持续大于15$^\triangle$可以考虑再次手术。成年病人若残余外斜视仍影响外观，观察6周后可以酌情手术。若残余外斜视度数小，病人本人满意，则不必手术。

笔记

第七节　其他类型的外斜视

一、麻痹性外斜视（动眼神经麻痹）

详见第十章第二节。

二、眼球后退综合征引起的斜视

详见第十一章第四节。

三、水平分离性斜视

分离性斜视包括垂直、水平、旋转三种成分，当以分离性外转运动为主时，则称为水平分离性斜视（dissociated horizontal deviation，DHD）。尽管不是真性外斜视，DHD易被误认为是恒定性或间歇性外斜视。DVD、隐性眼球震颤常与DHD合并存在。DHD需与间歇性外斜视合并远视性屈光参差相鉴别，后者用健眼注视时，外斜存在，但当用远视眼注视时，由于调节的存在而使外斜消失。DHD的治疗，在必需的斜肌或垂直直肌手术的基础上，行单侧或双侧的外直肌后退。

第八节　集合不足和集合麻痹

一、集合不足

【定义】　由于视近集合幅度不足，集合近点退至正常距离以外出现视疲劳、阅读困难甚至发生调节痉挛等症状。集合不足与外斜视的症状颇为相似，但其本身并非外隐斜视或外斜视。

【临床表现】

1. 视疲劳　病人出现头痛、恶心以及复视等症状，尤其易发生在近距离工作时。由于病人试图改变调节性集合不足以保持融合性集合而致视力模糊，严重者可以产生假性近视。

2. AC/A比值明显降低，接近集合近点时正向相对融合储备力量不足，集合近点后退，调节功能多正常。尚有部分颅脑外伤病人由于调节不足继发集合不足。

3. 视远时眼位相对正常，视近时呈明显外隐斜视或间歇性外斜视。

【治疗】

1. **病因治疗**　治疗原发病，减少近距离工作时间和工作量。

2. **矫正屈光不正**　矫正屈光不正提高视网膜成像的清晰度，相应增加调节力和集合力。

3. **集合训练**　配戴底向外的三棱镜视近阅读，刺激融合性集合，扩大融合性集合幅度。此外，还可以采用笔尖移近训练提高集合力。

4. **三棱镜治疗**　阅读时配戴底向内的三棱镜，或戴双光眼镜，将三棱镜置于镜片下部，缓解视疲劳症状。

5. **手术治疗**　保守治疗无效，病人视疲劳症状明显者可以采取手术治疗，临床常采用单眼或双眼内直肌缩短术。

二、集合麻痹

【定义】　双眼无集合运动，但双眼侧方运动和单眼向任何方向运动正常。病变部位位

笔记

于眼球运动核以上水平。

【病因】　集合中枢附近的枕叶、脑干、四叠体上丘和动眼神经核周围病变可以引起集合麻痹,常见致病因素包括颅脑外伤、脑炎、多发性硬化、脊髓痨、脑肿瘤及血管疾患等。

【临床表现】

1. 起病急骤。

2. 集合不能,但眼球内转和调节功能正常。

3. 突然出现复视,1m 内呈水平交叉复视。距离越近,复像距离越大,向任何方向注视复像距离相同。视远时复像减轻或消失。

4. 眼位呈正位或小度数外隐斜。

5. 视近反射障碍甚至完全消失,但瞳孔对光反射正常。

6. 应注意与集合不足相鉴别。嘱病人注视 1～2m 处视标,逐渐增加底向外的三棱镜度数,集合麻痹的病人立即感觉复视。如果能引出融合性集合,则应为集合不足。

【治疗】

1. 寻找病因,治疗原发病。

2. 三棱镜　采用底向内三棱镜可以缓解视近时复视。若调节受累,则除三棱镜外,另加双焦点眼镜,以利近距离工作。

3. 手术治疗　适用于远距离复视病人,很少为消除近距离复视施行手术。

小　结

外斜视根据融合功能的差异,表现为外隐斜视、间歇性外斜视及恒定性外斜视。外隐斜视多无症状,一旦出现视疲劳症状,可以采用光学或手术治疗。间歇性外斜视是临床最为常见的外斜视类型,根据视近和视远的斜视度,分为基本型、假性外展过强型、真性外展过强型和集合不足型。其手术时机与显性外斜视出现的频率、融合功能以及双眼视功能变化的趋势有关。恒定性外斜视须根据病史、眼位以及眼球运动的规律科学诊断,多需手术治疗。

（刘　虎）

7-2

二维码 7-2
扫一扫,测一测

笔记

第八章

A-V 型斜视

本章学习要点

- 掌握：A-V 型斜视的定义、诊断标准和治疗原则。
- 熟悉：A-V 型斜视的分型和手术设计原则。
- 了解：A-V 型斜视的病因和发病机制。

关键词 内斜视 A 征　内斜视 V 征　外斜视 A 征　外斜视 V 征

第一节　概　　述

A-V 型斜视是指伴有垂直非共同性的水平斜视。1948 年，Urrets-Zavalia 首先提出 A-V 现象（A and V patterns），即眼球向上方注视与下方注视时水平斜度发生明显变化。A、V 两字母开口方向表示分开强和集合弱，字母尖端方向表示集合强和分开弱，具体而言，内斜 A 征（A pattern esotropia）意味着上方内斜度数更大，内斜 V 征（V pattern esotropia）则指下方内斜度数更大，而外斜 A 征（A pattern extropia）意味着下方外斜度数更大（图 8-1），外斜 V 征（V pattern extropia）意味着上方外斜度数更大（图 8-2）。在经典的 A-V 型斜视之外还存在一些特殊亚型，有的病人仅在上方眼位表现为外斜，而原在位和下方眼位正常，称之为"Y"

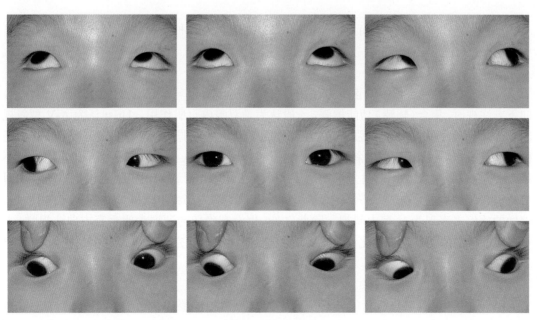

图 8-1　外斜 A 征

征,另一些病人原在位眼位正常,而上下方眼位均外斜,称之为"X"征。"X"征和"Y"征并未单独作为一种分类列出,仍归于广义的 A-V 型斜视之内。此外,Urist 曾以"继发性垂直向偏位的水平斜视"首先详细报道本病,故 A-V 型斜视也称为 Urist 综合征。

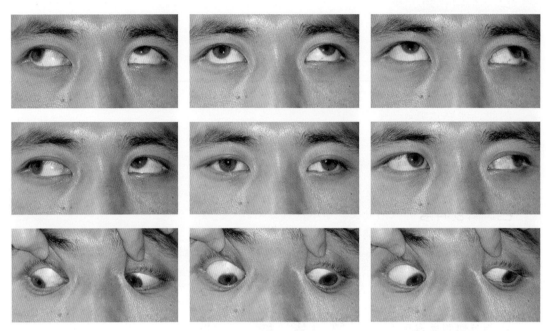

图 8-2　外斜 V 征

在生理状态下,当双眼向正上方注视时,分开功能增强,向下方注视时,集合(辐辏)功能增强,这种变化与 V 现象是一致的。为了有别于这种生理性差异,临床规定 A 征是向上方 25° 与向下方 25° 注视的水平斜视度相差至少应为 10$^\triangle$,V 征至少相差 15$^\triangle$。

据统计,A-V 型斜视在眼球运动异常的病人中占 6.56%～50%,以 V 征多见,其中,A 征:V 征 =1:(2～4)。

第二节　病因及发病机制

A-V 型斜视的病因至今尚无定论,关于其病因有以下几种学说。

一、水平直肌学说

在生理状态下,当双眼向正上方注视时,分开功能增强,一般认为是双眼外直肌的作用,向下方注视时,集合(辐辏)功能增强,一般认为是双眼内直肌作用。Urist 认为 A-V 型斜视的 V 征多因上述生理作用过强所致,A 征则因生理作用减弱所致。换言之,V 型外斜视是由于外直肌作用过强,V 型内斜视是由于内直肌作用过强,A 型外斜视是由于内直肌力量不足,A 型内斜视是由于外直肌力量不足所致。鉴于此,Urist 认为仅仅通过水平直肌手术即可矫正 A-V 型斜视。按照该学说,双侧展神经麻痹的病人必将出现 A 型内斜视,遗憾的是,这样的病例多表现为 V 型内斜视。除此之外,也没有确切的证据表明垂直方向注视时,水平直肌的神经冲动发生了变化。显然,水平直肌学说并不能完全解释 A-V 型斜视的病因。

二、垂直直肌学说

Brown 认为上、下直肌功能异常是形成 A-V 型斜视的原因。由于上、下直肌的次要作用使眼球内转,所以当上直肌力量过强时,可致 A 型斜视;而上直肌力量较弱时则致 V 型斜

笔记

视;同样,下直肌力量较强时,可致 V 型斜视;下直肌力量较弱时,可致 A 型斜视。该学说同样不能完全解释所有 A-V 型斜视的病因。

三、斜肌学说

目前,多数学者认为斜肌功能异常是 A-V 型斜视的主要原因。由于斜肌的次要作用使眼球外转,所以当下斜肌力量过强时,可致 V 型斜视;而下斜肌力量不足时,则致 A 型斜视;上斜肌力量过强可致 A 型斜视;上斜肌力量不足则致 V 型斜视。Von Noorden 认为斜肌功能异常是 A-V 型斜视最为重要的原因,伴有斜肌功能异常的 A-V 型斜视常导致旋转性斜视。斜肌功能异常所致的 A-V 型斜视采用水平直肌附着点垂直移位矫正后,其旋转斜视并不能矫正。

近年来,有学者认为 A-V 型斜视并非单独由某一种眼外肌异常所致,其发生可能同时伴有水平和垂直眼外肌异常。

四、解剖异常

1. A-V 型斜视与面容形状有关　如外眦部上移,可造成 A 型内斜视及 V 型外斜视;而外眦部无移位或稍下移,可造成 A 型外斜视及 V 型内斜视。

2. 筋膜异常　如 Brown 上斜肌鞘综合征常合并 V 型外斜视,这是由于上斜肌鞘缺乏弹性,眼球上转时发生强制性外展所致。

3. 眼外肌附着点异常　有学者认为部分 V 型斜视病人的内直肌附着位较正常者高,外直肌附着位则较正常者低。此外,眼外肌附着点前移或后移,亦可导致 A-V 型斜视。

五、眼外肌 pulley 异位

眼眶影像学和组织学研究证实在眼球赤道部附近有一个由胶原、弹性蛋白和平滑肌构成的 pulley。pulley 作为眼外肌功能性起点,决定着直肌作用力的方向和大小。研究显示,pulley 结构异常可能是斜肌功能亢进、直肌作用路径和功能改变的原因,并导致 A-V 型斜视的发生。

总之,在上述诸多因素中,尚不能简单用一种病因解释所有 A-V 型斜视的发病机制,其确切机制尚需深入研究。

知识拓展

pulley 结构

20 世纪 90 年代,Joseph Demer 等尝试采用高分辨率核磁共振技术分析眼外肌的解剖,在此基础上展开斜视的病因学研究。

1. pulley 由胶原蛋白、弹性蛋白以及神经支配丰富的平滑肌组成。位于眼眶既往称为节制韧带的区域。该组织结构肉眼难以区分,可以采用组织学方法确认。pulley 是眼外肌的功能起点,可以通过眼外肌收缩,改变肌肉运动路径,与滑车对上斜肌的作用相似。

2. pulley 结构与所有直肌和下斜肌有着紧密联系;无论眼球的位置如何,pulley 之后的眼外肌路径(在 pulley 和 Zinn 总键环之间)始终保持不变。除非 pulley 出现异常,直肌不会发生"侧滑"。

3. pulley 异常可能与斜视的病因有关,比如外直肌 pulley 上移和内直肌 pulley 下移与"A 征"相关。外直肌 pulley 下移和内直肌 pulley 上移则与"V 征"相关;"Y 型"

笔记

外斜视（上、下、外直肌 pulley 不稳定）、非共同性斜视（在某一特定注视方向，直肌出现异常的侧滑）、Brown 综合征（眼球内转或上转时，外直肌下移）等也可能与 pulley 异常相关。

第三节　临床表现与诊断

【临床表现】

1. 发病年龄早，小于 12 个月发病者占 58%。

2. 由于需长时间保持某一特定眼位以维持融合，病人多有明显的视物不适和视疲劳。

3. 代偿头位　水平斜视伴下颌上抬或内收时应注意排除垂直方向的非共同性。内斜 A 征和外斜 V 征的病人下方眼位可以融合，病人常伴有下颌上抬；内斜 V 征和外斜 A 征则相反，病人通常采用下颌内收的头位。

4. 视力与双眼视功能　弱视相对少见，由于部分病人通过采用代偿头位维持双眼视的正常发育，病人双眼视功能多无异常。

【检查要点】

1. A-V 型斜视检查前首先应完全矫正屈光不正，然后选用 5m 外的调节视标检查。由于屈光不正和近处视标都会引起额外调节，带来过多的集合，如果未能排除调节的影响，可能会使检查结果发生偏差，尤其高度远视和高 AC/A 比值的病人这种影响更为明显。此外，既往有学者以同视机上转或下转 25°时的水平三棱镜度作为诊断 A-V 型斜视的依据，但因其包含有近感集合成分易出现误差，严格而言，同视机检查结果并不宜用于诊断。

2. 下颌上抬和内收的角度对检查结果的影响　临床通常采用下颌上抬和内收 25°的斜视度作为诊断 A-V 型斜视的依据。由于并无专门测量头部倾斜角度的设备，实际检查中很难保证下颌上抬和内收的角度。Von Noorden 等通过测量眼球上转 45° 至下转 55°的斜视度发现，上转 25°以上斜视度并无明显增加，而下转 30°～45°时，斜视度平均增加 $7^{\triangle}$～$12^{\triangle}$，由此可见，临床检查时应密切注意下颌上抬和内收的角度以避免眼球极度上转或下转时斜视度受节制韧带和眼眶的影响。

3. 视力和双眼视功能　了解单眼和双眼视力并注意检查原在位以及代偿头位时的双眼视功能。

4. 眼球运动　斜肌异常是 A-V 型斜视中最为常见的病因，反复检查明确有无斜肌异常对 A-V 型斜视的诊断和治疗具有重要意义。

5. 眼底照相　根据视盘与黄斑关系判断是否伴有旋转斜视（图 8-3）。

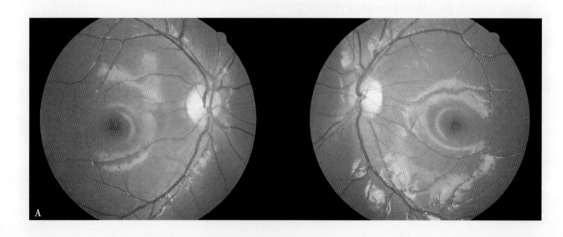

A

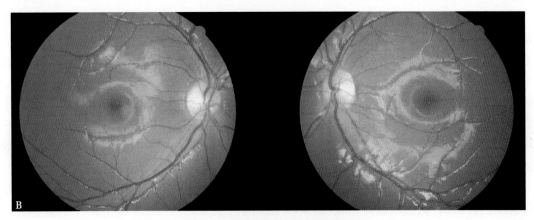

图 8-3 眼底照相判断客观旋转斜视
A. 术前双眼伴有外旋斜视　B. 术后旋转斜视消失

6. 明确是否伴有特殊亚型　注意了解是否伴有 Y 征、λ 征、X 征、◇征。

【诊断】　诊断标准：

A 征：上方和下方的斜视度相差 10$^{\triangle}$。

V 征：上方和下方的斜视度相差 15$^{\triangle}$。

应该注意的是，A-V 型斜视是水平斜视在垂直方向不同注视位置斜视度有着明显变化的一种特殊类型的斜视，A-V 型斜视并不符合共同性斜视的基本特征。因此，A-V 型斜视不能诊断为共同性斜视。临床诊断应为"外斜 V 征"或"V 型外斜视"，"外斜 A 征"或"A 型外斜视"。

第四节　A-V 型斜视的分型

包括：

1. 外斜 V 征：上转时外斜度加大，下转时减小，上下相差≥15$^{\triangle}$；

2. 内斜 A 征：上转时内斜度加大，下转时减小，上下相差≥10$^{\triangle}$；

3. 内斜 V 征：下转时内斜度加大，上转时减小，上下相差≥15$^{\triangle}$；

4. 外斜 A 征：下转时外斜度加大，上转时减小，上下相差≥10$^{\triangle}$。

此外，尚有数种变异型，如：

Y 型：内斜视上方注视斜视度小，外斜视上方注视斜视度大。

λ 型：内斜视下方注视斜视度小，外斜视下方注视斜视度大。

第五节　治　疗

明显的 A-V 型斜视通常需手术治疗，手术目的是矫正原在位和阅读眼位的视轴偏移，消除代偿头位，改善外观，恢复双眼单视功能。

1. 矫正屈光不正、治疗弱视　充分矫正屈光不正，若合并有弱视则应首先治疗弱视。

2. 手术治疗　A-V 型斜视的发生原因颇为复杂，临床类型多种多样，手术设计较为困难。根据 A-V 型斜视的临床表现，通常采用下列手术方式。

（1）单纯水平直肌加强与减弱术：适用于不伴有斜肌功能异常，眼球向上与向下注视的斜视度差异不明显或仅为临界状态的病人。单纯水平直肌加强或减弱同时，一部分 A-V 型斜视可以同时消失。

笔记

（2）水平直肌垂直移位术：适用于不伴有斜肌功能异常、A-V 征明显者。该术式的原理是当眼球上转或下转时，肌肉平面与眼球旋转中心的关系发生改变。当眼球上转时，水平直肌垂直向上的分力增大，眼球下转时，其垂直向下的分力增大，无论上转或下转，水平直肌水平作用分力均有所减小。水平直肌附着点上移或下移后，其生理作用发生改变。例如，内直肌附着点下移，当眼球下转时，其水平方向分力进一步减小，其下转作用的分力有所增大。因此，在后徙或截除水平直肌同时将两眼同名水平直肌附着点向上或向下移位，或单眼截退术中将水平直肌的附着点分别移向 A-V 的开口端和尖端矫正 A-V 型斜视。

鉴于水平直肌垂直移位的目的是为了减少其水平方向的分力，总体而言，外直肌应移向 A-V 的开口端、内直肌移向尖端（图 8-4），通常水平直肌附着点上下移 1/2～1 肌腱宽度可以矫正 $20^{\triangle}$～$25^{\triangle}$ 的 A-V 现象。

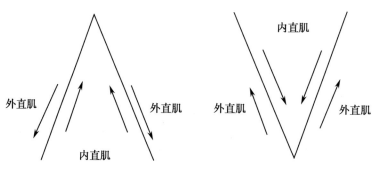

图 8-4　手术矫正 A-V 型斜视时，水平直肌的垂直移位方向

（3）垂直直肌水平移位术：适用于不伴有斜肌功能异常，A-V 征明显者。垂直直肌水平移位的原理与水平直肌垂直移位的原理相同。内斜 A 征时，手术时将上直肌附着点向颞侧移位 7mm，当眼球上转时，上直肌的外转作用增大，上转作用减弱。反之，外斜 V 征时，可以将上直肌附着点向鼻侧移位。由于 A-V 型斜视多同时伴有水平斜视，多在矫正水平斜视同时将水平直肌附着点垂直移位以矫正垂直方向的非共同性，临床很少采用垂直直肌的水平移位术。

（4）斜肌手术：适用于伴有斜肌功能亢进的 A-V 型斜视。如外斜 A 征伴上斜肌功能亢进，在矫正水平斜视的同时作双上斜肌减弱术矫正 A 征。

知识拓展

Y 征、X 征、λ 征

Y 型斜视的病人在原在位和下转时无偏斜，上转时有外斜。Y 征斜视并非斜肌功能亢进引起，这种眼位偏斜实际上是上转时外直肌异常神经支配造成。采用斜肌减弱术矫正 Y 型斜视往往收效甚微。临床通常行外直肌上移位。

X 型斜视病人多有两种，一种指原在位眼位正常，而上下方眼位均外斜者，另一种多见于大角度外斜视病人，上、下转时斜视度增加，单纯的外直肌后徙术可以缓解 X 征。

λ 型斜视非常少见，是 A 型外斜视的一种变异，病人原在位与上转时斜视度相同，下转时斜视度增加。通常与上斜肌功能亢进有关，可行上斜肌减弱术。

笔记

二维码8-1
扫一扫,测一测

小　结

　　A-V型斜视是指伴有垂直非共同性的水平斜视,其发病机制尚未明确。A征是指上方和下方的斜视度相差≥10$^\triangle$、V征是指上方和下方的斜视度相差≥15$^\triangle$,临床以V征更为多见。A-V型斜视的治疗目的是消除代偿头位,改善外观,恢复主要功能眼位的双眼单视。

（刘　虎）

笔记

第 九 章

垂 直 斜 视

本章学习要点

- 掌握：上斜肌麻痹的临床特征、诊断要点和手术方式。
- 熟悉：下斜肌功能亢进、上斜肌功能亢进、分离性垂直性斜视的临床特征、诊断、鉴别诊断和治疗。
- 了解：单眼上转不足的手术时机和治疗原则。

关键词 上斜肌 下斜肌 麻痹 功能亢进 分离性 垂直斜视

第一节 概 述

垂直斜视（vertical deviation）在眼肌疾患中其诊断和治疗具有一定的复杂性，也有很高的发病率。其可以独立出现，也可以与水平斜视伴随出现。有的垂直斜视临床表现相似，但是病因、诊断分型和治疗方法却差别很大，因此垂直斜视的正确诊断和治疗也具有一定的挑战性。

大多数的垂直斜视是非共同性的，常伴有一个或多个垂直旋转肌肉的麻痹或功能亢进。虽然几乎每例垂直旋转斜视起病都是非共同性的，但当一条垂直肌肉麻痹以后，这种非共同性垂直斜视随着时间的推移就会影响其他的垂直肌肉，发生继发改变，即麻痹泛化或称麻痹肌肉的共同性扩散。首先是同侧肌群的继发变化，主要表现为麻痹肌的拮抗肌（直接拮抗肌）、配偶肌功能亢进；久之也会出现对侧肌群的继发改变，即拮抗肌、配偶肌的协同肌功能增强。因此，临床上最大垂直偏斜角度最初以麻痹肌的作用方向明显，以后偏斜可逐渐以麻痹肌的拮抗肌（直接拮抗肌）及麻痹肌的配偶肌作用方向明显，以至于后期偏斜可扩散到各个注视野，呈现一种共同性斜视改变，即向各眼位注视时或麻痹眼、非麻痹眼注视时垂直斜视角度相近。

临床常见的垂直斜视包括上斜肌麻痹、下斜肌功能亢进、上斜肌功能亢进、分离性垂直性斜视、上斜肌腱鞘综合征、单眼上转不足（单眼双上转肌麻痹）、眼眶爆裂性骨折等。

第二节 上斜肌麻痹

上斜肌麻痹（superior oblique palsy，SOP）是旋转性垂直斜视的最常见原因，眼性斜颈的代表性疾病，也是麻痹性斜视的最常见疾病。

【分类】 上斜肌麻痹临床上可以分为先天性或后天性，单侧性或双侧性，以先天性上斜肌麻痹最为常见，往往同时合并有水平斜视，且多为双侧性。部分病人手术前诊断为单

笔记

侧上斜肌麻痹，手术后暴露出另眼也存在上斜肌麻痹。因此在诊断单眼上斜肌麻痹时，一定要注意排除另眼存在的潜在上斜肌麻痹因素。

【病因】　Von Noorden 统计在上斜肌麻痹病人中以先天性麻痹最常见（39.5%），其次为外伤性（34%）、特发性（23.2%）和神经源性（2.9%）。

1. 先天性上斜肌麻痹　其发生可与先天发育异常、出生时的创伤或婴幼儿期疾病等有关。

（1）先天发育异常：

1）中枢神经系统的神经核与核上联系异常。

2）支配眼外肌的神经干发育异常。

3）眼外肌与筋膜发育异常，上斜肌腱鞘松弛或者缺如、肌肉附着点的异位等。

（2）分娩时外伤：产伤所致的眼外肌麻痹常见于使用产钳或产程不正常的难产婴儿，头部或眼眶受挤压，造成神经、肌肉损伤或因肌肉鞘内出血形成纤维化等。但有报道剖宫产亦有发现眼肌异常者，证明分娩时损伤并非唯一原因。

（3）生后早期疾病：婴幼儿期因疾病而引起的眼外肌麻痹与成人并无明显不同，只是发病时间较早而已。常见的疾病有脑炎、脑膜炎、神经炎及全身感染性疾病等。

2. 后天性上斜肌麻痹　外伤（闭合性颅脑损伤）引起的滑车神经麻痹是其主要原因。滑车神经核发出纤维后在脑干交叉，经脑干背侧穿出，支配对侧上斜肌。其神经纤细，行走径路最长，即使轻微颅脑损伤也易引起该神经障碍。且双侧滑车神经同时出中脑，距离很近，所以大多数的外伤性上斜肌麻痹是双侧的，但可以表现为双眼不对称性。后天性上斜肌麻痹其次病因有炎症、糖尿病、高血压、脑肿瘤及其他神经源性疾病。

【临床特征及诊断】

1. 先天性上斜肌麻痹　较常见，亦称为婴幼儿性上斜肌麻痹、先天性滑车神经麻痹，可表现为单侧上斜肌麻痹或者不对称性或隐匿性双侧上斜肌麻痹。常见有如下临床特征：

（1）代偿头位：代偿头位是该病的最主要体征和就诊原因。表现为头歪向健眼侧或低位眼侧，下颌内收，面向健眼侧转，其所以采取这种头位是为了消除或减小复像距离，将双眼单视视野置于正前方。家长常因患儿有斜视而到外科诊治，但是颈部无条索，人为将头扶正时无阻抗。长期代偿头位可使颈部肌肉及脊柱发生解剖学变化，诱发颜面、头颅不对称及脊柱侧弯屈等畸形。75% 的先天性上斜肌麻痹病人会有面部的不对称，表现为头倾斜位侧的面部萎缩或变小。长期的上斜肌麻痹即使将眼位矫正，颜面不对称也很难完全纠正，甚至保留终身。但有时病人可以头位倾向患眼侧，其目的是使复像距离增大，从而产生单眼抑制，帮助克服复视。当病人一眼视力很差、单眼抑制或者垂直融合力很大时，也可以无代偿头位（图 9-1）。

（2）眼位：轻度的单侧上斜肌麻痹时，第一眼位可无明显上斜，但当患眼向内转或内上转时，直接拮抗肌（下斜肌）常表现出功能过强而使内转眼位向内上偏斜明显。较重的单侧上斜肌麻痹，第一眼位可有垂直斜度，头正位时，如健眼作注视眼，患眼则呈明显的高位；如果眼外肌已有继发性改变而取得共同性或交替性斜视时，患眼（麻痹眼）亦可作注视眼，此时则健眼低位，假性上睑下垂状双侧上斜肌麻痹第一眼位可无明显斜位或表现为双眼交替性上斜视，若双眼不对称性上斜肌麻痹，则第一眼位可表现有垂直斜视。

（3）眼球运动：患眼向鼻下方转动时，表现上斜肌功能不足，而向鼻上方转动时则表现为继发的下斜肌功能过强。甚至在很多情况下，这种继发的下斜肌功能亢进往往可成为主要的临床体征，上斜肌功能不足反而不明显（图 9-2）。

（4）Bielschowsky 歪头试验：单侧上斜肌麻痹当头向麻痹眼侧（高位眼侧）倾斜时，高位眼位置更升高，其垂直斜视及复视均增强（即歪头试验阳性，以此可与对侧眼上直肌麻痹鉴

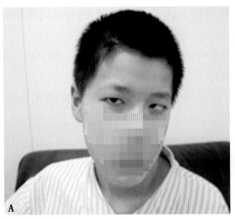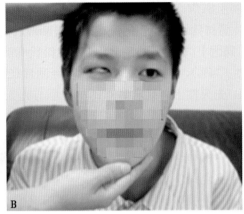

图 9-1　先天性上斜肌麻痹（右眼）

A. 代偿头位表现为头歪向健眼侧或低位眼侧，下颌内收，面向健眼侧转，同时伴有颜面部发育不对称

B. 当头正位时，右眼出现上斜视

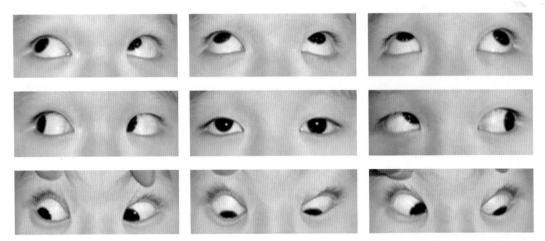

图 9-2　右眼上斜肌麻痹

原在位（第一眼位）表现为右眼上斜视，右眼向鼻下方转动时表现为功能不足（上斜肌麻痹），向鼻上方转动时表现为功能过强（下斜肌功能亢进）

别），将头歪向低位眼侧时其垂直斜视及复视均减轻或消失。进行 Bielschowsky 头位倾斜试验时若被检眼上转不明显，可借交替遮盖试验观察垂直眼球运动来加以判断，或进行三棱镜 + 遮盖试验以查明确切度数。若合并内斜视则会造成 Bielschowsky 试验的判断困难，因为下睑缘的内眦部较中部高，内斜视往往会掩盖 Bielschowsky 试验的阳性改变。此时可依靠经验和头位倾斜时三棱镜加遮盖试验来进一步判断，如头位向麻痹眼侧（高位眼）倾斜后垂直斜视角增加 5PD 以上即为阳性。合并外斜视者，对判断 Bielschowsky 头位倾斜试验影响较小。所以，头位倾斜时不但要观察角膜下方露白是否增加、垂直斜视是否加大，更要观察被检眼有无伴随歪头而上升的运动及反向歪头时垂直斜视是否随之减轻等体征，并可询问头位倾斜过程中病人自觉复视像的变化，若头位倾斜后复视像距离加大则为阳性（图 9-3）。

若为双侧上斜肌麻痹则向左右两侧倾转头位时，会出现倾转侧眼位交替上斜视，即头向右侧倾转右眼上斜视，向左侧倾转左眼上斜视。

（5）V 征：由于上斜肌的次要作用为下转和外转，当其功能不足时，向下方注视时其外转作用减少，而双眼由下向上方移动时，外转增加，故呈 V 型斜视改变，水平斜视呈现非共同性表现。

笔记

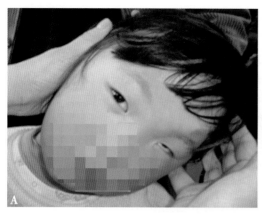
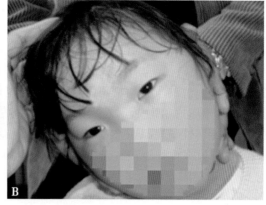

图 9-3 上斜肌麻痹 Bielschowsky 歪头试验
A. 当头向麻痹眼侧（左）倾斜时，高位眼位置进一步升高
B. 将头歪向低位眼侧（右）时，垂直斜视减轻或消失

（6）复视：先天性上斜肌麻痹病人通常有很好的立体视，往往不会主诉复视。但也有部分病人随着年龄的增加，可因其他肌肉的继发性挛缩或续发共同性改变，或者由于融合反射机制减弱，代偿头位不再起作用，而进入失代偿状态，主要特点是代偿范围较小，若歪头角度不够恰当时即会出现复视，病人常主诉突然发现复视。在麻痹失代偿时，病人往往会否认曾有过眼部异常或者复视，他们常常有代偿头位而没有意识到，易误诊为后天性麻痹性斜视。应该要求病人提供自己幼年时的照片，用来证实以往是否存在头位倾斜，帮助诊断。

（7）旋转斜视：先天性上斜肌麻痹者通常无主观旋转斜视，通过眼底照相可发现第一眼位存在外旋转性斜视（图 9-4）。

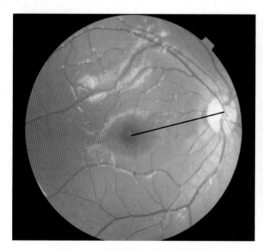
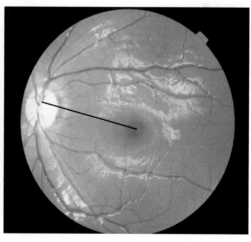

图 9-4 上斜肌麻痹眼底照相表现为外旋转改变（视盘与黄斑中心连线向下偏斜）

（8）视功能：若无明显屈光不正，双眼视力一般正常或相等，于代偿头位状态时可有立体视功能。但若一眼经常处于上斜位，则易发生单眼抑制和弱视。

2. 后天性上斜肌麻痹 常有外伤史，尤以闭合性颅脑损伤为常见。

（1）混淆视或复视：为后天性上斜肌麻痹的主要就诊原因。病人多因垂直旋转性混淆视或复视而就诊，以向下注视时明显，特别是阅读或向下走楼梯时症状更为明显，并且在非麻痹眼侧注视或头倾向患眼侧（高位眼侧）倾斜时加重。一般后天性上斜肌麻痹者垂直融合储备低，有时仅仅 1～2PD 的垂直偏斜也能够引起明显的混淆视或复视，视物模糊，眩晕感。

（2）代偿头位：后天性上斜肌麻痹病人的典型代偿头位为头向麻痹较轻眼的一侧或健

笔记

眼侧(低位眼侧)倾斜,面向健眼侧转,下颏内收,以避开下方视野视物。一般不伴有颜面部不对称性改变。

(3)眼位:由于后天性上斜肌麻痹多表现为双侧性,因此第一眼位可发现双眼分别注视时呈交替性上斜视,垂直斜视度数可不对称。有时由于双眼上斜肌麻痹垂直斜视度数相互抵消,第一眼位的垂直斜视可不明显,甚至也可无垂直斜视。当双眼水平转动时内转眼高于外转眼,即向右侧注视时左眼高于右眼,向左侧注视时右眼高于左眼。

(4)旋转性斜视:通过双 Maddox 杆主观检查或眼底照相客观检查常可发现较明显的外旋转斜视,原在位外旋转斜视常为 10°～20°,向下注视眼位外旋转斜视显著增加,甚至可达至 30°。第一眼位和向下注视眼位外旋转斜视度数可用来判断单侧或双侧性上斜肌麻痹,第一眼位单侧上斜肌麻痹的外旋转斜视很少超过 10°,而双侧性常常超过 10°。

(5)眼球运动:主要表现为上斜肌功能不足,双眼运动时患眼向鼻下运动落后,可伴有或不伴有拮抗肌(下斜肌)的功能亢进,这是与先天性上斜肌麻痹的区别点。

(6)Bielschowsky 试验:双侧 Bielschowsky 头位倾斜试验阳性,但是也经常遇到一侧阳性另一侧阴性,甚至双侧均阴性者。

(7)V 征:多数病人存在 V 型斜视,常见的是内斜 V 征。向下方注视时出现内斜。上斜肌向下运动伴随的外展作用减弱是产生内斜的原因。V 征则是由于下转时上斜肌的外转力下降和上转时下斜肌的外转力增强所引起的。

【鉴别诊断】 上斜肌麻痹在临床诊断时需与以下疾病鉴别:

1. 分离性垂直性斜视(DVD) 典型病例检查时可发现患眼被遮盖后眼球缓慢上转,去遮盖再注视时眼球内旋转飘落;垂直斜视不仅在眼球内转时存在,原在位或外转时也存在;上斜肌功能多正常,可伴有或不伴有下斜肌功能亢进。

2. 原发性下斜肌功能亢进 许多儿童可以存在原发性下斜肌功能亢进,程度较轻,于内上转时可出现轻度的垂直斜视,一般不影响外观,上斜肌功能正常,Bielschowsky 歪头试验阴性,常伴有水平性斜视和 V 型斜视。

【治疗】

1. 非手术治疗 先天性上斜肌麻痹以手术治疗为主,确诊后应尽早手术,以避免颜面部、脊柱发育畸形。但对于垂直斜视度小于 $10^{\triangle}$ 或患儿年龄太小、家长对手术有顾虑者,可以考虑应用三棱镜帮助纠正代偿头位。有些病人虽然第一眼位垂直斜视不明显,但续发的下斜肌功能亢进明显,患眼内上转出现明显上斜视影响外观时也可考虑手术治疗。

后天性上斜肌麻痹患病早期可给予病因治疗,以及扩血管、神经营养制剂、激素等药物对症治疗,也可以应用三棱镜帮助克服复视症状。对病因清楚,病情稳定 6 个月以后存在的旋转型垂直斜视,可以考虑手术治疗。

2. 手术治疗

(1)手术适应证包括:存在有明显的代偿头位、垂直斜视以及复视者。

(2)手术设计以恢复第一眼位和下方视野的双眼单视功能为目的。术前需要确定垂直斜视角度最大的方位,矫正功能眼位的斜视和减小不对称性。垂直斜视手术一般不宜过矫。

(3)手术方式

1)下斜肌手术:对有拮抗肌(下斜肌)功能亢进者,第一眼位存在垂直斜视,手术应该选择下斜肌减弱术,包括下斜肌断腱术及下斜肌部分切除术。此外,还可选择下斜肌后徙术。下斜肌减弱术一般只能矫正小于 $15^{\triangle}$ 的上斜视,所能矫正的垂直斜视度数与下斜肌功能亢进的程度相关,轻度功能亢进约能矫正 $5^{\triangle}$～$8^{\triangle}$ 垂直斜视度,中到重度功能亢进可解决 $10^{\triangle}$～$15^{\triangle}$ 垂直斜视。因此,$15^{\triangle}$ 以下的垂直斜视可先做下斜肌手术,两个月后全面评价手术效果。对于 $15^{\triangle}$ 以上的垂直斜视可同期或二期联合其他肌肉的手术。

笔记

2）对侧下直肌后徙术：上斜肌麻痹手术设计时测定向下注视时的垂直斜度很重要。如果向下方注视时存在明显的垂直斜视，则要作对侧下直肌减弱或同侧上斜肌折叠。下直肌后徙术远期易发生过矫，故术中可保留几个三棱镜度的欠矫，必要时可行下直肌调整缝线手术。

3）上斜肌折叠术：上斜肌折叠术是一种很难定量的术式。但是，当上斜肌呈中度或重度麻痹的时候，在对侧下方注视野注视时垂直斜视度最大，可选用上斜肌折叠术。在行这种术式前要行被动牵拉试验，确定上斜肌腱鞘是否松弛，最好在继发于上斜肌腱鞘松弛的病人中才使用这种术式。上斜肌折叠后要使双侧上斜肌被动牵拉力量相似。上斜肌折叠术可能会导致医源性 Brown 综合征，术中应在上直肌外缘向颞侧牵拉位于上直肌肌腹下方的上斜肌肌腱，尽可能靠颞侧折叠，可最大限度地减少发生 Brown 综合征的可能性。

4）同侧上直肌后徙术：一些长期上斜肌麻痹的病人，由于患眼长期上斜视致使同侧上直肌（麻痹肌的旋转协同肌）发生挛缩。如果被动牵拉试验显示麻痹眼下转受限，应该后徙同侧的上直肌。这时候也可表现为类似健眼上斜肌亢进，医师应小心不要被迷惑而在正常的健眼行上斜肌减弱，从而使单侧的上斜肌麻痹演变为双侧，导致不可克服的旋转性复视，可通过眼底照相分析其客观旋转斜视角的变化来帮助诊断。

5）Harada-Ito 术：后天性上斜肌麻痹的病人通常有外旋转复视，下方注视时加重，而没有明显的下斜肌功能异常、V 征或者垂直斜视。这种情况下，目前常用的手术方法是 Harada-Ito 术。即用上斜肌前部肌腱向前向颞侧移位矫正外旋转性斜视。此手术能够很好矫正向下方注视时的外旋转性斜视，而不引起原在位的垂直斜视，但远期效果易欠矫，故这种病例需行最大手术量矫正，使术后即刻达到适当旋转过矫。

第三节　下斜肌功能亢进

【分类】　下斜肌功能亢进（inferior oblique overaction，IOOA）可分为原发性及继发性。当不伴有同侧上斜肌麻痹表现时，称为原发性下斜肌功能亢进。原发性下斜肌功能亢进常出现在先天性内斜视的患儿中，1～6 岁的先天性内斜视患儿中 2/3 伴有下斜肌功能亢进，但也可伴发于后天性内斜视和外斜视，有时也可不伴其他类型斜视而单独出现。当伴有直接拮抗肌上斜肌麻痹时，称为继发性下斜肌功能亢进。

【病因】　原发性下斜肌功能亢进的病因尚不完全清楚，机械的、神经支配性的或者两者并存的异常可能是本病的病因。Duane 认为眼球内转时正常情况下就伴有一定的上转，因为下斜肌在内转眼位时有更大的上转力量。Scobee 和 Lancaster 也同意这一观点，认为下斜肌在内转时的上转作用要比上斜肌的下转作用强。也有学者怀疑，是否存在真正的下斜肌功能亢进，而更倾向于描述为内转时眼球上转。应用 MRI 进行影像学研究时发现，下斜肌通过下直肌处的结缔组织中存在着滑车这一结构，让人想到可能还有其他的病因可以解释下斜肌功能过强。而下直肌本身也存在着滑车，当进行垂直旋转运动时，这些结构之间存在着动态的相互作用，从而表现为下斜肌功能亢进。

继发性的下斜肌功能亢进是由于其直接拮抗肌上斜肌不完全麻痹或完全麻痹而继发的改变。

【临床特征】

1．当眼球内转时下斜肌肌肉走行方向与视轴趋于吻合，下斜肌的上转作用增强，故下斜肌功能亢进者内转时眼位发生上转，内上方注视时更明显（见图 9-2）。

2．若为双侧下斜肌功能亢进，在向左右侧方注视时，可出现交替性上斜视，内转眼为高位眼。双侧的下斜肌功能亢进可以是不对称的，或者是先后发病，此时第一眼位可表现为

笔记

垂直斜视。

3. 原发性下斜肌功能亢进程度一般较轻,不影响外观,第一眼位可无垂直斜视。

4. 常与水平斜视同时存在,上方注视时外转作用增强,可表现出水平斜视非共同性,呈V型斜视改变。

5. 如果为继发性下斜肌功能亢进,还可表现为患眼上斜肌功能落后,即患眼内下转时落后于对侧眼,处于高位。

6. 如果第一眼位存在垂直斜视,可有代偿头位,一般头向低位眼(健眼)侧倾斜。

【治疗】 许多儿童存在轻度原发性双眼下斜肌功能亢进,仅在上方两个第三眼位出现轻度垂直斜视,不影响第一眼位和下方视野的双眼单视功能,则不需要手术。

当下斜肌功能亢进第一眼位或侧向注视时的垂直斜视影响了融合,或V型斜视影响了向上注视时的融合(V型外斜视)或影响向下注视的融合(V型内斜视)时,可行下斜肌减弱术。

当伴有水平斜视时,同时需手术矫正水平斜视。减弱下斜肌对原在位的水平斜视一般没有显著的影响。

第四节　上斜肌功能亢进

上斜肌功能亢进(superior oblique overaction)与下斜肌功能亢进不同,因为下直肌与下斜肌麻痹不常见,所以一般认为几乎所有上斜肌功能亢进都是原发的。

【临床特点】

1. 当眼球处于内转位时视轴与上斜肌反转腱走行方向趋于一致,此时上斜肌的下转作用增强,故当上斜肌功能亢进时,眼球内转时可伴下转,特别是在内下转时明显(图9-5)。

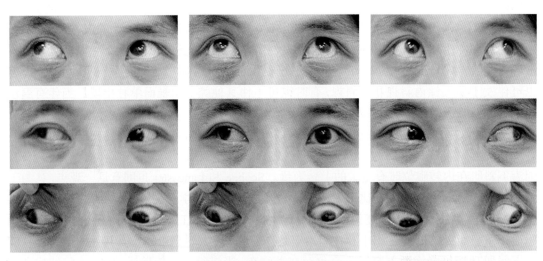

图 9-5　双眼上斜肌功能亢进
内转时眼球下转,尤其在内下转时更为明显,常伴水平斜视,A型外斜视

2. 单侧或者不对称性双侧上斜肌亢进的病人,原在位可存在垂直斜视,患眼或上斜肌亢进明显的那只眼为低位眼。

3. 常伴发水平斜视,特别是外斜视,也可伴有DVD、A型斜视、隐性眼球震颤。此时,可诊断为Helveston综合征。

4. 一般无主观旋转斜视,但眼底照相可发现客观内旋转斜视(图9-6)。

5. 可有代偿头位,头向低位眼侧倾斜、颏内收。

笔记

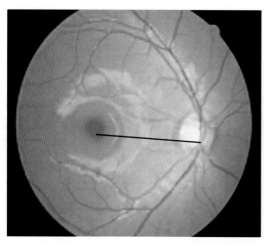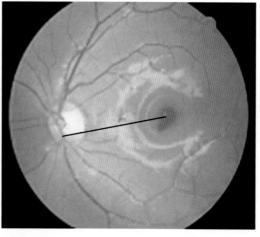

图9-6 双眼上斜肌功能亢进眼底照相为内旋转改变（视盘与黄斑中心凹连线向上偏斜）

【治疗】 双侧上斜肌功能亢进的病人，伴有A型斜视、内旋转斜视，应该对称性减弱双眼上斜肌（上斜肌后退、切除、断腱或延长术等）。对合并有DVD、垂直斜视者可行上直肌后徙或联合后固定术，但在同期矫正水平斜视时要注意遵循不超过两条直肌的手术原则，必要时分次进行。

第五节　分离性垂直性斜视

【定义】 分离性垂直偏斜（dissociated vertical deviation，DVD）是一种与眼球运动的Hering神经支配法则相矛盾的一种眼球垂直运动异常，双眼运动呈分离状态，当双眼交替遮盖时，被遮盖眼交替上斜视，并常合并隐性眼球震颤或与其他类型斜视同时存在。DVD独特的临床特征与其他垂直运动异常明显不同，属于一种特殊类型的斜视，当它与其他类型斜视伴发，特别是与垂直旋转斜视伴发时会为诊断带来一定困难。

【病因及发病机制】 DVD的病因及发病机制尚不明确，有学者从眼球上转（伴外旋）和再注视（伴内旋）的旋转方向，推论垂直集合运动主要是由于斜肌所介导，其理论的基础建立在下斜肌是垂直集合运动中主要的上转肌这一概念上。但是，也有许多观察很难与这个理论相一致。在DVD中，分离的眼位上转不仅在内转位而且在原在位和外转位上，甚至在一些病例中，外转位时眼球上转比内转位时上转角度要大，因此认为也有可能上直肌和下斜肌在上转时同时收缩，但是下斜肌更强的外旋转力量掩盖了上直肌的内旋转力量。也有学者认为主要是双眼上直肌较强或下直肌较弱，同时内外直肌也可有程度不等的强弱改变，因此除向上偏斜外还伴有内斜或外斜视。

尽管有许多学说，DVD的病因仍然不清，仍无一致的理论能解释DVD的所有表现。

【临床特征及诊断】

1. 眼位及眼球运动　当疲劳或注意力分散或人为遮盖一眼破坏融合时，被遮盖眼自发上转伴外旋转震颤，去除遮盖后，上转眼即下转并内旋转震颤回到中线，甚至可能越过中线呈低位，最终仍然回到中线，以视远时明显。上斜视的度数不稳定，一般情况下遮盖的时间越长，上转的幅度越大。当双眼交替遮盖时，被遮盖眼均为上斜视，两只眼上斜视的度数可能不等。非注视眼总是处于高位，此为本病的突出特点。

2. 旋转斜视　DVD常伴有外旋转斜视，仔细观察虹膜纹理或是结膜血管，可发现当眼位向上分离时发生外旋转，当上转眼回到中线时伴有内旋转。

3. 眼球震颤　接近一半的DVD病人伴发隐性眼球震颤，实际上很少遇见不伴有隐性

笔记

眼球震颤的 DVD 病人。遮盖或自发出现的外旋转和隐性眼球震颤也可能是分离性偏斜的唯一表现。

4. Bielschowsky 现象 采用梯度滤光板,即滤光板的密度从一端到另一端逐渐加深,其透光率逐渐降低。DVD 病人当遮盖一眼时,被遮盖眼上转,此时于注视眼前放置梯度滤光板,并移动滤光板,使其密度逐渐增加,注视眼看到的灯光逐渐变暗。这时候对侧被遮盖的眼从上斜位逐渐向下转动,直到水平位。再将注视眼前梯度滤光板反向移动,使其密度逐渐降低,逐渐恢复注视眼前光强度,则被遮盖眼再次逐渐上转。这表明当注视眼前的滤光板密度逐渐降低,注视眼接受的光强度逐渐增加,对侧被盖眼就逐渐上转;注视眼前的滤光板密度逐渐增加,注视眼接受的光强度逐渐减弱,则对侧被盖眼就逐渐下转。

5. 头位侧转后向一侧注视,遮盖外转眼以内转眼注视时,外转眼呈上转位,此点可与下斜肌功能亢进相鉴别,后者表现为内转眼上转明显。

6. 头位异常 异常头位发生率为 23%～35%。合并头位异常的原因尚不清楚。大多数学者报道头位偏向更低角度垂直斜视眼的方向,但也有相反的结果报道。

7. 斜肌功能 DVD 的病人可伴有或不伴下斜肌功能亢进,可能也伴有上斜肌亢进和向下注视时 A 型外斜。

8. 合并其他类型斜视 DVD 可在双眼视功能正常的病人中作为一种孤立的特征出现,但是也常伴发于其他类型斜视,在婴儿型内斜视和婴儿型外斜视中发生率最高,婴儿型内斜视的患儿中 50%～90% 伴有 DVD。由于内眦部对内斜眼的遮盖作用,以及内斜视时的集合作用对 DVD 和眼球震颤存在一定的抑制机制,临床上有时不易被发现。DVD 也可伴发于调节性内斜视、外斜视、知觉性斜视和 Duane 综合征等,并且很多病例是在水平斜视矫正术后被发现。

9. Helveston 综合征 由 Helveston(1969)首先描述,包括 DVD、A 型外斜视及上斜肌功能亢进一组三联征的症候群。

10. 视功能 DVD 病人存在主动的抑制机制,当眼球上转时可表现为单眼抑制,或视网膜垂直异常对应,不产生复视,因此病人也多无明显自觉症状。如果不伴有其他斜视,当控制正位时病人可以有一定程度的双眼视功能和正常视网膜对应。可伴有或不伴有弱视。

11. 其他 DVD 常常是双眼、不对称的。单侧 DVD 常发生在深度弱视眼和知觉性斜视中。

【检查】

1. 视力检查 对于 DVD 的视力检查,由于其合并隐性眼球震颤,当遮盖一眼时即出现眼球震颤,注视眼不能稳定注视,势必影响视力检查结果。所以检查该病病人的视力时宜采取云雾法检查,以免诱发隐性眼震。

2. DVD 的斜视度测量常不稳定,结果多变,检查存在一定难度,很难做到精确无误。

(1)三棱镜遮盖法:测量 DVD 偏斜角度时可应用三棱镜交替遮盖的方法测量其偏斜度。把三棱镜放在上斜眼前,基底向下,交替遮盖并逐渐调整三棱镜的度数,直到上斜眼不再有上下转动为止。若为双眼 DVD,则双眼分别检查,被测量眼遮盖时间稍长些,方能较好地诱导该眼的上转运动。对斜视眼视力极差或注视不良的病人也可采用 Krimsky 法,即在斜眼前置底向下的三棱镜,逐渐增加度数,直至角膜反光点位于瞳孔中心,此三棱镜度即眼位偏斜度数。

(2)复像检查:把暗红色玻片分别交替放在双眼前,放红玻片眼视网膜上的照度降低,则能够诱发上斜视和复视。此时无论哪只眼注视,所看见的红像总是位于白像下方,这说明盖红玻片的眼总是处于上斜位。用三棱镜中和,测得的复像分离的幅度即为垂直斜视度。

(3)同视机检查法:用小度数融合画片,以交替亮灭法检查,灯灭时间相对长一些,便

笔记

很容易观察到灯灭侧眼的上转及外旋运动，同时伴有眼球震颤。而灯亮时则该眼为下转及内旋运动。

（4）凸透镜法：即于受检眼前置 +10D～+20D 凸透镜，使该眼视网膜物像模糊，两眼融像分离，便可诱导出受检眼的上转及外旋运动。

【鉴别诊断】

典型 DVD 具备交替遮盖时被遮盖眼在各诊断眼位均上斜、外旋转、隐性或显性眼球震颤等特殊表现，结合上述检查方法可明确显示 DVD 与其他垂直旋转斜视不同。

但有时若 DVD 不合并水平斜视，且上斜视角度较小，检查时病人紧张或过度集中注视，DVD 则不易暴露；合并交替性外斜或内斜时，常在水平斜视矫正后数日或数月内才发现DVD；合并垂直肌麻痹或过强时，有时也可掩盖了 DVD 现象。此时应注意仔细进行检查。

DVD 应与下斜肌功能亢进相鉴别，但注意下斜肌功能亢进也可以与 DVD 伴发。

（1）下斜肌功能亢进的病人，眼位的上转主要发生在内转位，除非同时存在着同侧上直肌的挛缩，否则在外转位一般不发生上转，并常伴有 V 型斜视。而 DVD 病人的非注视眼在内转位、原在位和外转位都会上转，内转时眼位上转是因为内转眼被鼻梁所遮挡，融合被破坏。在 2～3 岁的儿童中，鼻梁还没有完全发育，因此内转时眼位上转不容易诱导。DVD 病人切断下斜肌后，眼球内转时仍然有上转。

（2）下斜肌功能亢进的病人，当受累眼向亢进的下斜肌作用方向（内上转位）注视时，对侧眼的上直肌表现为力量减弱，一种继发的假性麻痹。而 DVD 的病人做同样的检查，对侧眼的上直肌则可不表现出力量不足。

（3）下斜肌功能亢进的病人，当交替遮盖对侧眼时，去遮盖眼重新注视运动的下转速度较快，约为 200°/s～400°/s，DVD 眼球下转速度则较慢，约为 10°/s～200°/s。

（4）下斜肌功能亢进的病人，眼球从分离位回到原在位时，观察不到眼球内旋转，而 DVD 则发生典型的缓慢、有张力的内旋转运动。

（5）复视像检查：下斜肌功能亢进者第一眼位常有垂直斜视，红玻片检查时高位眼像位于下方，低位眼像位于上方；DVD 则不论那只眼前放置红玻片，总是红玻片眼的物像位于下方，说明戴红玻片的眼总是处于高位。

【治疗】

1. 非手术治疗 既往观察成人的 DVD 不如儿童中常见，因此认为 DVD 随着时间有自愈的倾向，对儿童病人不主张早期手术。DVD 的病人通常没有症状，不会主诉复视，如上斜程度轻，无碍外观，不合并其他类型斜视，具有一定的双眼视功能，则无需治疗。然而当病人注意力分散或者疲劳时，眼位会显著上移，影响外观和视功能，则需要治疗。

对于不愿手术的病人，可以选择保守疗法改善上斜。通常采用光学或药物压抑方法，使非上斜眼（注视眼）或上斜程度较轻的眼的视力低于上斜较重的眼，转换病人的注视眼，使经常上转的眼变为注视眼，从而控制眼球上转，减轻上斜视，改善外观。对 DVD 程度轻者也可给予双眼视功能训练，增强融合力。对伴有屈光不正或弱视者，要给予对症治疗。

2. 手术治疗 由于 DVD 发病机制不明，影响因素多，上斜视度以及同时合并的其他斜视度不稳定，因此，是一种很难准确定量的手术，给手术设计带来一定难度，使手术的效果存在一定的不确定性。关于矫治 DVD 的手术方式有很多，对采用何种术式最佳，各家意见不一。主要包括：

（1）上直肌后退；

（2）上直肌后退联合上直肌后固定缝线；

（3）下斜肌前转位或联合上直肌后退；

双眼 DVD 一般主张同期手术，若不同时手术，两次手术时间的间隔不应该太长，否则未手术的一只眼上转程度会变得特别明显。

如果存在斜肌因素，应先行斜肌手术，后作上下直肌手术。近年来被很多学者所采用的下斜肌前转位术，临床上收到了较好的限制眼球上转的作用。同样，如果不伴有斜肌功能的异常，则以直肌手术为主，不能以直肌手术与斜肌手术相互替代。

对 DVD 合并 A 型斜视、上斜肌功能亢进的 Helveston 综合征的病人，可考虑同期行上斜肌和上直肌减弱术。对同时存在的水平斜视矫正时，一定要遵守同一只眼直肌手术不超过二条直肌的原则，同期或分期进行。

第六节 单眼上转不足

【定义】 单眼上转不足（monocular elevation deficiency）是指同一眼的上直肌和下斜肌共同麻痹，也称作双上转肌麻痹（double elevator palsy）。除上直肌和下斜肌共同麻痹外，还包括了下直肌限制或者单一上转肌的力量减弱。

【病因】 单眼上转不足可分为先天性单眼上转不足和后天性单眼上转不足。无论先天性或后天性单眼上转不足，均较为少见。婴幼儿先天性单眼上转不足的病因目前尚不十分清楚，多数学者认为病变是核上性的，可能与母体怀孕期间某种因素导致动眼神经核受到损害有关。后天性单眼上转不足可能因甲状腺功能不全或外伤性眶底骨折、颅脑肿瘤、炎症等因素导致动眼神经麻痹所致。

【临床特征】

1. 眼位 第一眼位常为受累眼下斜视，双眼上转时患眼下斜视更明显。若以患眼作注视眼，则健眼可表现为上斜视。少数病人第一眼位可为正位，双眼向上运动时方表现出垂直斜视（图 9-7）。

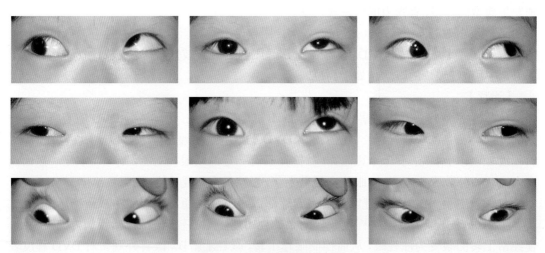

图 9-7 单眼上转不足（右眼）

右眼（患眼）做注视眼，左眼表现为上斜视；无论双眼运动或单眼运动，右眼向颞上方、正上方、鼻上方运动均受限，下方运动正常

2. 眼球运动 眼球上转受限，无论双眼运动或是单眼运动，患眼向正上方、颞上和鼻上方转动均受限。

3. 双眼视功能 病人一般无同时知觉，非注视眼常有抑制，并有弱视，若患眼为注视眼，则健眼（非麻痹眼）可有弱视。

4. 代偿头位 若病人具有一定的双眼视功能，可有下颌上举的异常头位，以获得下方视野的融合功能。如果一眼有抑制和弱视，则可无代偿头位。

笔记

5. 上睑下垂　原在位时患眼常常存在上睑下垂或假性上睑下垂，而且可能比上斜视更引人注意。其中50%的病人伴有真性上睑下垂，也有些病人伴有下颌瞬目综合征。让病人用上睑下垂的眼（低位眼）注视，可以很容易地区别上睑下垂的真假。假性上睑下垂者，用低位眼注视，当眼球上转至接近第一眼位时，则上睑位置可抬至正常；真性上睑下垂者此上眼睑位置仍低于正常或保持在原来高度。

6. 牵拉试验　被动牵拉试验时，当牵拉眼球向内上方和外上方转动，双上转肌麻痹的病人无抗力感，即无限制因素。但后期若伴有下直肌挛缩，则被动牵拉试验可为阳性。

7. Bell 征　两只眼 Bell 现象不对称，患眼 Bell 现象较差或不存在，而对侧眼则正常。

8. 下睑变化　患眼长期下斜视，下直肌牵制作用可致下睑缘轻度退缩。

【治疗】

以手术治疗为主。但若第一眼位无明显垂直斜视和异常头位，可不急于考虑手术治疗，或行健眼上直肌 Faden 手术（上直肌后固定术），以在不影响原眼位的前提下，减弱健眼上转力量，改善上转时的垂直斜视外观。

原在位垂直斜视度大，伴或不伴有上睑下垂，或者存在异常头位者需手术治疗。手术原则以减弱患眼麻痹肌的拮抗肌（下转肌）和对侧眼（健眼）的配偶肌为主，也可同时或分期行患眼麻痹肌的加强术。或者行患眼内外直肌移位术（Knapp 术式），加强上直肌上转力量。

若麻痹眼为注视眼，双上转肌麻痹程度较轻，而对侧眼上转肌亢进比较明显，也可以减弱对侧眼的上转肌，使其视轴下转，消除原在位和阅读眼位的垂直斜视，减轻或消除异常头位。

无论选择何种手术方式，在制定手术方案时要充分考虑保证正前方和下方功能视野无复视。

上睑下垂手术应在垂直斜视矫正后再考虑是否需要进行。

知识拓展

上斜肌麻痹的分型

上斜肌麻痹有不同的分型方式，Knapp、Scott、Von Noorden、Helveston 等人都提出了自己的分型方式，应用比较多的是 Knapp 的分型法。由于上斜肌麻痹的临床表型不同，手术方案应给予个性化设计。上斜肌麻痹可分为7种类型。

1型：最大偏斜角位于麻痹肌的直接拮抗肌作用方向，即下斜肌功能亢进。此时应行麻痹眼同侧的下斜肌减弱手术。

2型：最大偏斜角位于麻痹肌作用的方向，即上斜肌功能减弱。此时应行麻痹眼同侧的上斜肌加强（折叠）术，对侧眼下直肌后退可作为第二选择（若发生上斜肌的解剖变异、缺如等情况）。

3型：最大偏斜角位于整个对侧视野，即同时存在麻痹眼上斜肌功能减弱和下斜肌功能亢进。手术方案可根据垂直斜视角度，若原在位垂直斜视度≤25$^\triangle$，则根据下斜肌和上斜肌力量强弱和最大斜视角出现的方位，行同侧眼的下斜肌减弱或上斜肌加强（折叠）术；若原在位垂直斜视度>25$^\triangle$，则行同侧眼的上斜肌折叠联合下斜肌减弱术。

4型：最大偏斜角位于对侧全部视野和同侧下方视野，即麻痹眼的上斜肌功能减弱、继发拮抗肌（下斜肌）功能亢进、可能伴有继发性上直肌挛缩。手术方案可根据上直肌的牵拉试验结果和原在位的垂直斜视度，选择3型治疗[下斜肌减弱和（或）上斜肌折叠术]联合同侧上直肌或对侧下直肌减弱，二期手术也可加强同侧的下直肌。

5型：最大偏斜角位于整个下方注视视野（既往也称双下转肌麻痹），即麻痹眼的上斜肌功能减弱、可能伴有上直肌挛缩。手术方案则同样根据牵拉试验结果和原在位的垂直斜视度，行同侧上斜肌折叠，同侧上直肌后退，或同侧下直肌缩短，或对侧下直肌后退。

6型：双侧型。同1～5型，双侧手术。

7型：也称为犬牙（canine tooth）综合征，外伤性上斜肌麻痹并伴有内转时上转运动受限（后天性假性Brown综合征），常常由于滑车部外伤引起，应在术中寻找滑车、分离粘连，必要时联合额窦手术。

小　结

垂直斜视的正确诊断与治疗具有一定的挑战性。上斜肌麻痹是最常见的垂直斜视，是眼性斜颈的代表性疾病，长期代偿头位可诱发颜面、头颅和脊柱的畸形，检查明确应尽早手术，根据斜视角度、眼球运动情况、眼球旋转状态、双眼视功能程度选择合理的手术方式，矫正功能眼位的斜视并减小不对称性。下斜肌功能亢进和上斜肌功能亢进临床多见且常合并有水平斜视，若水平斜视合并有斜肌功能亢进和A-V征，建议同期处理。分离性垂直性斜视是一种与眼球运动Hering神经法则相矛盾的眼球垂直运动异常，当与其他斜视伴发时常会为诊断带来一定困难，尤其内斜视的集合作用常会对DVD有一定的抑制，应根据其特征性的临床表现仔细鉴别，DVD病人的非注视眼总是处于高位，上斜视角度不稳定，遮盖时间越长上转幅度越大，且视远时更明显，再注视时合并有内旋转震颤且扫视速度较慢。单眼上转不足和眼眶爆裂性骨折应明确病因和受累的肌肉，双上转肌麻痹的病因可为先天性核上性因素所致的上直肌和（或）下斜肌麻痹，也可能为各种原因所致的下直肌限制，如下直肌纤维化、甲状腺功能障碍、外伤、炎症等。眼眶爆裂性骨折病人除了可能出现斜视外，还常合并眼球内陷和眼部其他组织损伤，临床处理应综合考虑。

（亢晓丽）

二维码9-1
扫一扫，测一测

笔记

第十章

麻痹性斜视

本章学习要点

- 掌握：麻痹性斜视与共同性斜视的鉴别要点。
- 熟悉：动眼神经、滑车神经、展神经麻痹的临床表现、治疗原则及方法。
- 了解：后天性麻痹性斜视的常见发病原因。

关键词 麻痹性斜视 动眼神经麻痹 滑车神经麻痹 展神经麻痹

第一节 概 述

根据眼外肌的功能是否有运动障碍而将斜视分为共同性斜视和非共同性斜视两大类。非共同性斜视（incomitant strabismus）主要有麻痹性斜视（paralytic strabismus）和限制性斜视（restrictive strabismus）两种类型，其中最常见的非共同性斜视是麻痹性斜视。麻痹性斜视是由于先天性或后天性因素使得支配眼球运动的神经核、神经或肌肉本身发生病变所引起的单条或多条眼外肌完全或部分性麻痹所致的眼位偏斜，其偏斜角度因不同注视方向、距离及注视眼而有所不同，同时伴有不同程度的眼球运动障碍。根据麻痹性斜视发生的时间，通常将其分为先天性与后天性两种。前者为先天性发育异常，后者的发病原因主要有：

1. 由于支配眼外肌的神经发生麻痹，常见于：

（1）外伤：如颅底部，眼眶部发生外伤及脑震荡等。

（2）炎症：如周围性神经炎，脑及脑膜炎等。

（3）脑血管疾病：如脑出血、血栓等。

（4）肿瘤：眼眶或颅内肿瘤。

（5）内、外毒素：如病灶感染、酒精、烟草、铅、一氧化碳中毒以及白喉等。

（6）全身病：糖尿病等。

2. 眼外肌的直接损伤及肌源性疾患：如重症肌无力。

先天性麻痹性斜视应尽早采取手术的方法进行治疗，对于后天性麻痹性斜视，应以检查病因，治疗原发病为主。在发病早期，为改善病人双眼视功能，提高病人的生活质量，可为其配戴三棱镜或眼外肌注射肉毒杆菌毒素。待病情稳定后（一般病情需稳定6～12个月以上），方可考虑手术。

一、麻痹性斜视的临床特征

麻痹性斜视无论在症状和体征方面，均与共同性斜视不同，其特征可从自觉症状和临床体征两方面来阐述。

笔记

121

（一）自觉症状

1. 复视（diplopia）**与混淆** 除了先天性和出生后早期发生的麻痹性斜视外，复视和混淆是麻痹性斜视病人首先注意到的症状，常于发病后的当天发现。

复视是指将一个物体视为两个，病人自觉视物有重影，遮盖一眼后重影即可消失。这是由于眼位偏斜注视目标时，物像落于注视眼的黄斑区，同时也落于斜视眼黄斑区以外的视网膜上。这两个成像点不是一对视网膜对应点，所以两眼视网膜所接受的视刺激经视路传到视觉中枢时，不可能融合为一，而是感觉为两个物像，遂有复视。

混淆是由于两眼偏斜后，双眼的黄斑区（对应点）所接受的物像不同，两像在视觉中枢互相重叠，如同一张曝光两次的照片，物像模糊不清。

2. 眼性眩晕和步态不稳 眼性眩晕，指由于眼外肌麻痹引起的复视和混淆视，使病人感觉到眼前物像错位、模糊一片，甚至倾斜，而出现眩晕症状。当眼球运动时，斜视角不断地变化以致所视物体不能稳定，症状更明显。症状严重的会出现恶心和呕吐。由于突然的眼位倾斜，视觉定位功能被破坏，病人走路时步态不稳，常向一方偏斜。

3. 异常投射 又称过指现象。当麻痹性斜视病人用患眼注视物体并试图用手去接触该物体时，手总是不能准确地接触该物体而偏向一侧。因为用麻痹眼注视时，麻痹肌功能丧失或明显不足，使得患眼需要更多的神经冲动，眼外肌本体感受器发出信息，中枢接受错误信息后发出错误指令，故不能准确地接触目标。

（二）临床体征

1. 运动受限 眼球运动受限是麻痹性斜视的主要体征之一，主要表现在麻痹眼向麻痹肌作用方向运动受限。由于眼外肌具有较强的代偿能力，因此当某一眼外肌出现不全麻痹时，在单眼运动的检查上可能表现为完全正常，但在双眼运动时就能表现出受累眼运动的不协调性，尤其是向麻痹肌作用的方向注视时，受累眼的运动受限则表现得尤为突出。

2. 眼位偏斜 眼外肌麻痹一般引起患眼向麻痹肌作用相反的方向偏斜。例如右眼外直肌麻痹时，因外直肌为外转肌，故患眼向内偏斜。

3. 第一斜视角与第二斜视角不等 第一斜视角，又称原发偏斜（primary deviation），是指用健眼注视时，麻痹眼的偏斜度。第二斜视角或称继发偏斜（secondary deviation），是指以麻痹眼注视时，健眼的偏斜度。麻痹性斜视者若用患眼注视，为维持患眼在原在位（第一眼位），必须有过强的神经兴奋到达麻痹肌，健眼的配偶肌也接受过强的兴奋，表现为功能过强，故第二斜视角比第一斜视角大。

4. 斜视度因注视方向而不同 由于麻痹的眼外肌功能障碍，眼球向麻痹肌作用方向转动受限。当眼球向麻痹肌作用方向转动时，因该方向有运动障碍，故斜视度明显加大；向相反方向转动时，因为肌肉功能正常而没有运动障碍，故斜视度明显减少甚至消失。因麻痹肌在眼球向各个方向转动时所起的作用不同，故向不同方向注视时的斜视度也不同。向麻痹肌作用方向注视时，斜视度最大。

5. 续发共同性 一条眼外肌麻痹后可引起同侧眼和对侧眼其他肌肉的功能失调和继发变化。以右眼外直肌麻痹为例。右外直肌麻痹后，其拮抗肌——右内直肌功能亢进；其配偶肌——左内直肌功能过强；其间接拮抗肌——左外直肌功能减弱。此时出现双眼内直肌功能亢进和双外直肌功能不足或丧失。经过一段时间后，麻痹肌的功能部分恢复，这4条肌肉的功能也逐渐协调，表现为双眼内转功能亢进和外转功能不足的内斜视，且具备共同性斜视的特征，称为续发性共同性内斜视，与原发性共同性内斜视不容易区别。

6. 代偿头位 代偿头位是利用代偿注视反射以代偿某一眼外肌功能的不足，使能在一定注视范围内不产生复视，保持双眼单视的异常姿势。一般来说，将面转向复像距离最大的方向，即麻痹肌作用的方向。代偿头位由三个部分组成。

笔记

（1）面向左 / 右转，以克服水平性复视。当水平肌麻痹时，面向麻痹肌作用方向转，即面向左 / 右转，眼向相反方向注视。

（2）颏部上仰或内收，即头部上仰或下俯，可克服垂直性复视。上转肌麻痹时，颏部上仰，眼向下注视；下转肌麻痹时，颏部内收，眼向上注视。

（3）头向左 / 右肩倾斜，以克服旋转性复视（即物像倾斜）。大多数是向低位眼侧的颈肩倾斜。

麻痹性斜视的代偿头位，常可作为诊断的依据。先天性麻痹性斜视，尤其是先天性上斜肌麻痹的代偿头位可保持多年不变，重症者可引起眼性颈斜，并发生颈和颜面的肌肉和骨骼的改变。陈旧的麻痹性斜视，由于有继发的肌肉改变，代偿头位常不典型，甚至消失。

二、麻痹性斜视与共同性斜视的鉴别诊断

麻痹性斜视与共同性斜视的最主要鉴别点在于有无眼球运动障碍。两者的鉴别诊断见表 10-1。

表 10-1 麻痹性斜视与共同性斜视的鉴别

	麻痹性斜视	共同性斜视
病因	先天发育异常或产伤以及后天性的：①颅底部、眼眶外伤；②炎症：如周围性神经炎，脑及脑膜炎、鼻炎等；③脑血管疾病：如脑出血、血栓等；④肿瘤：眼眶或颅内肿瘤；⑤内、外毒素：如病灶感染、酒精、烟草、铅、一氧化碳中毒；⑥全身病：如糖尿病等	发病原因尚不清楚，可能与双眼视觉高级中枢功能异常有关。主要的学术观点有：调节学说、双眼反射学说、解剖学说和遗传学说
自觉症状	常有复视、代偿头位、眩晕、投射失误、步态不稳等症状	多无自觉症状。偶有复视症状者（如急性共同性内斜视、间歇性外斜视），不同方向的复视像距离相等
眼球运动	有障碍	无障碍
斜视角	第二斜视角大于第一斜视角，随注视方向改变而不同，向麻痹肌作用的方向注视时斜视度加大	第二斜视角 = 第一斜视角，各方向斜视度相等

以下按照支配眼外肌之神经的分类来分别讲述常见的麻痹性斜视。

第二节 动眼神经麻痹

支配眼外肌的脑神经有动眼神经、滑车神经和展神经。动眼神经是支配眼外肌的重要神经，它支配的眼外肌数量最多。动眼神经麻痹（oculomotor nerve palsy）可以引起多条眼外肌麻痹，也可合并瞳孔括约肌麻痹。

【病因】

1. 先天性 较为少见。

2. 微血管病 常见于糖尿病、高血压及动脉硬化。其中糖尿病眼肌麻痹中动眼神经麻痹占多数。

3. 后交通动脉瘤 由于后交通动脉瘤的位置及生长特点，压迫动眼神经时瞳孔神经纤维易受累，而且病人常有突然爆发的或间歇性头痛及眶周疼痛。

4. 脱髓鞘疾病。

5. 头部及眼眶外伤 外伤可直接或间接引起动眼神经的损伤，头部外伤所导致的动眼神经损伤多由脑与颅骨的相对移位，使动眼神经直接受牵拉或撞击于硬脑膜边缘及颅骨上所致。

笔记

6. 颅内感染或炎症。

7. 肿瘤　中脑、脑桥背部肿瘤可损害动眼神经核。某些颅内肿瘤可引起颅内压增高，从而间接压迫动眼神经。

【临床表现】

1. 完全性动眼神经麻痹（图 10-1）

（1）完全性或不完全性上睑下垂。

（2）瞳孔散大并固定。

（3）代偿头位：当上睑下垂遮盖瞳孔时，病人不能感知复视，故无代偿头位；不完全性上睑下垂时，病人可有代偿头位，即面部向受累眼对侧转。

（4）较大度数的外斜视并伴有小度数下斜及内旋。

（5）患眼内转、上转和下转功能障碍。

2. 部分性动眼神经麻痹

（1）眼睑和瞳孔可受累或不受累。

（2）可影响一条或多条眼外肌，上支（上直肌、上睑提肌）或下支（内直肌、下直肌、下斜肌和瞳孔）可单独受累；动眼神经所支配的每条眼外肌也可以单独受累，但非常少见。

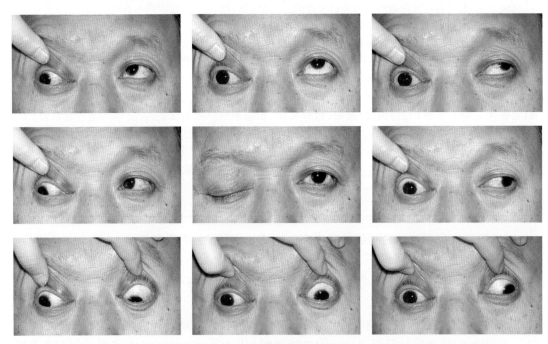

图 10-1　右眼动眼神经麻痹，表现为右眼上睑下垂，右眼内转、上转及下转运动均明显障碍

【鉴别诊断】

1. 先天性外斜视　见于儿童，发病一般在出生后六个月内，也叫婴幼儿性外斜视，其临床特点是外斜视度数较大，有时患儿不能配合检查，可能表现为眼球内转不到位，但可通过娃娃头试验来鉴别。因此，先天性外斜视与先天性动眼神经麻痹的鉴别要点是：眼球内转、上下转均无异常；无上睑下垂和瞳孔大小的异常。

2. 间歇性外斜视　病程较久的间歇性外斜视可合并下直肌功能不足，但与动眼神经麻痹最大的鉴别为前者能控制正位，斜视呈间歇性的特点，水平斜视度在各个方向上是相等的。

3. 眼球后退综合征　Ⅱ型眼球后退综合征的病人在第一眼位时表现为外斜视，且眼球内转受限，经常误诊为动眼神经麻痹。其鉴别要点为，眼球后退综合征病人眼球内外转均受限；眼球内转时多合并眼球后退，睑裂缩小，外转时眼球前移，睑裂变大；有部分病人在

笔记

眼球内转时出现异常运动,如上射或下射。

4. 眼眶外伤所致的限制性斜视 当眼眶外壁骨折造成外直肌嵌顿,造成眼球内转限制。但可以通过影像学检查发现外直肌嵌顿的阴影,被动牵拉试验呈阳性结果。

5. 甲状腺相关眼病 由于甲状腺相关性眼病最先累及内直肌,所以该病常合并有外斜视的出现;又由于该病在进展过程中几乎波及所有的眼外肌,所以在临床表现上与动眼神经麻痹有相似之处。其临床鉴别要点是:病人多有甲状腺功能亢进病史,表现有眼球突出、睑裂增大和眼睑的后退和迟落,实验室检查可发现 T_3、T_4 的异常,影像学检查可见眼外肌呈梭形肥大,被动牵拉试验阳性。

【治疗】

1. 药物及非手术治疗

(1)治疗原发病:对于后天性动眼神经麻痹的病人需要进行详细的神经科检查以及内科疾病的筛查。由于动眼神经麻痹多见于 60 岁以上的老年人,且一般糖尿病和高血压病人多见,所以对于原发病的治疗是非常重要的。

(2)辅助药物治疗:在治疗原发病的同时使用如维生素 B_1、维生素 B_{12}、肌苷、三磷腺苷、辅酶等药物,可促进肌肉功能的恢复。全麻痹的病人,可出现外直肌的挛缩,可早期应用肉毒杆菌毒素 A 进行外直肌肌腹内注射,使其暂时麻痹,既可减轻或消除复视,又可保护外直肌,避免其发生纤维化。该药物作用可维持数周到数月,根据病情可多次注射。

(3)非手术治疗:对于不能耐受复视的病人可做单眼遮盖,斜视度数较小的可配戴三棱镜矫正。

2. 手术治疗

(1)治疗时间:一般对病因和保守治疗无效,病程超过 6 个月以上,才考虑手术治疗。且上睑下垂的矫正手术应当在斜视手术之后进行,以避免因患眼下斜视所导致的暴露性角膜炎。

(2)手术治疗的原则及方法:根据肌肉麻痹的程度,减弱内直肌的拮抗肌(外直肌)的力量,加强麻痹肌的力量。

一般动眼神经麻痹分为完全麻痹和不完全麻痹,对于完全性麻痹的病人手术治疗很困难,因为受累肌肉太多,手术的目的只能改善第一眼位的外观,术后眼球运动仍然很差,病人也因此很难恢复双眼视功能。采取的手术方式为:外直肌超常量后退,内直肌超常量缩短。

对于部分麻痹的病人可采用外直肌的适当减弱,内直肌适当加强的方法,以消除或减小正前方视野内的复视。如有下方视野有复视,眼球下转不足时,还可加强受累的下直肌,减弱对侧眼的下直肌,达到消除或减小下方视野复视的目的。

第三节 滑车神经麻痹

滑车神经麻痹(trochlear nerve palsy)是最常见的麻痹性斜视,滑车神经核位于中脑下丘平面,动眼神经核下端,大脑导水管腹侧中央灰质中,其纤维走向背侧顶盖,在顶盖与前髓帆交界处交叉后在下丘下缘出脑干,再绕向腹面,穿过海绵窦,与动眼神经伴行,经眶上裂进入眶内,支配上斜肌。

【病因】

1. 先天性 大多数滑车神经麻痹都是先天发生的,可能是由于滑车神经核发育异常或其外周神经分支发育不正常所致。

2. 严重的颅脑闭合性损伤 这是后天获得性滑车神经麻痹最常见的原因。一般头部的外伤较重,有短暂的昏迷病史。

3. 微血管疾病 主要有糖尿病、高血压、脑血管硬化等。

笔记

4. 脑部疾病 如脑部的良性或恶性肿瘤、脑部的血管瘤、多发的脱髓鞘病变和多发性硬化等。

【临床表现】

1. 先天性 先天性上斜肌麻痹表现以代偿头位为主,典型的代偿头位为:头向对侧肩倾斜、面转向健侧眼、下颌内收。如为双侧上斜肌麻痹,第一眼位由于垂直斜视不明显,病人仅可仅表现出下颌内收。由于代偿头位的存在,大部分病人都能保留很长时间的双眼视功能,甚至到成年。但由于麻痹的斜视角度在各个方向上的扩散,续发出现共同性斜视的特点,这时可破坏双眼视功能,如合并水平斜视的出现,常表现出内斜 V 征或外斜 V 征(见图 9-2)。在对成年病人进行诊断时,如合并"V"征和续发共同性时,往往要对病人不同年龄时期照片的头位进行比对,根据其头位的变化判断其原发受累的肌肉。

2. 后天性 后天性上斜肌麻痹,多以复视为主,而不表现出头位。但由于头部外伤造成双侧上斜肌麻痹的病人则不同,这种病人一般有外伤后昏迷病史,眼球运动障碍及垂直斜视表现不明显,而表现出的是旋转复视,由于上方视野内的复视小,下方视野内的复视较大,所以病人常常将下颌内收以避免复视的干扰。

3. 眼肌检查特点 ①第一眼位垂直偏斜,且当眼转向受累眼(高位眼)对侧时垂直偏斜加大;②患眼上斜肌力弱、下斜肌功能亢进;③旋转斜视,尤其是双眼上斜肌麻痹的病人,旋转斜视度常超过 10°;④ Bielschowsky 试验阳性。

4. 先天性与后天性上斜肌麻痹的鉴别要点 由于两种类型的麻痹性斜视在治疗原则上有很大的差异,故掌握二者的鉴别点非常重要(表 10-2)。

表 10-2 先天性上斜肌麻痹与后天性上斜肌麻痹的鉴别

	先天性上斜肌麻痹	后天性上斜肌麻痹
病因	不明确	外伤、炎症、肿瘤、血管性疾病
症状	无	复视、眩晕
代偿头位	有	多数无
面部不对称	有	无
视物倾斜	无	有
垂直融合范围	大	正常

【鉴别诊断】

1. 上直肌麻痹 患眼下斜视,可伴有同侧上睑下垂,患眼外上转受限,Bielschowsky 征患侧阴性。

2. 原发性下斜肌亢进 原发性下斜肌亢进 Bielschowsky 试验阴性,且上斜肌不落后。

【治疗】

1. 保守治疗 后天性麻痹的患者病人需要进行详细的病因学检查,对于垂直斜视度较小的病人可配戴三棱镜进行矫正。

2. 手术治疗 大多数滑车神经麻痹的病人都需要手术治疗。不同于其他垂直斜视手术指征的是,当患眼下斜肌明显亢进,尽管垂直斜视度小于 $10^\triangle$,也可行手术治疗(下斜肌断腱术)。

手术的一般原则为:减弱麻痹肌的拮抗肌(患眼下斜肌断腱术)和配偶肌(对侧眼下直肌后徙术);加强麻痹肌的力量(患眼上斜肌折叠术);适当减弱麻痹眼侧的上直肌。

对于垂直斜视表现不明显,而以旋转斜视为主的病人,手术采用 Harada-Ito 术式,将上斜肌的前半部分向外和前方进行矢状移位,以加强上斜肌的内旋力量。该手术并不产生垂直斜视,只是改善旋转方向的斜视度,所以是矫正旋转斜视的最佳手术方式。

笔记

第四节　展神经麻痹

展神经在颅内行程较长，最易受损，导致展神经麻痹（abducens nerve palsy）。

【病因】

1．儿童常见病因

（1）先天性

（2）头部及眼眶外伤

（3）脑积水

（4）病毒感染

（5）脑干疾病

（6）肿瘤（脑桥的神经胶质瘤）

2．成人常见病因

（1）微血管病（高血压、糖尿病、动脉硬化）

（2）颅脑外伤

（3）颅内或鼻咽部肿瘤

（4）脱髓鞘疾病

【临床表现】

1．第一眼位表现为内斜，且内斜度数在向患侧注视时加大。

2．患眼外转功能减弱（图 10-2）。

3．视远的斜视度 > 视近的斜视度。

4．面转向患侧眼的方向。

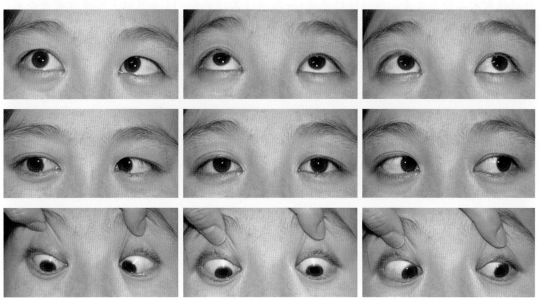

图 10-2　右眼展神经麻痹，表现为右眼外转障碍

【鉴别诊断】

1. Duane 眼球后退综合征　不仅具有眼球的外展功能障碍，同时伴有睑裂的开大。当内转时出现眼球后退，睑裂缩小。

2. 先天性内斜视　由于病程较久或者交叉注视的影响，先天性内斜视病人常常会出现外转障碍的表现。如果是由于交叉注视所导致的，当遮盖单眼一定时间后，外转障碍即可

笔记

消失；如果由于病程久发生了内直肌纤维化，则可通过牵拉试验来鉴别。此外，先天性内斜视病人可以从病史、合并下斜肌亢进或者 DVD 等特点上与展神经麻痹相鉴别。

3. 甲状腺相关眼病　常伴有甲状腺病的全身和眼部的症状，如眼球突出、眼外肌肥大、眼睑的挛缩和迟落等，被动牵拉试验阳性。

【治疗】

1. 非手术治疗　对于后天性展神经麻痹的病人需要进行详细的病因学检查，对于由全身性疾病引起的病人，要进行系统的内科治疗。较小度数的斜视病人可配戴三棱镜校正，较大度数的斜视病人，为避免其麻痹肌之直接拮抗肌发生挛缩及纤维化，可在疾病早期于麻痹肌内直肌注射肉毒杆菌毒素。

2. 手术治疗　对于先天性展神经麻痹病人可尽早手术，术后对麻痹眼进行弱视训练。对于后天性展神经麻痹，经保守治疗 6 个月以后仍不恢复，斜视度稳定者即可手术。对于展神经不全麻痹，内斜视的度数较小的，进行单纯的外直肌加强就可消除复视；内斜视度数较大的，外直肌加强的同时要进行拮抗肌内直肌的减弱术。对于展神经完全麻痹的病人，可在内直肌减弱的同时行外直肌与上下直肌的连接手术（Jensen 手术），或考虑二期行上下直肌的移植手术。

小　结

　　麻痹性斜视是由于先天性或后天性因素使得支配眼球运动的神经核、神经或肌肉本身发生病变所引起的单条或多条眼外肌完全或部分性麻痹所致的眼位偏斜，其偏斜角度因不同注视方向、距离及注视眼而有所不同，同时伴有不同程度的眼球运动障碍。先天性麻痹性斜视应尽早采取手术的方法进行治疗，对于后天性麻痹性斜视，应以检查病因，治疗原发病为主。在发病早期，为改善病人双眼视功能，提高病人的生活质量，可为其配戴三棱镜或眼外肌注射肉毒杆菌毒素。待病情稳定后（一般病情需稳定 6～12 个月以上），方可考虑手术。

（王乐今）

二维码 10-1
扫一扫，测一测

笔记

第十一章

特殊类型斜视

本章学习要点

- 掌握：特殊类型斜视的一般特征和治疗原则。
- 了解：特殊类型斜视的可能病因及发病机制。

关键词 分离性斜视 上斜肌腱鞘综合征 先天性脑神经异常支配眼病

先天性眼外肌纤维化 Duane 眼球后退综合征 Möbius 综合征

眼眶爆裂性骨折 甲状腺相关眼病

第一节 概　　述

斜视的常见类型是共同性斜视以及麻痹性斜视，而某些特殊类型的斜视则具有特定的临床特点，常常是由于眼外肌及其周围附属结构出现异常或者是异常的神经支配造成。临床常见的特殊类型斜视包括：分离性斜视、上斜肌腱鞘综合征、先天性眼外肌纤维化综合征、Duane 眼球后退综合征、Möbius 综合征、高度近视伴有的内斜视、甲状腺相关眼病、慢性进行性肌营养不良、重症肌无力等。

第二节　分离性斜视

【病因及发病机制】　分离性斜视是一类较为特殊的斜视，斜视眼处于分离状态，可表现为垂直分离（DVD）、水平分离（DHD）或旋转分离（DTD），也可三种状态并存，该型斜视不遵循 Hering 法则，多双眼发病，双眼不对称，斜度不稳定。

【临床特征】　分离垂直性偏斜在分离性斜视中最常见，相关内容请见第九章。

分离水平性偏斜具有间歇性的特点，即斜视间歇出现，病人可控制眼位，保持正位，分离水平性偏斜中外斜视更为多见，分离性外斜视远多于分离性内斜视。

分离水平性偏斜的斜视常常表现为双眼不对称，可以表现为双眼斜视度数不等，也可以表现为一眼外斜、另一眼内斜，甚至一眼水平斜视、另一眼垂直斜视。

分离水平性偏斜的分离眼可以伴或不伴上飘（DVD），也有病人表现为一眼 DVD、另一眼 DHD，病人常常可见外旋、隐性眼震。

分离水平性偏斜在临床上需要与间歇性外斜相鉴别，前者虽也可表现为外斜视间歇存在，但双眼是非对称性向外分离或单眼向外分离，且斜视度不稳定，难以用三棱镜准确中和。此外，分离水平性偏斜眼球运动无受限，但两眼分别注视时斜视角多不相等，违背 Hering 法则，甚至存在水平方向的 Bielschowsky 现象。

分离水平性偏斜还需要与间歇性外斜合并调节性内斜视相鉴别，后者视远外斜视，斜度稳定，视近内斜，戴远视镜后内斜减轻或消失。而分离水平性偏斜向内分离可同时合并向外分离：在注意力不集中时常表现外斜；一眼注视时另眼外斜视，转换另眼注视后原注视眼出现内斜视。

分离旋转偏斜可见分离眼外旋，常常于遮盖后出现或自发出现，多伴有隐性眼震。分离旋转偏斜常常需要仔细观察虹膜纹理、结膜血管才能发现。

【治疗】 明显的分离水平性偏斜需要手术治疗。通常采用外直肌后徙术，手术量为5～7mm。此外，还可联合 Faden 术（后固定缝线术）。合并双眼 DVD 时可行双眼上直肌后徙术，手术起点一般为 7mm。

分离旋转偏斜通常不需处理。

第三节　上斜肌腱鞘综合征

【病因及发病机制】 上斜肌腱鞘综合征（Brown's syndrome）最先由 Brown 于 20 世纪 50 年代报道，故也称为 Brown 综合征。其特征性的改变为眼球内转时上转受限，最初认为是由于上斜肌前鞘变短所致。Brown 及其他学者后来逐渐放弃了这种理论。

上斜肌腱鞘综合征可以是先天性发病，也可以是后天性发病。有的病例表现为恒定性，有的病例为间歇性。后天性上斜肌腱鞘综合征的主要病因是滑车损伤或全身性炎症导致。后天性的病例较先天性病例更多地表现为间歇性，而且更容易自发缓解。一般认为，上斜肌腱在滑车部位受到限制是上斜肌腱鞘综合征的主要原因。该病多单眼发病，双眼发病者大约只占 10%。

【临床特征】 临床特征为眼球内转时上转受限，外转时逐渐减轻乃至正常（图 11-1）。向上注视时有双眼分开的趋势，即表现为外斜 V 征，此点有助于与下斜肌麻痹相鉴别。本病与下斜肌麻痹相鉴别的最主要方法是被动牵拉试验，当牵拉眼球向内上方转动时如有明显阻力为被动牵拉试验阳性，阳性者为上斜肌腱鞘综合征。此外，上斜肌腱鞘综合征在内下转时可出现下射，而上斜肌亢进时内转时缓慢下转，不会有突然的下射现象。

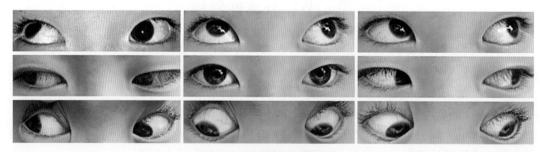

图 11-1　上斜肌腱鞘综合征
右眼球内转时上转明显受限

上斜肌腱鞘综合征可分为轻度、中度和重度。轻度者原在位没有下斜视，内转时也没有下射。中度者内转时有下射，但是原在位仍不表现下斜视。重度者既有原在位的下斜视，也有内转时下射现象，同时，还可伴有下颌上抬，面侧转等代偿头位。个别病例虽有明显的下斜视，但不伴有代偿头位，这样的病例多伴有水平斜视，需高度警惕患眼可能患有弱视。轻、中度病人原在位没有下斜视，一般也不伴有代偿头位，常常不需处理，大约 2/3 的上斜肌腱鞘综合征为轻中度。

笔记

【治疗】　后天性上斜肌腱鞘综合征不应急于手术,应积极寻找病因。与鼻窦炎症有关的上斜肌腱鞘综合征经由眼眶和鼻部 CT 检查有助确诊,由风湿性关节炎等系统性炎症所致的病变可随原发病的缓解而得到改善。口服或滑车附近注射皮质类固醇可改善病情。此外,有些病例可自发缓解。

先天性上斜肌腱鞘综合征或后天性者虽经治疗也不见缓解,病人在原在位有明显的下斜视,或有代偿头位时,可考虑手术处理。手术方法包括上斜肌断腱术,但断腱后可出现医源性上斜肌麻痹,据报道发生率为 44%~82%,此后还需处理同侧的下斜肌。为减少此类并发症,可考虑采用上斜肌肌腱延长术或上斜肌后徙术治疗上斜肌腱鞘综合征。

第四节　先天性脑神经异常支配眼病

一、先天性眼外肌纤维化

【病因】　先天性眼外肌纤维化(congenital fibrosis of extraocular muscle,CFEOM)是一种先天性眼外肌异常,是由于眼外肌被纤维组织替代所导致的眼球运动限制性改变。可以仅累及单一眼外肌,也可以累及双眼所有眼外肌。本病病因不明,某些病例可有眼眶炎症。诊断主要依据是眼球运动出现限制性改变,被动牵拉试验阳性。

【分类与临床特征】　本病可分为五种类型:

1. 先天性眼外肌纤维化　是先天性眼外肌纤维化中最严重的一种类型,可累及双眼所有眼外肌,包括上睑提肌,病人出现上睑下垂。本类型中常染色体显性多见,也可见于常染色体隐性。

2. 先天性单眼眼外肌纤维化　常伴眼球内陷和上睑下垂,没有家族史。常累及单眼所有眼外肌和上睑提肌。

3. 先天性下直肌纤维化　单独累及下直肌,可以是单眼,也可以是双眼,上睑提肌也常常受累。可以是散发病例,也可能有遗传史(图 11-2)。

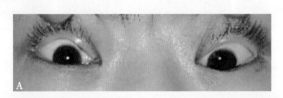
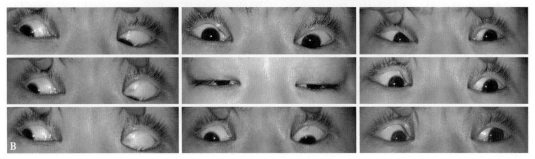

图 11-2　先天性眼外肌纤维化

A. 第一眼位　双眼下斜视　B. 九个诊断眼位,累及双眼下直肌、上睑提肌,双眼上睑下垂,双眼上转受限

4. 固定性斜视　累及水平直肌,内直肌受累最常见,常常伴有严重的内斜视,个别病例累及外直肌。

5. 垂直后退综合征　累及上直肌,患眼不能下转。

笔记

【治疗】 本病主要采用手术治疗，但手术较困难，且术后效果难以预测。手术主要是松解纤维化的眼外肌和周围组织。手术主要目的是获得原在位的正位，并不能改变眼球运动异常。

二、Duane 眼球后退综合征

【病因及发病机制】 Duane 眼球后退综合征（Duane retraction syndrome，DRS）是以内转或企图内转时眼球后退，同时内转时睑裂缩小、外转时睑裂开大为主要特征的眼球运动异常性疾病。水平方向的运动受限是常见的体征，严重病例可见内转时上射或下射。研究表明，妊娠期第四周的发育缺陷可导致眼球后退综合征。本病女性多见。

解剖学的研究表明，本病展神经核发育不良或缺失，而动眼神经异常走行错位支配外直肌。肌电图研究表明，外直肌存在矛盾性支配，即外转时神经冲动减少而内转时反而增加。也有报道存在着内直肌、上下直肌以及斜肌之间异常的协同神经支配。手术过程中常常可见到内直肌宽阔且张力大、外直肌出现纤维化，牵拉试验阳性。

【分型和临床特征】 临床上主要依据水平运动受限的情况将本病分为三类：

（1）Ⅰ型：外转受限，原在位常常存在内斜视或正位（图 11-3），此型最多见，约占 50% 或以上。

（2）Ⅱ型：内转受限，原在位常常存在外斜视，此型最少见，仅占 5%。

（3）Ⅲ型：内、外转均受限，原在位表现可以为内斜视、外斜视或正位。

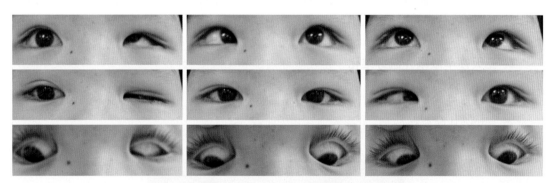

图 11-3 Duane 眼球后退综合征Ⅰ型
双眼外转受限，外转时睑裂开大，内转时眼球后退、睑裂缩小

本病单眼多见，只有大约 15% 为双眼，双眼的类型和严重程度可有不同。有些病人有代偿头位并有双眼视的发育。本病可合并弱视和屈光不正。

【治疗】 手术只能起到部分改善的作用。手术的指征是：原在位有斜视、异常头位、明显的眼球后退以及上下射。直肌减弱术是治疗本病最常用的方法。

对于最常见的Ⅰ型病人的内斜视，后徙受累眼的内直肌可矫正内斜视及代偿头位。如斜度较大，可进一步考虑后徙对侧眼的内直肌。外直肌的加强术一般不予采用，否则，术后可致眼球后退加重。有学者提出可采取垂直肌移位术改善外转。内直肌注射肉毒杆菌毒素尚有争议。

对Ⅱ型病人的外斜视，后徙受累眼的外直肌可矫正外斜视及代偿头位。如斜度较大，亦可考虑后徙对侧眼的外直肌。同样，内直肌的加强术一般不予采用。外直肌后徙对缓解上下射也有作用。

对Ⅲ型内、外转均受限的病人，如果原在位没有明显斜视或代偿头位，一般不需手术。如眼球后退明显，可考虑内外直肌同时后徙。外直肌"Y"型劈开以及后固定缝线术对缓解

笔 记

上、下射有一定作用。

三、Möbius 综合征

【病因】 由于展神经和面神经麻痹所致的先天性眼病，主要表现为患眼内斜视、不能外转伴有面具脸。

【临床特征】 患眼内斜视、外转受限，可有注视麻痹，表明病变不仅限于神经核，也可累及脑桥旁正中网状结构。许多病人同时有舌部、肢体及胸部发育异常。由于有面神经麻痹，病人表现为面具脸，笑时没有表情（图 11-4）。

有的病人内、外转同时受限，但有集合存在，类似于注视麻痹，也有病人内转时有睑裂变化，个别病人有垂直肌受累。

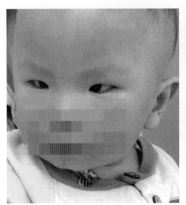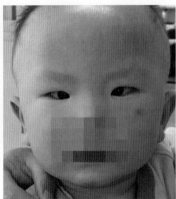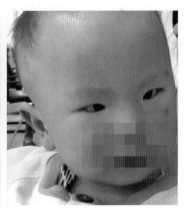

图 11-4 Möbius 综合征（双眼内斜视，外转受限）

【治疗】 病人主要表现为内斜视，因此，手术方法主要是内直肌后徙。但对有明显内转受限的病人要慎行手术。

四、水平注视麻痹伴进行性脊柱侧弯

【病因】 是由于中枢神经系统神经元的退行性病变引起，而眼外肌及外周运动神经元支配正常，病变多位于额叶、脑桥旁正中网状结构（PPRF）以及展神经核。

【临床特征】 病人不能向左侧或右侧注视，同时脊柱侧弯并呈进行性进展（图 11-5，图 11-6）。注视麻痹的方向与病变同侧，如右侧的 PPRF 病变产生向右侧的注视麻痹。

【治疗】 寻找原发病变，针对病因处理。如有眼位偏斜，可考虑手术矫正眼位。

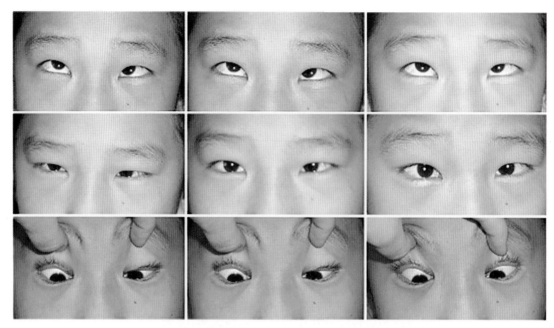

图 11-5　水平注视麻痹（双眼向左侧及右侧注视时均落后）

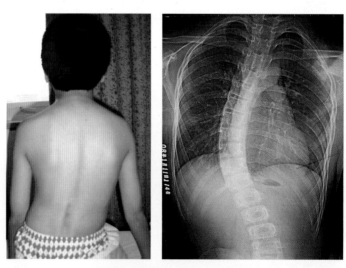

图 11-6　水平注视麻痹伴进行性脊柱侧弯（图 11-5 水平注视麻痹病人的后背照片及影像学表现）

第五节　甲状腺相关眼病

【**病因及发病机制**】　甲状腺相关眼病（thyroid associated ophthalmopathy，TAO）在临床上曾有许多不同的称谓，如内分泌性眼外肌病、突眼性眼外肌麻痹、突眼性甲状腺肿、甲状腺相关免疫性眼眶病等。多数甲状腺相关眼病病人甲状腺功能亢进，但也有功能正常甚至低下者或曾经有过甲状腺功能异常的病史。

眼外肌淋巴细胞浸润导致水肿、炎症及纤维化，肌腹梭型肥大，使眼球运动出现限制。眼外肌受累程度和几率按如下顺序递减：下直肌、内直肌、上直肌、外直肌。

【**临床特征**】　病人最常见的临床表现是眼球突出、下斜视和或内斜视，眼球运动受限。受累眼被动牵拉试验常常表现为阳性。此外，病人还可有眶内压升高、视力下降等临床表

笔记

现。本病是成人垂直斜视较常见的原因，尤其女性多见，很少见于儿童（图 11-7）。

【治疗】　进行眼外肌手术的指征是：复视、异常头位以及斜视。但是，如果病人有眶内压升高、视力下降时应先行眶减压术，而涉及眼睑的整形手术应在眼外肌手术之后进行。

眼外肌手术至少应在斜视度数稳定 3～6 个月之后进行，手术可以消除原在位的复视，但极少能恢复正常的眼球运动。近来，有人主张即使斜视度数还不稳定，但只要过了急性炎症期，也可进行手术，并取得了较满意的结果，但术后再次手术的比例有所增加，大约一半的病人进行了再次手术。此外，三棱镜对缓解原在位或阅读位的复视有帮助。

手术的主要方法是后徙受累的眼外肌。眼外肌的加强术极少采用，因为可使眼球运动进一步受限。可采用调整缝线术以获得满意眼位。术后早期宜轻度欠矫。

直肌后徙可加重眼球突出，大量的下直肌后徙可造成下睑退缩，术中将筋膜囊头部缝回肌止点以及离断下睑缩肌有助于缓解下睑退缩。

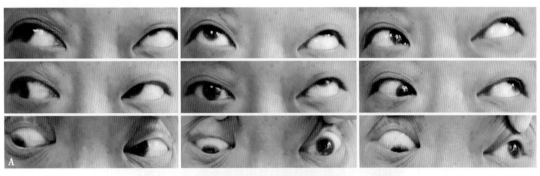

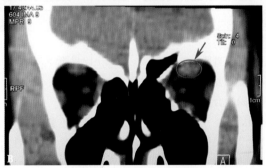

图 11-7　甲状腺相关眼病
A. 甲亢病史 3 年，左眼上斜视，上直肌受累，下转受限　B. 眼眶 CT 可见左眼上直肌明显增粗

第六节　慢性进行性肌营养不良

【病因及发病机制】　是一种缓慢进展的累及眼外肌和眼睑的罕见眼病，常常从儿童时期开始发病，可以是散发的病例，也可以有家族史。病因不明，部分病人线粒体 DNA 异常。

【临床特征】　病情缓慢发展是其特征，双眼上睑下垂最先出现，以后逐步出现眼外肌麻痹，先是上转肌和内直肌受累，以后下转肌受累，最后所有眼外肌均可受累，病程缓慢进展，没有缓解期，一般没有复视。

本病如同时合并视网膜色素性改变以及心肌病时称为 Kearns-Sayre 综合征。

【治疗】　无特殊治疗。如上睑下垂导致明显下颌上抬时可行上睑下垂矫正手术，但手术设计应保守，以免术后出现暴露性角膜炎。

笔记

第七节　重症肌无力

【病因及发病机制】　本病可发病于任何年龄。可以只累及眼部,也可以同时伴有其他全身系统异常如胸腺肿瘤、甲状腺疾病以及其他骨骼肌异常等。本病累及神经肌肉接头处的突触后膜乙酰胆碱受体,致使神经肌肉兴奋性传导障碍。

【临床特征】　主要的眼部体征是眼外肌无力、斜视、眼球运动障碍以及上睑下垂。斜视角度以及上睑下垂程度变化不定是本病的特点。病人眼外肌(包括上睑提肌)易于疲劳,上睑下垂可表现为晨轻暮重,此外,如嘱病人向上注视 30 秒后可见到上睑下垂明显加重;而睡眠试验时,病人在暗室中闭眼 20~30 分钟后可见上睑下垂明显缓解。

【鉴别诊断】　本病需与慢性进行性肌营养不良相鉴别。本病在任何年龄均可发病,病情易于变化,疲劳时常常加重。后者常在儿童时期发病,病程缓慢迁延,可有线粒体 DNA 的异常。

本病腾喜龙(Tensilon;依酚氯铵)试验阳性,即静脉注射 0.2ml 后眼球运动和眼睑下垂可明显缓解,如无缓解,同时病人没有不良反应时,可追加注射至 1.0ml 后再观察。如发生不良反应,可静脉注射阿托品作为解毒剂。

此外,本病新斯的明试验阳性,即肌肉注射后眼球运动和眼睑下垂可明显缓解。

【治疗】　病情稳定、斜视角度稳定者可行眼外肌手术矫正眼位。

甲状腺相关眼病、慢性进行性肌营养不良及重症肌无力的鉴别诊断总结见表 11-1。

表 11-1　甲状腺相关眼病、慢性进行性肌营养不良、重症肌无力鉴别诊断

	甲状腺相关眼病	慢性进行性肌营养不良	重症肌无力
发病年龄	任何年龄	任何年龄	任何年龄
易受累肌肉	内直肌、下直肌	上睑提肌	上睑提肌
疲劳	无,除非合并重症肌无力	无	是
腾喜龙试验	阴性,除非合并重症肌无力	阴性	阳性
其他眼部异常	有外眼征	视网膜色素变性	无视神经病变
被动牵拉试验	阳性	病程漫长者可阳性	阴性
病程	可缓解或进展	缓慢进展	波动
眼睑	退缩	上睑下垂	上睑下垂
复视	有	无	有

第八节　眼眶爆裂性骨折

【病因及发病机制】　当外界暴力作用于眼部并导致眶内压突然而急剧地升高时,可导致眼眶爆裂性骨折,通常出现在最薄弱处,尤其当致伤物直经大于眶径(约 5cm)时更容易发生眼眶爆裂性骨折。

【临床特征】　病人常常有明确的眼部外伤史,眼睑、眼眶内组织肿胀淤血,复视以及眼球运动障碍。

较常见的眼眶爆裂性骨折是眶底骨折,眶底骨折时可导致脂肪、筋膜、眼外肌主要是下直肌和(或)下斜肌嵌顿于上颌窦,出现眼位异常、眼球运动障碍以及眼球内陷等。眶底骨折时的眼位异常主要表现为下斜视,向上方注视时,下斜视表现更为明显,也有病人出现上斜视,可能的原因是眶后部骨折致使嵌顿的下直肌牵拉眼球后部向下,眼球前部向上从而

笔记

出现上斜视，或者是外伤导致下直肌麻痹而出现上斜视，此时外转位时上斜视明显，并且有外下转落后。眶底骨折时患眼下转受限，上转亦受限，即上、下转时均表现为运动限制，在各个注视野均可有复视症状，并可出现眼球内陷等体征（图11-8）。

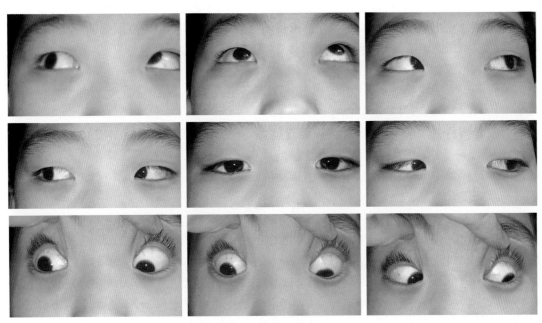

图11-8 右眼眶底骨折

眼眶爆裂性骨折时除常常引起眶底骨折外，眶内侧壁、上壁、外壁亦可发生骨折。眶内侧壁骨折时发生嵌顿，患眼外转受限、内转亦受限，而眶上壁和眶外壁骨折时通常不会发生嵌顿，也没有运动限制，眶上壁骨折时可有上直肌功能落后，患眼下斜视、上睑下垂等，眶外壁骨折较少见，常常合并颌面部的损伤。

对有外伤史、怀疑眼眶爆裂性骨折的病人可行眼眶X线、CT等检查帮助确诊。被动牵拉试验有助于了解眼球运动限制的状况。

【鉴别诊断】 眼眶爆裂性骨折需与下列情况相鉴别：

1. 上直肌麻痹 上直肌麻痹时患眼下斜视，外上方最明显，可以是先天性，并常常伴有上睑下垂等体征，也可以是后天性，可有外伤史等，但上直肌麻痹时被动牵拉试验阴性，眼球运动没有限制，患眼上转落后，但下转不落后，而眶底骨折下斜视时，被动牵拉试验阳性，且上、下转均有运动限制。

2. 滑车神经麻痹 滑车神经麻痹患眼上斜视，可以是后天性，有外伤史，病人 Bilschowsky 歪头试验阳性，病人头向高位眼倾斜时上斜变得更为明显。眶底骨折对侧眼上斜视时，被动牵拉试验阳性，患眼上、下转均可有运动限制。

3. 先天性眼外肌纤维化 可以仅仅累及一条眼外肌，也可以累及双眼所有眼外肌，受累眼外肌被纤维组织代替。累及上直肌时，患眼下转受限，累及下直肌时，患眼上转受限，被动牵拉试验阳性。该病病人为先天性发病、可有家族史，为常染色体显性遗传，也见于散发病例。常常伴有上睑下垂、下颌上抬等体征。

4. 甲状腺相关眼病 该病病人眼外肌肥大，主要累及下直肌，其次是内直肌、上直肌和外直肌。累及下直肌时患眼上转受限，被动牵拉试验阳性，但该病病人没有外伤史，常常伴有眼睑肿胀、眼睑退缩、眼球突出等体征，CT检查可见眼外肌呈梭形肥大。

5. 单眼上转不足/下转不足 单眼上转不足时患眼内上转、外上转均落后，为上直肌、

笔记

下斜肌麻痹或缺如造成,可伴有上睑下垂;单眼下转不足时患眼内下转、外下转均落后,为下直肌、上斜肌麻痹或缺如造成,二者多为先天性,没有外伤史。

【治疗】 对眼眶外伤后出现复视、眼球运动障碍,X 线、CT 等检查发现软组织、下直肌和(或)下斜肌嵌顿于上颌窦者应予以手术处理。而对于眶底骨折的手术时机目前多主张先保守治疗 2～3 周,再行手术处理。手术目的为修复眶底骨折,恢复嵌顿的组织,术中须将嵌顿的组织送回眼眶内,骨折部位用自体骨或人工材料修复以防止嵌顿的组织再次嵌入。手术入路包括眶路、窦路及眶窦联合路。眶底骨折修复术可因术中伤及视神经、眼眶内出血以及视网膜中央动脉阻塞等原因造成视力下降甚至丧失。其他严重的术后并发症包括植入物脱出、眼睑外翻以及持续复视等。

眶底骨折修复术后半年,如果病人在正前方、下方注视野仍有垂直斜视、复视,垂直斜度 <10$^\triangle$时,可考虑配三棱镜。如果垂直斜度 >10$^\triangle$,则应行手术处理。眶内壁骨折发生嵌顿时,眼球运动外转、内转受限、复视,在行骨折修复术后,相应的症状、体征常常消失。

小 结

特殊类型斜视常常是由于眼外肌及其周围附属结构出现异常导致眼球运动障碍或者异常的神经支配造成。临床常见的特殊类型斜视包括:上斜肌腱鞘综合征、先天性眼外肌纤维化综合征、Duane 眼球后退综合征、Möbius 综合征、高度近视伴有的内斜视、甲状腺相关眼病等,此类疾病多表现为眼球运动受限,牵拉试验通常表现为阳性,而手术中尽力解除限制因素对于手术效果而言至关重要。此外,特殊类型斜视中的慢性进行性肌营养不良、重症肌无力则表现为眼球运动障碍并伴有上睑下垂等特征,需要与甲状腺相关眼病进行鉴别。

对眼眶外伤后出现复视、眼球运动障碍者需行 X 线、CT 等检查以确诊,发现软组织、眼外肌嵌顿时需考虑予以手术处理。眶底骨折的手术时机目前多主张先保守治疗 2～3 周,再行手术处理。

(张 伟)

二维码 11-1
扫一扫,测一测

第十二章

中枢性麻痹性斜视

本章学习要点

- 掌握：周围性麻痹性斜视与中枢性麻痹性斜视的主要鉴别要点。
- 熟悉：核性眼肌麻痹、核间性眼肌麻痹及核上性眼肌麻痹的临床表现。
- 了解：核性眼肌麻痹、核间性眼肌麻痹及核上性眼肌麻痹主要病因及病变部位。

关键词 中枢性麻痹性斜视 核性眼肌麻痹 核间性眼肌麻痹 核上性眼肌麻痹

第一节 概 述

第十章所讲述的麻痹性斜视是由于眼球运动神经病变所导致的，故此类斜视又称为周围性麻痹性斜视。眼球运动神经核及神经核以上的神经组织病变所引起的斜视称为中枢性麻痹性斜视（central paralytic strabismus）。这些神经组织的病变包括皮层（主要是额叶和枕叶）、核间联系、锥体系统、中脑和脑桥病变。由于这两类斜视发生病变的位置不同，临床表现上也具有较大的差异。周围性麻痹性斜视常表现为单眼的单一眼外肌或同一神经支配的肌肉运动障碍。双眼视轴不平行，有眼位偏斜，而且在不同注视方向上的斜视度不同，因此病人主诉有复视症状。在向麻痹肌作用的方向运动时其自主运动障碍最明显，同时反射功能亦下降。中枢性麻痹性斜视通常累及双眼，但视轴基本上是平行的，故病人无明显复视。在眼球运动方面常表现为两眼一组肌肉的同向或异向的自主运动障碍，但反射功能正常。此外，中枢性麻痹性斜视常与其他神经系统症状相伴发。

根据病变发生部位的不同，中枢性麻痹性斜视分为核性眼肌麻痹、核间性眼肌麻痹及核上性眼肌麻痹。

第二节 核性眼肌麻痹

【定义】 核性眼肌麻痹（nuclear ophthalmoplegia）是指眼球运动神经核（动眼神经、滑车神经及展神经核）损害所引起的眼球运动障碍，表现为一侧或两侧不对称性或不同程度的眼肌麻痹，常伴有其他脑神经的麻痹、肢体瘫痪、感觉障碍。

【病因】 核性眼肌麻痹的最常见原因是脑干的炎症、多发性硬化、血管病（卒中或出血）、感染、退行性病变及肿瘤。此外，神经核的先天发育不良也可造成核性眼肌麻痹。

【临床表现与鉴别】 核性眼肌麻痹与周围性眼肌麻痹的临床表现类似，但鉴别眼球运动障碍是由核性还是周围性眼肌麻痹造成的，在临床上具有重要的意义。以下几点有助于鉴别这两大类型的眼肌麻痹：

笔记

（1）可选择性地损害个别神经核团，如中脑水平动眼神经核的亚核多且分散，病变时可仅累及其中部分核团而引起某一眼肌受累，其他眼肌不受影响，呈分离性眼肌麻痹。

（2）常伴有脑干内邻近结构的损害，如展神经核病变常损伤围绕展神经核的面神经纤维，而伴发同侧的周围性面神经麻痹。

（3）核性眼肌麻痹时常可累及双侧。

下面将分别阐述动眼神经、滑车神经及展神经核病变的表现及与周围性眼肌麻痹的鉴别要点。

1. 动眼神经核性麻痹　动眼神经核群为一细长的细胞团块，位于中脑上丘水平，大脑导水管腹侧中央灰质中，双侧自上而下的排列为上睑提肌核、上直肌核、内直肌核、下斜肌核和下直肌核，各核两侧相距甚近，而前后距相对较远。由于动眼神经核群在中脑内比较分散，眼内肌与眼外肌核团分开，支配眼外肌的动眼神经核支配双眼的动眼神经以及发出部分神经纤维到达面神经核并经面神经支配眼轮匝肌等特点，使得动眼神经核发生病变后的临床表现为双侧性、不完全性，瞳孔括约肌可不受影响，可伴有轻度眼轮匝肌麻痹和其他中脑病损的体征等。多见于脑干脑炎、脑干肿瘤及脱髓鞘病变。

2. 滑车神经核性麻痹　滑车神经核在面积和数量两方面在脑神经核中属最小最少，神经也最细，是一条唯一从脑干背面发出的脑神经，且神经核位于对侧。滑车神经核位于中脑下丘平面，动眼神经核下端，大脑导水管腹侧中央灰质中，其纤维走向背侧顶盖，在顶盖与前髓帆交界处交叉后在下丘下缘出脑干。因此，当滑车神经核病变后，临床表现为对侧的上斜肌麻痹。由于滑车神经核与动眼神经核的下端相连，因此滑车神经核性麻痹很少单独出现，多与动眼神经及展神经麻痹同时发生。此外，滑车神经核性损害也可伴有脑干病损的其他体征。其多见于颅脑外伤、血管性病变、炎症、肿瘤等。

3. 展神经核性麻痹　展神经核位于脑桥下部水平，第四脑室底靠近中线处面丘深部灰质中，被面神经核发出的面神经纤维所环绕。因此，当展神经核发生病变时表现为病灶同侧眼球外展不能，内斜视和周围性面神经麻痹。该处病变时因病变常累及同侧未交叉的锥体束，故还出现对侧肢体上运动神经元性瘫痪（Millard-Gubler 综合征）。其多见于脑干梗死及肿瘤。

第三节　核间性眼肌麻痹

【定义】　核间性眼肌麻痹（internuclear ophthalmoplegia），是指眼球协同运动中枢脑桥旁正中网状结构与其联系纤维内侧纵束（MLF）病变所致。由于动眼、滑车、展神经核之间的联系纤维中断，使得彼此的协同作用丧失。

【发病机制】　内侧纵束位于脑干背侧近中线处。内侧纵束不仅使各眼外肌运动核之间互相联系，而且也使之与其他脑神经感觉、运动核及有关头颈运动的脊髓前角细胞相互联系，使各个脑神经的运动得以协调一致。因此，刺激前庭器官和旋转头颈部都可引起反射性的眼球运动。

由于内侧纵束内的两眼水平同向运动中枢至滑车神经核与对侧动眼神经核内直肌核簇的连接纤维受损，因而产生眼球同向运动障碍。表现为向病灶对侧注视时，病灶侧眼球不能内收，但健侧眼球可以外展，而且集合运动正常，说明眼球内直肌麻痹并非由于动眼神经核及其纤维的病损所引起，而是内侧纵束纤维损害所致。

内侧纵束受损多为血管病变与脑干炎症，其次为多发性硬化、脑干梗死、脑干肿瘤、感染、脑积水、代谢性疾病及药物中毒等，头外伤致颈部过伸或硬膜下血肿等也可引起此类疾病。其中，背侧脑桥梗死被认为是内侧纵束受损的常见病因。

笔记

按Cogan分类,结合解剖生理及发病机理,可分3型:前部型、后部型、联合型。

一、前部核间性眼肌麻痹

【病因】　前部核间性眼肌麻痹病变在中脑,累及内侧纵束位于动眼神经核与展神经核之间的上行纤维。

【临床表现】

1. 病灶侧内收麻痹　当一侧内侧纵束发生病变时,病人眼球向对侧注视时,病灶侧眼球内收不能。

2. 集合功能正常　尽管水平运动时病侧眼球不能内收,但多数病人的双眼集合功能可正常。此外,用冷水刺激对侧迷路时,病侧眼内直肌仍可收缩。因此,可与真正的内直肌麻痹相鉴别。

3. 向病灶对侧外展麻痹　向病灶对侧注视时,病灶对侧眼出现外展眼震。这是由于内侧纵束中包含眼肌收缩的兴奋性和抑制性两种纤维,其病损除阻断支配同侧内直肌的兴奋性纤维(内收麻痹)外,也阻断支配对侧内直肌的抑制性纤维,从而产生病灶对侧的外展麻痹。双侧性内侧纵束损害时,主要表现为两侧内直肌麻痹。集合功能虽正常,但松弛迟缓,严重病人集合功能完全丧失,两眼呈分离性外斜视。

4. 复视、视物模糊、振动幻视　病人会主诉一种很难描述的视物模糊。

二、后部核间性眼肌麻痹

【病因】　后部核间性眼肌麻痹病变在桥脑,累及内侧纵束的下行纤维。

【临床表现】

1. 集合功能正常。

2. 内转正常。

3. 外展麻痹　后部核间肌麻痹很容易被误诊为展神经麻痹。当双眼向两侧水平方向转动时,内直肌收缩正常而一眼(或双眼)外展运动明显障碍。刺激前庭神经时,麻痹的外直肌却表现出正常的收缩。

三、联合性核间性眼肌麻痹

【病因】　脑桥旁正中网状结构以及展神经核和(或)展神经束同时受损,这种复合性的损害称为麻痹性脑桥外斜视,亦称为"一个半综合征"。这种综合征见于脑干损害的早期,常见的原因是脑干梗死、出血和多发性硬化等。

【临床表现】

1. 向病灶侧的侧视麻痹　病灶侧眼外展不能,病灶对侧眼内收不能,即双眼均不能向病灶侧注视,表现为"一个"完全的同向运动麻痹。

2. 病灶侧的眼不能内收　对侧眼外展良好,病灶侧眼内收不能,病人向病灶对侧注视时,病灶侧的眼内转运动障碍,即"半个"同向运动麻痹。

第四节　核上性眼肌麻痹

【定义】　核上性眼肌麻痹(supranuclear ophthalmoplegia),是指由于大脑皮质眼球同向运动中枢或其传导束损害,产生两眼联合运动障碍,使双眼出现同向注视麻痹,双眼不能协同向上、向下或向一侧转动,又称凝视麻痹。

【发病机制】　与眼球运动有关的大脑皮层位于额叶和枕叶。额叶中枢位于Brodmann

笔记

第 8 区（额中回后部），是双眼水平同向运动的皮层中枢，主要控制眼球的随意运动。额叶中枢发出的纤维经内囊前脚下行至中脑上端后分为两部分。一部分纤维止于同侧顶盖前区和上丘，发出纤维至脑桥旁正中网状结构；另一部分纤维在动眼神经和滑车神经之间的平面交叉至对侧，并向下至对侧展神经核平面附近的脑桥旁正中网状结构，换元后重新交叉并上升至动眼神经核。

枕叶中枢位于 Brodmann 第 17、18、19 区。枕叶皮质 17～19 区主要与眼球的非意识（反射性）活动有关，如注视反射、再注视反射、融合反射、视觉瞬目反射、非自主性集合反射和瞳孔对光反射。枕叶中枢的传出纤维一部分至同侧额叶中枢；另一部分经内囊后脚下行，经顶盖前区、上丘或中脑上部网状结构后至网状结构中线旁区。额叶中枢与枕叶中枢既互相联系，又相互独立。因此临床上既可出现由于额叶病变导致的自主运动功能障碍，也可出现由于枕叶病变所导致的反射性运动功能丧失。

脑干的皮质下侧视中枢，位于展神经核附近的脑桥旁中线网状结构（PPRF），发出的纤维到达同侧的展神经核和对侧的动眼神经内直肌核，支配双眼向同侧注视，并受对侧皮质侧视中枢控制。

垂直运动脑干中枢位于中脑四叠体和导水管周围灰质，皮质中枢则不明。中脑病变时引起双眼不能同时上视和（或）下视，可伴瞳孔对光反应和（或）调节反射消失，见于中脑的血管病变和脱髓鞘病以及肿瘤，刺激症状时偶可产生双眼痉挛性上视，见于帕金森综合征等。

【临床特征】　核上性眼肌麻痹临床上有三个特点：①双眼同时受累；②无复视；③反射性运动仍保存，即病人双眼不能随意向一侧运动，但该侧突然出现声响时，双眼可反射性转向该侧。

核上性眼肌麻痹最常见的有：两眼同向水平凝视麻痹和两眼同向垂直凝视麻痹两种类型。

1. 水平凝视麻痹

（1）眼球同向水平运动的皮质侧视中枢（额中回后部）病变时，可产生水平凝视麻痹：如为破坏性（脑出血）病变，则双眼向病灶侧凝视，向健侧同向运动不能；如为刺激性病变（如癫痫），双眼向健侧凝视，向病灶侧运动不能。由于皮质其他部位的代偿作用，皮质侧视中枢产生的水平凝视麻痹多为一过性。其见于内囊部位的脑血管病、额叶肿瘤等。

（2）脑干的皮质下侧视中枢的破坏性病变可造成双眼向健侧凝视，与中枢病变相反。脑干侧视中枢病变时，常损及邻近的面神经核和未交叉的皮质脊髓束，而出现同侧周围性面瘫和对侧肢体上运动神经元性瘫痪及双眼不能向病灶侧注视而凝视病灶对侧（Foville 综合征）。其见于脑桥梗死、肿瘤和脱髓鞘病等。

2. 垂直凝视麻痹

（1）上方注视麻痹：又称 Parinaud 综合征、四叠体综合征，为中脑背侧病变所引起，常累及中脑上部导水管周围、后联合处。表现为双眼向上转障碍，扫视运动障碍。若同时有向下方注视麻痹者，集合功能减弱或消失。试图向上或向下注视时，出现集合眼震、瞳孔反应异常，但不发生 Argyll-Robertson 瞳孔缩小，Bell 现象正常。上方注视麻痹常由松果体肿瘤、丘脑、脑桥被盖部、后联合处肿瘤，炎症、血管性疾病、外伤等引起。

（2）下方注视麻痹：很少单独发生。表现为双眼同时向下转动不能，由四叠体外侧病变引起。多见于血管病、肿瘤等。

3. 进行性核上性麻痹　进行性核上性麻痹是以脑桥及中脑神经元变性及出现神经元纤维缠结为主要病理改变的进行性神经系统变性病。临床特征为垂直性核上性眼肌麻痹、步态不稳、精神迟钝、运动障碍及轻度痴呆等。

（1）垂直扫视运动减慢：本病起病隐袭，进展缓慢。最早出现垂直扫视运动减慢。

笔记

（2）垂直性核上性眼肌麻痹：诊断本病最重要的神经病学异常是核上性眼肌麻痹，垂直性核上性眼肌麻痹是本病特征性临床表现，其中向下的凝视麻痹是最有意义的。病人因为不能向下看，常主诉进食时看不到桌上的饭，不能阅读，走路时由于下视困难常摔倒或腿部碰伤等。最终损及上视功能成为完全性垂直性注视麻痹，晚期水平性凝视运动亦受累。因此，晚期 2/3 以上的病人可有双眼侧视麻痹，1/3 的病人有核间性眼肌麻痹，部分病人出现两眼集合不能，瞳孔缩小，光反射及集合反射存在。

（3）眼球运动障碍：大多伴有眼球运动障碍，典型的是随意性的眼球运动受损明显。Bell 现象大多存在，冷热试验时眼球上下运动充分，说明本病属核上性眼肌麻痹。晚期反射性眼球运动丧失，可能与晚期累及到与眼球运动相关的核有关。本病可有头眼协同运动障碍。

（4）眼睑障碍：眼睑迟落伴随明显的眨眼频率减少或眼睑张开的失用均是本病特有的。眼睑痉挛，有时合并有眉毛提升；上睑下垂，由于上睑提肌抑制和眼睑闭合的核上性麻痹；开睑、闭睑的失用；由于眨眼频率的减少可导致暴露性角膜炎。

（5）其他神经科体征：

1）步态异常：常于早期出现，表现为两侧对称异常的形式，且步态异常常是本病的第一个症状。开始为步态不灵活、笨拙、反复跌倒，以后由于姿势不稳定造成平衡不稳，行走呈大步态、双膝部呈伸直僵硬状，转身时双下肢交叉，易跌倒。有时由于颈部强直、不能下视，呈探索性步态。

2）轴性肌张力障碍：是本病主征之一，造成了其特有的姿势及步态。轴性肌张力障碍主要表现为全身肌肉强直，特别是项肌及上部躯干的肌强直为明显。一般表现为身体中轴伸肌张力增高，以致身体笔直。颈后伸，身体前屈及弯腰均很困难，甚至肘、膝部均呈伸直状。其中，颈部的肌张力障碍是进行性核上性麻痹的重要特征。

3）痴呆：本病病人常有轻度痴呆，表现为行为的和认知的问题。病人常主诉健忘。其家属常指出病人无欲、对周围不感兴趣、不关心。病人缺乏主动性及创造能力，很少说话，精神反应缓慢明显，然而反应是正确的。

对于进行性核上性麻痹的眼球运动障碍无特殊治疗。局部注射肉毒毒素可改善眼睑痉挛及其他局灶性肌张力障碍。

本病存活期 1～20 年，平均约 5.6 年。最常见的死亡原因是肺炎，其次是心血管疾病如肺动脉栓塞、心肌梗死、充血性心力衰竭及肾脏感染。

小　结

眼球运动神经核及神经核以上的神经组织病变所引起的斜视称为中枢性麻痹性斜视。中枢性麻痹性斜视通常累及双眼，但视轴基本上是平行的，故病人无明显复视。在眼球运动方面常表现为两眼一组肌肉的同向或异向的自主运动障碍，但反射功能正常。此外，中枢性麻痹性斜视常与其他神经系统症状相伴发。根据病变发生部位的不同，中枢性麻痹性斜视分为核性眼肌麻痹、核间性眼肌麻痹及核上性眼肌麻痹。

（王乐今）

二维码 12-1
扫一扫，测一测

第十三章

弱 视

本章学习要点

● 掌握：各类弱视的诊断要点。

● 熟悉：弱视的治疗方法。

● 了解：剥夺性弱视早期治疗；弱视早期筛查的重要意义。

关键词 弱视 遮盖治疗 压抑疗法 形觉剥夺 屈光不正

第一节 概 述

一、定义

弱视（amblyopia）是在视觉发育期，由于单眼斜视、屈光参差、高度屈光不正以及形觉剥夺等异常视觉经验引起的单眼或双眼最佳矫正视力低下或双眼视力相差 2 行以上者，均列为弱视。

这种视力低下不能直接归因于眼部结构的异常。病人视觉中枢的功能发育存在缺陷。弱视眼对比敏感度和调节功能可能也存在缺陷。单眼弱视病人的对侧眼常常也存在细微的缺陷。

最佳矫正视力低下，应该考虑年龄因素，儿童的视力处于发育期，正常视力参考值下限：3～5 岁≥0.5，6 岁以上≥0.7。

二、视觉发育的分期

在出生的时候，人类视觉系统尚未发育成熟。出生以后，在正常的视觉经验刺激下，视路的结构和功能不断发育和完善。这个时期，视觉系统对异常的视觉刺激也非常敏感，如，形觉剥夺可导致弱视。这个时期称为视觉系统发育的敏感期（sensitive period）。人类视觉发育（visual development）的敏感期大约从出生到 12 岁。

从出生到 2 岁是人类视觉系统发育最快的、对环境的变化最敏感的时期，这个时期称为视觉发育的关键期（critical period）。关键期内，短暂的单眼剥夺也能引起重度弱视。

三、异常视觉环境对视路发育的影响

异常视觉经验包括以下几种情况：单眼或是双眼视网膜上物像模糊或消失，双眼视网膜对应点上的物像大小或清晰度不同，双眼视网膜对应点上接受不同的物像。异常的视觉经验能够引起初级视皮层发育异常。动物模型的实验结果表明，在视觉发育关键期内，单眼睑缝合可产生重度弱视。同时，这个时期也是弱视损害修复最快的时期。通过翻转缝合，

笔记

也就是把原来缝合的眼打开，把对侧没有缝合的眼缝合起来，原来与缝合眼相连接的眼优势柱的窄小状态很快恢复到正常状态。如果超过关键期，同样的实验则不能重复。

第二节　病因及分类

形觉剥夺和双眼之间的异常交互作用是弱视的两大病因。其中，双眼形觉剥夺性弱视的主要病因是形觉剥夺；斜视性弱视和屈光参差性弱视的病因，不仅包括形觉剥夺，而且也包括了双眼之间的异常交互作用。在敏感期内，把弱视产生的两个病因都解除之后，弱视眼的视力才能不断发育，逐步提高，最终恢复正常。

一、弱视发病的病因学分类

（一）斜视性弱视

斜视是弱视发病最常见的病因之一。最常见的是儿童恒定性、非交替性单眼斜视（典型的是内斜视），斜视眼传入的视觉冲动被大脑中枢主动抑制，使黄斑功能长期被抑制而形成的弱视，称为斜视性弱视（strabismic amblyopia）。

双眼的视轴不能同时指向一个目标，两眼视网膜的对应点上的物像不同，甚至毫不相干。这种非融合性视觉信息输入到视觉皮层之后，导致竞争性抑制。在视觉皮层，注视眼逐渐占据优势，非注视眼的视觉输入到达视觉皮层之后，引起的反应逐渐降低。经过长期被抑制，斜视眼出现弱视；即使是交替性斜视，两只眼的注视优势不同，非优势眼也可能产生弱视（图13-1）。

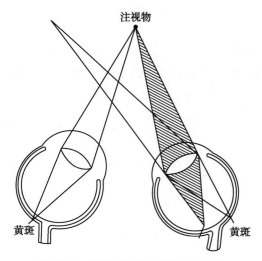

注视物

黄斑　　　　　黄斑

图 13-1　斜视性弱视发病机制示意图

斜视病人也可能伴有屈光参差，屈光不正度数比较大的一只眼往往是斜视眼，斜视眼产生弱视。两只眼的视力之差往往≥2行。

（二）屈光不正性弱视

屈光不正性弱视（refractive amblyopia）多发生于未配戴屈光不正矫正眼镜的高度屈光不正病人。屈光不正主要为双眼高度远视或散光，且双眼最佳矫正视力相等或接近。远视性屈光度数≥5.00DS、散光度数≥2.00DC，可增加产生弱视的危险性，一般在配戴屈光不正矫正眼镜3～6个月后确诊。

婴幼儿期，尚未矫正的屈光不正，其度数达到一定程度之后，就能引起弱视，这类弱视称为屈光不正性弱视。两只眼屈光不正的度数基本相同。在一个方向上，视网膜上的物像

笔记

模糊,幼年的时候,没有及时矫正,也能够导致视觉发育异常,引起子午线性弱视。在临床上最多见的是复性远视散光和混合散光导致的弱视。这类弱视的发病机制是视网膜上物像模糊。临床经验指出,散光对视觉发育的影响和同等度数的远视或近视相比,前者出现弱视的几率高,弱视的程度也比较深(图 13-2)。

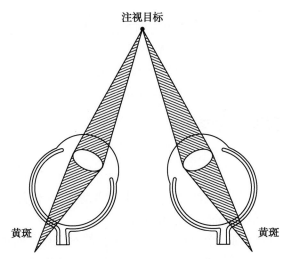

图 13-2 屈光不正性弱视发病机制示意图

(三)屈光参差性弱视

屈光参差性弱视(anisometropic amblyopia)为单眼性、屈光度数较高眼形成的弱视。我国弱视分类标准指出,远视性屈光参差≥1.50D(也有的教科书认为远视或散光参差为 1～2D),就能诱发轻度弱视。

如果病人存在散光性屈光参差,度数超过 1.00D,往往引起散光性屈光参差性弱视。

在视觉发育期内,两只眼屈光不正的度数不等,屈光参差的度数达到一定程度,一只眼的视网膜上物像模糊,往往导致弱视。例如,远视性屈光参差,患儿注视目标的时候,调节性神经冲动是按照屈光不正度数比较小的一只眼的需求发出的。这样,远视度数较高的一眼视网膜上的物像模糊(图 13-3)。

这类弱视形成的原因有两个:一个是来自视网膜上的物像模糊,另一个与斜视性弱视的病因一样,在视皮层水平竞争的过程中,竞争性抑制出现,物像清晰的眼逐渐变成优势眼,物像模糊的一只眼竞争失利,最终沦为弱视眼。

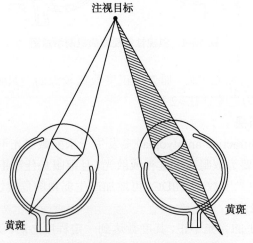

图 13-3 屈光参差性弱视发病机制示意图

笔记

　　两只眼屈光参差的大小不同，弱视的发病率不同，弱视的深度也不同。屈光参差度数越大，弱视患病率越高，弱视的程度越重。

　　先天性上睑下垂、眼睑血管瘤、角膜形状不规则、晶状体半脱位和先天性青光眼等情况可引起散光或散光性屈光参差，形成散光性弱视或散光参差性弱视。

（四）形觉剥夺性弱视

　　在婴幼儿期，先天性的或是后天发病比较早的屈光间质混浊或瞳孔被遮挡，引起视觉发育异常称为形觉剥夺性弱视（图13-4）。

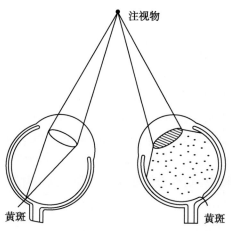

图 13-4　形觉剥夺性弱视发病机制示意图

　　先天性高密度的白内障、角膜混浊以及视轴周围的屈光间质的混浊、先天性上睑下垂完全遮挡瞳孔、未经矫正的无晶状体眼等都是弱视发病的原因。视网膜不能形成清晰物像或根本不能形成物像。一般地说，这类病人的视觉损害非常严重，治疗效果不理想。

　　形觉剥夺性弱视的严重程度与下列因素有关：形觉剥夺的程度、形觉剥夺发生的年龄、持续时间的长短以及单眼或是双眼形觉剥夺。

　　形觉剥夺的程度越重，弱视也越重。如果是高密度先天性白内障，混浊占位于晶状体的中央部，直径≥3mm，往往导致重度弱视。

　　形觉剥夺发生的年龄越小，弱视发病的可能性越大，弱视的程度越深。临床研究显示，在3岁前婴幼儿发生形觉剥夺，后果比较严重。6岁之后发生的白内障，对视力发育的影响比较小。

　　剥夺持续的时间越长，弱视的程度越重。先天性高密度白内障，出生后3个月之内行白内障摘除术，视力恢复比较满意；2岁之后手术，视力恢复的效果很差。反过来也说明剥夺持续的时间越长，弱视程度越深，特别是单眼弱视病人，视力恢复越困难，甚至很难恢复。

　　斜视性弱视病人也可能伴有屈光参差，特别是内斜视病人常伴有远视性屈光参差。这类弱视，国外有的学者称为混合性弱视，也就是屈光参差和斜视两个病因混合形成的弱视。

二、弱视发病的其他危险因素

　　弱视发病的其他危险因素包括妊娠期应用某些药物或患风疹、新生儿早产、低体重、缺氧史、发育迟缓、先天性青光眼等。虽然弱视是一种发育性眼病，不涉及遗传的问题，但是弱视的发病原因具有遗传倾向，如斜视、先天性白内障、高度远视和高度近视等都具有遗传倾向。

三、弱视的程度分级

　　按照最佳矫正视力的高低，一般把各种弱视划分为轻中度、重度二个不同的级别。

1. 轻中度弱视　最佳矫正视力为0.2～0.8。

笔记

2. 重度弱视　最佳矫正视力≤0.1。

对弱视程度的区分有利于选择合适的治疗方法和合适的随访间隔,比较准确地选择合适的遮盖或压抑的强度,比较准确地估计弱视疗程和预后,在弱视治疗随访过程中,有利于观察治疗效果,及时调整治疗方案,以期获得最佳的治疗效果。

第三节　弱视的临床特征

一、视力低下

视力低下是弱视最主要的临床特征。这里所指的视力是最佳矫正视力,还应该特别指出年龄段不同,最佳矫正视力也存在差别。

弱视病人两只眼的视力存在差别,注视能力也存在差别。如果病人的眼球运动基本正常,注视能力的优劣,就能够直接反映两只眼视力的差异。判断两只眼注视优势的检查方法包括遮盖法、三棱镜法、选择性观察(preferrential looking, PL)、视动性眼球震颤(optokinetic nystagmus, OKN)等。这些方法适用于不能用语言表达视力的婴幼儿,借以估计两只眼视力的差别。在弱视治疗过程中,这些方法也是观察婴幼儿治疗效果的有效方法。

二、拥挤现象

弱视眼对单个视标的识别能力比较高,对排列成行的视标,辨别能力比较差,这种现象叫做拥挤现象。每一行只有一个字母者,称为单字母视力表,每一行有多个字母者,如 5 个字母,这种视力表称为行视力表。

在检查弱视眼的时候,应该选用行视力表进行检查。如 logMAR 视力表,选用这种视力表检查视力,特别是重度弱视或中度弱视,检查结果比较接近病人的真实情况。使用其他类型的视力表或是单字母视力,检查到的视力可能偏高。

在弱视治疗过程中,选用行视力表,才能准确的反映病人的视力变化。log MAR 视力表是一种对数视力表,每行视标的数目相同,用于弱视病人的视力检查是适合的。

三、旁中心注视

部分弱视病人弱视眼中心凹注视能力逐渐丧失,形成旁中心注视。

四、立体视觉降低

立体视觉建立在双眼融合功能基础上,任何一只眼的视力降低,立体视觉都会受到不同程度的影响。斜视性弱视病人的一只眼出现抑制,立体视觉发育会受到严重影响;屈光参差性弱视病人的立体视觉也会受到不同程度的影响;屈光不正性弱视病人的立体视觉受到的影响比较小。

五、对比敏感度降低

弱视眼的对比敏感度下降,特别是高空间频率一端,表现得更为突出。视力表只是检测高对比度情况下视觉系统的分辨能力,对比敏感度检查法是检测视觉系统对不同亮度、不同对比度、不同空间频率情况下的分辨能力,这种检查方法更容易显示弱视眼的知觉缺陷。

六、调节功能异常

弱视眼的调节功能异常包括调节幅度降低、调节潜伏时间延长、调节性集合异常等。

笔记

第四节 弱视的临床检查

弱视诊断前应进行眼科全面检查,比如视力、眼位、眼球运动、注视性质、外眼和前节检查、睫状肌麻痹之后验光、眼底检查、双眼视觉或立体视觉检查。只有进行全面检查,才能进行弱视的诊断和鉴别诊断。弱视诊断不仅包括视力低下,还要有弱视产生的危险因素,比如,高度屈光不正、斜视(特别是内斜视)屈光间质混浊等。

1% 环戊酮滴眼液已经广泛应用于儿童(包括 6 个月以上的婴儿)验光,睫状肌麻痹效果近似 1% 阿托品眼用凝胶。

(一)视力

弱视的诊断不仅包括最佳矫正视力低下,还要注意产生弱视的病因,比如高度屈光不正、屈光参差,屈光间质混浊等。

弱视诊断的视力标准:最佳矫正视力低于正常,或是两只眼的视力相差两行以上。一般情况下,最佳矫正视力≤0.8 可诊断弱视,但是学龄前儿童处于视觉发育期,视力发育尚未达到成人的水平。美国眼科临床指南中指出 3 岁以下最佳矫正视力低于 0.4,4 岁以下,视力低于 0.5 为弱视。根据我国以人群为基础的流行病学研究,我国 3~5 岁儿童正常视力参考值下限为 0.5,6~7 岁为 0.7。

在诊断弱视的时候,视力是一个最重要的指标,但是,并非唯一的指标。除视力低下之外,肯定伴随弱视的发病原因(如斜视)以及危险因素。只有发现弱视发病的相关原因,把视力和病因结合起来,才能做出弱视的诊断。弱视的诊断是一个排除性诊断,所以对视网膜和视路结构的检查非常重要。

(二)屈光不正度数

屈光不正和屈光参差是弱视发病的重要因素。屈光不正或屈光参差达到一定程度,就能导致弱视。屈光不正是弱视诊断的重要体征之一,所有在诊断屈光不正性弱视和屈光参差性弱视的时候,一定要有屈光度的指标。

(三)眼位

斜视性弱视的诊断依据之中,斜视是一个关键的诊断依据。病人伴有斜视,或是婴幼儿期曾经存在过斜视,而且优势眼注视,非优势眼一直处于偏斜位,或是曾经长期处于偏斜状态。

这里说的斜视主要指的是内斜视,无论斜视的度数大小,只要是婴幼儿期出现的恒定性内斜视,而且总是某一只眼偏斜,这只偏斜眼会产生弱视。在外斜视发病初期,往往存在间歇性正位期,引起斜视性弱视的几率比较低;垂直斜视往往是非共同性斜视,在各个诊断眼位上,斜视度不等,有的诊断眼位上视轴也可能平行,通过代偿头位,病人两只眼的视力也可能得到良好的发育,弱视的发病率也比较低。

(四)注视行为和注视性质

如果病人存在斜视,两只眼能够自由交替注视,说明两只眼的视力相同或相近。如果总是一只眼注视,另一只眼处于斜视状态,斜视眼可能存在弱视。

如果儿童不会用语言表达视力,必须观察儿童的注视能力,借以估计弱视眼视力的高低。注视能力正常的标志有以下三个:第一个是角膜映光点位于角膜的中央。在遮盖对侧眼,这只眼注视点光源,角膜映光点应该位于角膜的中央(location of the cornea light reflex,简称 C),或者说位于瞳孔的中央。两只眼注视点光源的时候,两只眼的角膜映光点应该是对称的。第二个是单眼注视必须稳定(steadiness of fixation,简称 S),视标慢慢地运动,注视眼能够慢慢地稳定地追随点光源。第三个是两只眼都能够保持正位,稳定注视目标。如果是斜视病人,遮盖任何一只眼,另一只眼都能够稳定注视目标。在打开遮盖的时候,原来

笔记

的非遮盖眼都能够保持正位、稳定地注视目标（maintenance alignment，简称 M），这种检查方法称为 CSM 检查法。经过检查病人符合上述三个标准，两只眼可能不存在弱视。如果一只眼试图注视点光源的时候，角膜映光点不能位于角膜的中央，眼球出现震颤样运动，这只眼肯定是非中心的（UC），不稳定的（US），也不能维持注视的（UM）。这只眼的视力常常是异常的。对于没有斜视的儿童，也可以在一只眼前放置一块 $10^{\triangle}\sim15^{\triangle}$ 三棱镜，诱发垂直斜视。再重复上述试验。

旁中心注视是弱视眼一个重要的临床特征。所以，在诊断弱视的时候，一定要注意注视性质是否存在异常。注视性质异常对弱视的诊断具有重要的价值。

（五）眼底

注意视盘的大小、边界清晰度、颜色和杯盘比等。也要注意周边视网膜的结构和黄斑中心凹是否存在异常。在诊断弱视之前，应该除外视盘、视神经和视网膜器质性病变。

（六）其他特征

如双眼眼底红光反射不同，色觉、对比敏感度、双眼视觉、立体视觉、调节功能以及各项电生理检查指标，都可能存在异常。

（七）病史

注意询问病史，应该特别注意病人是否存在弱视发病的危险因素。家族中是否有弱视和斜视病人，特别是直系家属，更应该关注。

第五节　弱视的诊断与鉴别诊断

一、诊断依据

同时具有以下几点即可诊断为弱视：

1. 最佳矫正视力低于正常视力参考值下限：3～5 岁≥0.5，6 岁以上≥0.7，或两只眼的视力之差≥2 行。

2. 伴有斜视、屈光不正、屈光参差或形觉剥夺四项之一。

3. 排除眼底疾病、视路或颅内疾病、眼外伤及其他眼部器质性病变。

二、鉴别诊断

除外器质性病变。

（一）病理性近视

病理性近视指的是脉络膜毛细血管 - 玻璃膜 - 视网膜色素上皮复合体变性（chorioca-pillario-bruchmembrane-retinal pigment epithelium complex，CBRC）。这类病人近视的度数往往很高，最佳矫正视力低下，有家族史，而且随年龄增长，眼轴不断延长，近视度数快速加深，弱视治疗无效，最佳矫正视力也可能逐渐降低。

（二）视神经及视网膜病变

无论是先天性视神经或视网膜发育异常或是其他原因引起的视神经萎缩，都是视力减低最常见的病因。仅仅依靠眼底所见，即视盘颜色，诊断视神经萎缩可能存在困难。为排除是否同时伴有弱视，应考虑病人是否存在弱视发病的危险因素，如高度远视、散光等。

（三）其他眼病伴有弱视

有的病人视力低下，同时存在其他眼病，如先天性青光眼，病人眼压升高的时候，角膜混浊。眼压降低之后，病人也可能发生弱视。在敏感期之内，对弱视进行规范和及时的治疗，视力可能得到部分恢复。

笔记

第六节　弱视的治疗

弱视治疗的意义：弱视治疗的目的一是恢复单眼视力，二是恢复双眼视觉功能。所以弱视治疗的年龄越小越好，不仅疗程缩短，而且视觉功能恢复得也完善。

单眼弱视治疗的重要意义：当对侧眼遇到外伤、黄斑病变或视神经疾患影响的时候，幼年成功的弱视治疗对以后的生活、学习和工作作用甚大。

弱视的发病原因可以归纳为两类，一类是形觉剥夺，另一类是双眼异常交互作用。因此，弱视的治疗方法也主要有两种：其一是消除形觉剥夺，临床上最多见的是矫正远视性屈光不正，或消除屈光间质的混浊；其二是遮盖对侧眼或药物压抑对侧眼，消除两只眼异常的交互作用（消除优势眼对弱视眼的抑制）。其他的治疗方法则属于辅助治疗的方法。

弱视治疗效果与以下因素有关：初诊年龄、初诊视力、弱视类型、屈光状态、弱视的深度、注视性质等。其中初诊年龄、初诊视力与注视性质对治疗效果影响最大。

一、消除形觉剥夺

在临床上，屈光间质混浊和高度屈光不正都能够使视网膜上物像模糊，从一定意义上讲，皆属于形觉剥夺。其中最常见的是矫正屈光不正。

（一）矫正屈光不正

绝大多数弱视病人都伴有轻重不等的屈光不正。其中多数为中、高度的远视，少数为高度近视，还有为数不少的单纯散光、复性散光和混合散光。屈光不正性弱视和屈光参差性弱视约占全部弱视的50%～70%。多数斜视性弱视病人也伴有不同程度的屈光不正。屈光不正是弱视发病的原因，需要给予合理的矫正，才能获得满意的治疗效果。

弱视眼的调节功能往往异常，弱视越深，调节功能越差。经过检查发现弱视眼的调节近点比较远。所以，弱视病人远视性屈光不正的矫正原则是：重度弱视病人的远视性屈光不正尽量给予全部矫正；中度弱视病人可以适当欠矫；轻度弱视病人，可以按照视力正常儿童的处理原则，远视给予适当欠矫（表13-1）。

单纯屈光矫正就能够提高屈光不正性弱视、屈光参差性弱视和斜视性弱视儿童的视力。对于屈光不正性弱视，进行单独屈光矫正也能够获得实质性视力提高，甚至能够完全治愈。

表 13-1　屈光不正矫正参考值

	屈光不正的度数（D，屈光度）		
	0～1 岁	1～2 岁	2～3 岁
两只眼屈光不正近似			
近视	≥-4.00	≥-4.00	≥-3.00
远视（不伴有内斜视）	≥+6.00	≥+5.00	≥+4.50
远视（合并内斜视）	>+2.00	>+2.00	>+1.50
散光	≥3.00	≥2.50	>2.00
两只眼屈光参差			
近视	≥-2.50	≥-2.50	≥-2.00
远视	≥+2.50	≥+2.00	≥+1.50
散光	≥2.50	≥2.00	≥2.00

注：在配镜的时候，远视性屈光不正可以适当降低度数，最多可以降低 +2.00D；在睫状肌麻痹的情况下，验光结果≥+7.00D，最多可以降低 +3.00D；如果患有内斜视，睫状肌麻痹下验光结果≥+3.00D，可以减少≥+0.50D；对任何 >1.00D 的斜轴散光都应该给予治疗

在弱视治疗的过程中，应该重视散光的矫正。对视觉发育的影响，散光与远视和近视相比要大得多。远视超过 5D，近视超过 6D，就可能影响视觉发育，表现出弱视；而散光超过 2D 就可影响视觉发育，表现出弱视的可能性会更大。

矫正屈光不正有多种方式，其中最常用的是配戴框架眼镜。这种方式既安全又方便，是有效的治疗方法。另外，还有接触镜、角膜屈光手术等，但只在特殊情况下，才选择使用。

（二）屈光矫正参考指标

中高度远视、高度近视和散光是弱视最常见的发病原因。所以，屈光矫正是一项非常重要的预防措施。

（三）手术消除形觉剥夺

最常见的先天性或后天性早期发病的白内障往往影响视力发育，对威胁新生儿视力的单眼白内障，如果在 1～2 个月时摘除白内障，进行光学矫正，就会有比较好的预后。对角膜混浊、感染性或非感染性眼内炎、玻璃体积血以及上睑下垂也可能与视觉发育相关联，剥夺性弱视是比较常见的一类弱视，但是也很难治疗，预后差。大部瞳孔被遮挡者需要早期手术治疗。白内障的手术治疗仅仅是弱视治疗一个非常重要的步骤。弱视治疗是一个漫长的过程，单眼先天性白内障病人手术后，通常需要治疗到 9 岁，甚至更长时间。在治疗过程中，家长和医生的配合是治疗成功的关键。眼科医生对光学治疗和遮盖疗法给予规范的指导，定期复诊，才能获得良好的治疗效果。

对于先天性完全性上睑下垂，瞳孔完全被遮挡，应该尽早手术治疗。这类病人经常合并散光，存在屈光参差性弱视，应该及时矫正屈光不正，积极治疗弱视。手术治疗上睑下垂和眼睑血管瘤之后，散光会减轻。如果仅仅为了减轻散光而进行手术，这种手术的代价太大，往往不予选择。如果病人的代偿头位（下颌上举的姿势）非常明显，上睑下垂可以择期进行手术治疗。眼睑血管瘤还可以选用药物治疗。

对于角膜混浊引起的弱视，必要时也可行穿透性角膜移植术。但是，手术的风险很高，术后针对排异反应的治疗也非常复杂，婴幼儿视觉检测和护理困难很多。对于视轴周围小范围的角膜混浊或白内障，可以选择充分散瞳，也可以考虑做虹膜光学切除术。

二、消除双眼的异常相互作用

（一）遮盖疗法

自 de Buffon 开始使用遮盖疗法（patching），至今已经有 200 多年的历史。实际上最早阐述遮盖疗法的是 Ourrah（出生年月不详—公元 900 年）。至今已经有 1200 多年的历史了。

遮盖疗法有三种不同的形式：传统遮盖疗法、反传统遮盖疗法和交替遮盖疗法。所谓传统遮盖，指的是遮盖优势眼，也是临床上应用最广泛的、治疗效果最好的方法。本文所称遮盖疗法指的是传统遮盖法。反传统遮盖疗法指的是遮盖弱视眼，与后像疗法结合起来，用于治疗旁中心注视。这种反传统遮盖疗法应用范围很窄。交替遮盖疗法的应用范围也很窄，只适用于婴幼儿，他们不能配合医生检查视力，医生也很难判断治疗效果，为了避免发生遮盖性弱视，才选择交替遮盖疗法。一旦患儿超过 3 岁，如果能够配合医生检查视力，不再选择交替遮盖疗法，选用传统遮盖疗法。

【适应证】 遮盖疗法适用于斜视性弱视、屈光参差性弱视或者其他类型的单眼弱视。

由于屈光不正性弱视病人两只眼的视力相同或近似，多数无需使用遮盖疗法。如果在治疗过程中，发现两只眼的视力之差超过两行，可以选择传统遮盖疗法，遮盖优势眼。待视力相等之后，停止遮盖或减少遮盖时间，保持两只眼视力继续、同步改善。

斜视性弱视或屈光参差性弱视病人，如果弱视眼属于旁中心注视，也可以选择遮盖疗法，遮盖优势眼。与中心注视性弱视一样，也能获得满意的治疗效果。在治疗过程中，随着

笔记

视力的改善,注视性质也随之改善,旁中心注视不会越来越巩固,弱视眼的视力不会停留在原有的水平上。

遮盖疗法也适用于伴有隐形眼球震颤的弱视病人。原来认为遮盖一只眼,隐形眼球震颤会明显加重,不利于弱视眼视力的改善。Von Noorden等报告了一组病例,经过遮盖疗法治疗之后,多数弱视眼的视力能够明显进步。

遮盖疗法对十多岁的儿童或更年长的病人也应该进行试验性治疗,对以前没有经过治疗者,选用遮盖疗法的时候,很多病人是有效的。

【操作方法】　按照每天遮盖时间的长短,遮盖疗法可以分为:全天遮盖(full-time occlusion)和部分时间遮盖(part-time occlusion)。所谓全天遮盖,美国眼科学会制定的"眼科诊疗指南"中指出:每日遮盖时间占非睡眠时间的70%～100%称为全天遮盖,每天大约遮盖优势眼10～14个小时;如果遮盖时间<70%,称为部分时间遮盖。部分时间遮盖至少每日遮盖2小时。在选择不同遮盖时间的时候,主要参考病人的年龄和两眼视力的差别。年龄越大,遮盖的时间越长;两眼视力相差越多,遮盖时间越长。反之,年龄越小,两只眼的视力差异越小,遮盖优势眼的时间越短。

婴幼儿不能用语言表达视力,可以根据两只眼屈光参差的大小、注视优势、注视行为的差别等因素估计两只眼视力的差别,决定遮盖优势眼的时间。在随访的时候,根据遮盖疗法的效果,调整遮盖时间。婴幼儿对遮盖比较敏感,最常用的是部分时间遮盖。开始遮盖的时候,可以从少量开始,复诊的时候,观察疗效,随时调整遮盖时间。如,开始每天遮盖优势眼2～3个小时。随访的时候,如果两只眼的优势状态与遮盖治疗前相比没有改变,弱视眼的注视行为没有改善,就应该增加遮盖时间,每天增至4个小时;如果两只眼的注视优势发生改变,注视行为明显改善,可以按照原方案继续遮盖治疗;如果两只眼的注视优势明显改善,达到自由交替注视的水平,或是两只眼注视行为的差别消失,应该停止遮盖或每天减少遮盖时间,巩固治疗效果。

对于3岁以上的患儿,每天遮盖的时间因人而异,应用最多的是全天遮盖,即全部清醒时间一直遮盖优势眼,遮盖得越严越好。使用弱视眼的时间越长越好,弱视眼视力恢复得越快,借以缩短疗程。

3～6岁的儿童,特别是3岁半以上的儿童,往往能够用语言表达视力。如果两只眼的视力相差悬殊,如优势眼的视力正常,弱视眼的视力只有0.1,可以选择全天遮盖优势眼,或者每天遮盖的时间超过清醒时间的70%。

随着年龄的增长,学龄儿童每天需要遮盖的时间延长,如果两只眼的视力也相差很多,往往需要全天遮盖。如果两只眼的视力相差4～5行,也可以改为课余时间遮盖优势眼,上课的时候放开双眼。

每一个病人对遮盖疗法的敏感程度也不尽相同,比较敏感者,弱视眼的视力提高得比较快,或是两只眼视力的差别缩小得比较快。这种情况,可以适当减少每天遮盖的时间。弱视眼的视力提高比较慢,优势眼的视力也没有明显降低,可以适当延长每天遮盖的时间。

【复诊时间】　一般0～1岁,1～4周复诊一次;1～2岁左右,2～4周复诊;3～4岁,3～12周复诊;5～6岁,4～16周复诊一次。随年龄增长,复诊时间可以适当延长。如果病人选择的是全天遮盖,复诊时间可以适当缩短。

遮盖形式多种多样,一般都是选用眼罩遮盖优势眼。把眼罩固定到镜架上,眼罩的材质可以是棉布的,也可以是化纤的。眼罩一定要足够大,下缘与镜框的下缘对齐,上缘与眉弓对齐,颞侧弯向眼镜腿,长度约2～3cm(图13-5A)。如果眼罩比较小,患儿会从眼罩的上方、侧方注视目标,遮盖治疗的目的不能达到。眼贴是把眼罩粘贴到皮肤上,这样可以完全遮住光线,遮盖效果比较好(图13-5B)。眼贴的不足之处是可能引起皮肤的过敏反应。

笔记

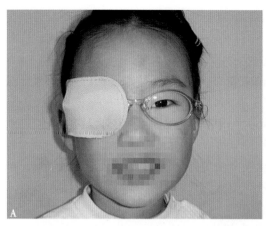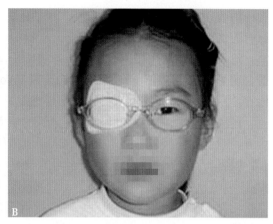

图 13-5　A. 眼罩套在眼镜上　B. 皮肤粘贴式眼罩

【依从性】　所谓依从性，指的是病人是否能够按照医生的嘱咐配戴眼镜和遮盖优势眼。如果能够执行医嘱，称为依从性好；否则，称为依从性差。这也是影响弱视治疗效果的重要因素。因为依从性差，大量弱视病人拖延了疗程，或是失去治疗的良机。

在弱视确诊之后，医生需要与家长交谈以下内容：弱视的危害性、治疗的急迫性、预后、治疗效果的可预测性、具体治疗方法以及如何配合医生进行治疗。只有获得家长的信任和密切配合，才能改善患儿的依从性，得到事半功倍效果。

在弱视治疗过程中，几乎所有的病人都需要戴镜。医生一定要向家长交代清楚远视眼镜与普通近视眼镜的区别，远视眼镜属于治疗性质的，戴镜是弱视治疗的不可或缺的方法。患儿开始戴镜的时候，视力未必明显改善，还存在视物变形，地面不平的错觉，患儿甚至感觉不如摘掉眼镜舒服。医生向家长交代清楚之后，让家长接受眼镜治疗，再通过家长的监护，使患儿遵照医嘱配戴眼镜。

遮盖优势眼之后，只能使用弱视眼，即使轻、中度弱视，视力也会"明显降低"，患儿的生活和学习会遇到很多困难，所以他们会极力反抗，拒绝遮盖。这些后果一定要向家长指明，获得家长的合作，督促患儿遮盖优势眼，提高依从性。

【副作用】

1. 斜视　在遮盖治疗过程中，病人的融合功能被打破，注视眼也会改变，如果眼外肌存在一定程度的不平衡，就可能引起斜视和复视。原来存在的间歇性斜视，可能转变为恒定性斜视。屈光参差性弱视病人可能出现内斜视。随之，病人可能出现复视。如果出现内斜视，应该麻痹睫状肌，重新检影验光。如果远视性屈光不正没有全部矫正，应该按照检影的结果给予全部矫正，避免出现内斜视。也可以改用压抑疗法，避免出现内斜视。如果看近的时候出现内斜，认真检查病人的 AC/A 比值是否正常，如果 AC/A 比值偏高，可以配戴双光眼镜。如果病人出现外斜视，也可以适当降低远视眼镜的度数，增加调节，增加调节性集合，控制眼位，避免外斜视的出现。经过上述方法治疗之后，有些病人仍然出现斜视，这些病人确实需要手术矫正。对于部分调节性内斜视和间歇性外斜视的患儿，原则是待弱视治愈之后，及时安排手术矫正眼位。

2. 遮盖性弱视　在弱视治疗过程中，病人的年龄比较小，特别是婴幼儿，全天遮盖之后，遮盖性弱视出现的危险性比较大。为了避免发生遮盖性弱视，可以改为交替遮盖的方法，缩短复诊时间，密切观察治疗效果，避免遮盖性弱视发生。

在遮盖治疗过程中，无论哪一种治疗方法都可能引起优势眼的视力降低，这说明视觉系统的可塑性比较好，弱视眼视力也会恢复得比较快。特别是选用全天遮盖疗法，可能会发生优势眼视力降低。多数情况下，在停止遮盖之后数天，优势眼的视力会迅速恢复。必

笔记

要的时候,采取短期"翻转遮盖"(即遮盖弱视眼)也是可行的。

在婴幼儿期,即使短暂的遮盖,如1周或更短时间的遮盖,斜视眼和注视眼的优势状态可能发生实质性颠倒。这时候,应该停止遮盖,观察1周或2周,优势状态可能恢复。必要的时候,也可以选用"翻转遮盖"的方法,使原有的优势状态恢复或保持双眼交替注视状态。

【停止遮盖疗法的参考指标】

1. 第一个标志 两只眼的视力相等或相似(两只眼视力的差别不超过2行)的时候,就停止遮盖或者逐渐减少每天遮盖的时间,巩固治疗效果。

2. 第二个最常用的停止遮盖疗法的标志 当两只眼能自由交替注视的时候,往往弱视眼的视力已经恢复到优势眼的水平。此时,就可以停止遮盖或是减少遮盖时间,巩固治疗效果。在停止遮盖的时候,原来的优势眼也可能继续存在一定程度的优势,平时注视比较多。但是,用行视力表检查视力,两只眼的视力差异不会超过1行或2行。

3. 第三个停止遮盖疗法的标志 如果病人的依从性良好,连续遮盖优势眼3~6个月,弱视眼的视力没有任何改善,可以停止遮盖。经过规范的遮盖治疗,两只眼的注视优势很快发生颠倒,应该停止遮盖治疗。

(二)压抑疗法

所谓压抑疗法(penalization),指的是利用药物或半透明的塑料膜降低优势眼的远视力或近视力,在双眼竞争的过程中,压抑优势眼,使原来的优势状态发生颠倒,限制优势眼的使用,迫使弱视眼使用。例如,如果病人存在斜视性弱视,原来右眼注视,左眼内斜视,经过压抑之后,改为左眼注视,右眼内斜视。

这种治疗方法的本质是使优势眼视网膜上的物像清晰度下降,非优势眼视网膜上的物像保持清晰,使优势眼的视力低于弱视眼的视力至少2行,消除优势眼对弱视眼的抑制,迫使弱视眼注视目标。

【适应证】 压抑疗法适应证与遮盖疗法的适应证基本相同,多用于斜视性弱视和屈光参差性弱视。只是压抑疗法不适用于重度弱视。

伴有隐性眼球震颤的弱视病人或是巩固治疗效果的弱视病人,以及拒绝接受遮盖疗法的病人,可以选择压抑疗法。

【压抑疗法的优点】 压抑疗法不影响美容,患儿容易接受。由家长执行医嘱,依从性也比较好。与遮盖疗法也不同,药物压抑之后,患儿不能像眼罩一样随意"摘掉"。在治疗期间,继续保持周边融合功能,不容易出现斜视。特别适用于隐性眼球震颤病人,双眼打开不会引起眼球震颤加重。

【压抑疗法分类】 各类压抑疗法之中,单纯药物压抑既简单,也有效的方法,所以单纯药物压抑是最常用的选择。

1. 药物压抑 压抑优势眼看近,这是最常用的压抑疗法。两只眼戴上合适的眼镜。优势眼用睫状肌麻痹剂,如1%阿托品眼膏,每天隔日晚上一次(也可以每周两次),睫状肌麻痹之后,使优势眼的调节功能暂时降低或丧失,达到降低优势眼近视力的目的,使优势眼不能看清近处目标,比如阅读困难。迫使弱视眼承担看近的任务,这样就能够达到治疗的目的。

关于阿托品眼药膏的用量,每晚睡觉之前用药一次,或是隔日晚上用药一次,也可以周六和周日每晚一次。长期使用阿托品也可能引起"遮盖性弱视",因此,婴幼儿长期使用阿托品,应该密切观察注视行为,随时判断注视优势,必要时调整用药量或更换治疗方法。

2. 半透明塑料薄膜压抑 在优势眼的镜片贴上半透明的塑料薄膜,使优势眼的视力降低。可以选择不同透明度的薄膜,使优势眼的视力减低到不同的水平,借以强迫弱视眼注视目标,也保证病人获得比较好的视力。

笔记

三、辅助治疗方法

这类治疗方法的本质是进行正常的视觉刺激，提高弱视眼的视力。这类治疗方法包括视觉刺激疗法（CAM 视觉刺激疗法等）和针刺疗法等，但缺乏随机临床对照研究的支持或者尚存在争论。总之这些疗法需要进一步研究。还有纠正旁中心注视的治疗方法，比如：后像疗法和海丁格刷疗法等已经被遮盖疗法替代。

四、疗效评价标准

弱视治疗结束后治疗效果的评定分为 4 个等级：
- 无效：弱视眼的视力不变、退步或提高 1 行；
- 进步：视力提高两行或两行以上；
- 基本痊愈：视力提高到 0.9 或以上；
- 治愈：经过 3 年随访，视力保持正常。

如果是弱视完全功能治愈，还应该包括双眼视觉和立体视觉恢复正常。

五、预后和复发

（一）预后

在视觉发育的敏感期内，早期诊断，及时治疗，方法得当，绝大多数病人预后是很好的。弱视眼视力提高的过程是视觉发育的过程，所以，弱视治疗是一个漫长的过程，不可能一蹴而就。家长应该遵照医嘱，按时复诊，督促患儿戴镜、遮盖、完成精细目力训练。

弱视的疗效与年龄密切相关，年龄越小，治疗效果越好。在各种类型的弱视中，屈光不正性弱视的治疗效果比较好，其次是斜视性弱视和屈光参差性弱视。单眼高度近视引起的弱视比单眼高度远视者更难恢复，而且失败率也高。轻、中度弱视病人的视力比较容易恢复，重度弱视病人的视力恢复比较慢，治疗失败的比例也高。注视性质比较好者，如中心凹注视，病人的视力比较容易恢复。旁中心注视或周边注视，则视力恢复得比较慢，注视点越靠近周边部，恢复视力需要的时间越长，最终治疗失败的比例越高。病人的依从性好，预后也好，多数治疗失败者，多因依从性差，或是根本不能遵照医嘱进行治疗。

先天性高密度白内障导致的形觉剥夺性弱视往往属于重度弱视，特别是单眼病人，治疗效果比较差，疗程相当长，甚至一直治疗到 9 岁，或是更大年龄，才能得到巩固的疗效。

原来认为存在难治性弱视，其实，认真复查屈光状态，认真检查视网膜和视神经等重要部位，也可能发现黄斑和视神经发育不良或畸形，这些诊断证据可能是初诊时候忽略的。有的弱视伴有单眼高度近视或有髓视网膜神经纤维，这些伴有器质性病变的病人，弱视治疗失败也是很常见的。

有些病人采取适当治疗措施之后，视力没有任何改善或是改善不满意。这种情况多发生在大于 5 岁的学龄儿童。让家长和学校老师联系，提高病人的依从性，继续治疗，也可能直到青春期，弱视眼的视力还能有明显改善，多数病人能够获得满意的治疗效果。

在预后不好的情况下，如年龄比较大的病人，不仅患有弱视，而且眼球伴有器质性病变者，在决定是否治疗，或者是否继续治疗的时候，由于医生不易明确指出预后，只能采取实验性治疗方法，应该多听家长和病人的意见。

（二）弱视复发

弱视眼的视力达到正常水平之后，一个重要的问题就是巩固治疗效果和防止弱视复发。除屈光不正性弱视之外，斜视性弱视和屈光参差性弱视治愈后复发率是很高的。也可以说，只要在敏感期内，也就是在视觉发育成熟之前，停止治疗，弱视都可能复发。

笔记

弱视治疗完全成功或部分成功,停止治疗一年之后,有 1/4 的病人表现出不同程度的弱视眼视力下降,国外作者报告弱视的复发率达到 1/3。只要按时复诊,经过及时的重新治疗,就能够恢复正常。

1. 复发的原因 屈光参差性弱视和斜视性弱视比较容易复发,而屈光不正性弱视不容易复发。因为前者不仅与形觉剥夺相关联,而且与异常交互抑制相关联。初诊时两只眼的视力差别比较大者,弱视复发的几率比较高。停止治疗之后,两只眼的视力之差 >2 行者,也比较容易复发。

复发的第一个原因是过早摘掉眼镜,视网膜上物像不能继续维持清晰。另外一个原因是两只眼的视力没有达到平衡或者平衡之后,没有得到巩固,过早地停止遮盖疗法或压抑疗法。有的病人为了美容,或是医生急于手术矫正眼位,手术后没有继续坚持弱视治疗,或是术后存在残余性斜视,虽然斜视度比较小,单眼抑制没有解除,也是弱视复发的一个原因。

2. 预防复发的措施 病人的年龄在 10 岁以下,当两只眼的视力之差 ≤1 行的时候,应该继续治疗,巩固治疗效果,直至稳定到正常水平。

巩固疗效的方法有以下几种:

弱视眼的视力恢复到正常水平,或是两只眼的视力只差 ≤1 行的时候,应该减少遮盖时间,巩固治疗效果。比如,在治疗期间,每周遮盖优势眼 7 天,或每天遮盖 8～12 个小时,即全天遮盖。在巩固疗效期间,每月复诊一次,第一个月,每周遮盖 6 天,减少遮盖 1 天;第二个月,每周遮盖 5 天,减少 2 天;最后,第三个月,每周遮盖 4 天,打开 3 天。第四个月全日撤掉遮盖。

另外一种方法是逐渐减少每天遮盖的时间,从全天遮盖,改为部分时间遮盖,每天遮盖时间逐渐减少,第一个月每天遮盖优势眼 8 个小时,第二个月每天遮盖 6 个小时,第 3 个月每天遮盖 4 个小时,第四个月停止遮盖。

经过遮盖疗法之后,为了巩固疗效,可以改为压抑疗法,原来的优势眼用睫状肌麻痹剂,如阿托品。也可以用光学压抑或塑料薄膜压抑疗法,使优势眼的视力低于弱视眼 2 行或稍多一些,借以巩固治疗效果。

如果是中、高度远视病人,弱视治愈后,一定要继续戴镜,特别是屈光参差性弱视和高度复性远视散光引起的弱视,治愈之后,一定要坚持戴镜。过早摘掉眼镜,弱视眼视网膜上的物像不能保持清晰,容易导致竞争性抑制和弱视复发。

多数学者主张,弱视治愈或是两只眼的视力相同之后,才是斜视矫正的最佳时间。只有视力恢复正常之后,正常的融合功能才能建立,正常的融合功能也是保证眼球正位、解除竞争性抑制、巩固弱视治疗效果的必要条件。如果弱视没有彻底治愈,手术后,遮盖优势眼,继续治疗,直至弱视治愈。

3. 规范随访期 关于弱视治愈之后,应该随访多长时间,各家报告的期限不同,有的主张随访 2 年,有的主张弱视治疗随访 5 年,有的主张随访到视觉发育成熟,也就是敏感期结束(9～12 岁)。临床指南指出弱视治愈 1 年内后,有四分之一的病人出现复发。刘家琦主张随访 3 年,经过弱视治愈后随访观察,她发现随诊 3 年以上者没有复发。所以,弱视治愈之后,坚持随访,也是预防弱视复发的重要条件。

随访间隔的时间:弱视治愈之后,巩固治疗效果 3 个月。在停止治疗以后的随访期内,每 3 个月复诊一次,一年以后,每半年复诊一次,直至 3 年或敏感期过后。在随诊期间,弱视复发者,继续治疗,选用传统遮盖疗法或压抑疗法。如果屈光不正属于中、高度远视,一定要恢复戴镜。

第七节 弱视的筛查

一、筛查的重要性

弱视是儿童常见的眼病。按照弱视患病率(0.8%～3.3%)计算,我国的弱视儿童约1000多万,还有大量的成人弱视病人,这是一个严重的公共健康问题,也是影响民族素质的重要问题。

根据我国报告,早产儿、低体重儿以及近亲结婚中的婴幼儿,弱视的患病率高于普通人群4倍。发育迟缓的婴幼儿之中,弱视的患病率是普通人群的6倍。屈光参差性弱视和屈光不正性弱视病人不伴有斜视,弱视更不容易发现。有的作者统计这两类弱视占弱视人群的50%～75%。病人不伴有斜视,不容易发现,特别是屈光参差性弱视,一只眼的视力可能达到正常水平,更不容易发现,常常耽误治疗时机。

弱视治疗效果与年龄密切相关,年龄越小,治疗效果越好。不仅疗程短,而且治愈率也高。年龄越大,疗程越长,治愈率越低。成年之后,弱视治愈没有多大希望。由于弱视发现太晚,严重影响治疗效果,甚至错过治疗时机,成为终身眼病。

弱视患病率高,社会危害大,只能在敏感期才能治愈,治疗时间紧迫,只有早期筛查才能获得满意的治疗效果。

在出生3个月内,明显的屈光间质混浊产生严重的剥夺性弱视,弱视眼视力0.1或更差。这类高对比度视力下降明显,也可能是永久性。出生后3个月到30个月内相似的视觉剥夺可能导致不太严重的视力损害。3岁以后光学离焦或斜视导致弱视的风险就会减少。

早期筛查能够发现儿童眼球屈光间质混浊、屈光异常、斜视以及其他影响视觉发育的眼病,及时处理不仅能够获得良好的治疗效果,也能够缩短疗程,节省治疗费用。所以,花费一定的人力、物力和资金,对弱视进行早期筛查是合理的,筛查的越早越好,有的省份弱视筛查在出生后2个月开始,这种花费的社会效益和经济效益是非常理想的。

二、弱视筛查的最佳年龄

已经知晓弱视的疗效与年龄的关系,弱视筛查(amblyopia screening)越早越好。弱视筛查的年龄也是越来越早。

年龄越小,筛查的困难越多,婴幼儿期的筛查结果可靠性也差,漏诊率和误诊率也比较高。关于筛查的最佳年龄,多数专家认为学龄前期,也就是幼儿园时期,大面积筛查的效果比较可靠,也能争取最佳治疗效果。所以,目前认为弱视筛查的最佳年龄是3个月以内。根据我国的国情,最晚在入学前,应该进行视力筛查和眼部检查,争取获得比较好的治疗效果。

对3个月内的儿童进行筛查,比较容易发现弱视发病的原因和危险因素,如对双眼视力、斜视、屈光不正、注视行为、注视优势、立体视觉、屈光间质、上睑下垂等进行检查,一旦发现弱视的病因和危险因素,把可疑病人立即转给儿童眼病专科或儿童眼病保健单位进一步诊断和治疗。

目前国内医疗条件得到改善,儿童视觉筛查的年龄越来越早,有的地区出生两个月即开始筛查,观察眼部外观形态,对屈光状态、眼位、前节进行筛查。在3个月之前已经送入正规医院儿童眼科或妇幼保健院眼科进一步确诊。随着各级保健机构的建设,儿童弱视筛查越来越普及,儿童弱视的治疗效果越来越好,对降低儿童盲的发生率具有非常重要的意义。

笔记

三、筛查的方法

儿童弱视的筛查方法是多种多样的。目前比较常用的方法包括：

1. 红光反射检查法（Brückner）　能够发现屈光间质混浊、屈光参差和斜视。红光反射检查法可以在暗室内进行，患儿与医生相对而坐，在双眼散瞳的情况下，用直接检眼镜将光线投照到两只眼的角膜上，观察瞳孔区的红光反射。在正常情况下，双眼瞳孔区出现红光反射，而且两只眼红光的颜色、明亮度应该相同。如果屈光间质混浊、斜视、屈光参差、严重玻璃体视网膜病变等，则双眼反射出的光线颜色不同，亮度也不同。

2. 角膜映光法　年龄满 3 个月之后，用角膜映光法观察眼位，观察两只眼的角膜映光点是否对称。

3. 3 岁左右的儿童可以观察他们的注视行为和注视优势　观察一只眼的注视能力，能否稳定地注视一个点光源，能否平稳地追随点光源。观察斜视病人两只眼的注视优势，如果一只眼总是处于斜视状态，这只眼的视力可能低下。经过交替遮盖，每一只眼都应该能够维持稳定注视点光源，而且能够保持一定时间。

如果条件允许，建议对 3 个月龄以前的儿童进行眼部筛查。

各种视力表适合不同年龄段的儿童进行检查，如点视力表、图片视力表、象形视力表、单字母视力表、对数视力表、logMAR 视力表和 **E** 字形视力表等，根据患儿的年龄选择不同的视力表。

4. 屈光筛查　儿童屈光筛查仪和自动验光仪是一种非常方便的筛查工具，可以不散瞳进行检查。检查结果不够准确，只是一个参考指标。如果发现"异常"，可以进一步麻痹睫状肌进行验光。

儿童弱视筛查可以在幼儿园、小学校进行，由幼儿园和学校的保健医师或初级保健单位进行筛查。我国的妇幼保健单位不断发展，这也是儿童视力筛查的一支重要的力量。

知识拓展

1. 弱视发病的危险因素　斜视（主要是内斜视）、屈光参差、双眼高度屈光不正以及形觉剥夺。

2. 弱视发病率高（2%～4%）　屈光不正、斜视、屈光间质混浊和其他眼病容易形成中心视力降低（弱视）。

3. 小儿眼科筛查　2012 年新版眼科临床指南（Preferred Practice Pattern，PPP，）美国眼科学会提出 3 岁之前筛查婴幼儿和儿童弱视对提高治疗效果，缩短疗程、提高弱视的治愈率非常重要。

4. 弱视治疗关键方法　矫正屈光不正；强制应用视力比较差的眼，限制应用视力比较好的眼（遮盖疗法或压抑疗法）；消除屈光间质混浊，比如先天性白内障。

5. 可塑期　年龄越小，弱视治疗效果越好，只能在视觉发育的可塑期才容易治愈。

6. The Pediatric Eye disease Investigator Group: Ophthalmology 2004; 111: 2070-2085. 这个儿童眼病研究组连续几篇文章阐述遮盖疗法和阿托品压抑疗法的在儿童弱视治疗中的关键作用。特别提出阿托品压抑疗法的良好疗效。

小　　结

由于斜视、屈光不正或形觉剥夺等原因引起异常的视觉经验，在视觉发育期内出现视觉中枢的功能发育缺陷，导致最佳矫正视力低于正常水平或者两只眼视力相差两行以上，

笔记

均划归弱视。处于发育期的不同年龄组的儿童正常视力参考值下限为：3～5岁大于或等于0.6，6岁以上大于0.7。按照弱视的诊断标准视力低于同龄儿童的正常视力的下限，伴有弱视发病的危险因素，比如斜视（多为单眼内斜视）、屈光不正、形觉剥夺等。尽早筛查，及时诊断。根据弱视发病的两类病因，即形觉剥夺和双眼异常交互作用，矫正屈光不正，严格遮盖或压抑（药物压抑）优势眼（视力比较好的眼）。辅助治疗方法当中有的已经被遮盖疗法和压抑疗法替代，比如后像疗法。有的治疗方法，比如CAM疗法，还需要进一步研究才能确定其疗效。

（牛兰俊）

笔记

第十四章

先天性眼球震颤

本章学习要点

- 掌握：先天性运动缺陷性眼球震颤的临床特点。
- 熟悉：先天性眼球震颤中间带移位术的手术方法。
- 了解：先天性眼球震颤的常见类型。

关键词 先天性 眼球震颤 中间带

第一节 概 述

先天性眼球震颤（congenital nystagmus，CN）是一种双眼的、不自主的、有节律的眼球颤动，通常于出生后6个月内出现。

在传统分类中，先天性眼球震颤的常见类型有：①运动性眼球震颤或称运动缺陷性眼球震颤（congenital motor nystagmus/congenital motor defect nystagmus，CMN/CMDN）；②感觉性眼球震颤或称感觉缺陷性眼球震颤（congenital sensory nystagmus/congenital sensory defect nystagmus，CSN/CSDN）；③隐性或显隐性眼球震颤（latent nystagmus/manifest latent nystagmus，LN/MLN）。2001年在美国"眼球运动异常和斜视分类（CEMAS）"中将前两者归类为婴儿性眼球震颤综合征（infantile nystagmus syndrome，INS），隐性或显隐性眼球震颤又称为融合发育不良性眼球震颤综合征（fusion maldevelopment nystagmus syndrome，FMNS）。

第二节 先天性运动缺陷性眼球震颤

一、病因

先天性运动缺陷性眼球震颤的确切病因不清，有遗传因素存在，可能与眼球运动中枢传出机制缺陷有关，而未发现视觉系统及神经系统的损害，故也称其为先天性特发性眼球震颤（congenital idiopathic nystagmus，CIN）。

二、临床表现

（一）眼球震颤形式

为双眼同向性眼球震颤，以水平震颤为主，同时可伴有轻度旋转或垂直成分。其可为冲动性、钟摆性或旋转性眼球震颤，也可为两种或两种以上节律混合的眼球震颤，但常以冲动性眼球震颤为主。冲动性眼球震颤具有快慢相，其慢相侧为速度递增型眼震波形（图14-1）。

笔记

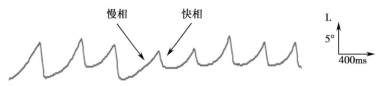

图 14-1 CN 病人速度递增型眼球震颤波形

（二）眼球震颤强度

眼球震颤强度可随精神紧张、试图努力看清目标时注意力集中程度的增加而增加，闭目、睡眠、困倦、精力不集中和黑暗环境可使眼球震颤减轻。

（三）中间带及代偿头位

常有眼球震颤相对静止或完全静止的区域——中间带（null zone），在中间带区域黄斑中心凹注视时间（foveation time）延长，从而使视力提高或接近正常。如果中间带偏离正前方，则病人可伴有代偿头位，视线朝向中间带方向。病人常采取面转的头位，但也可为下颌内收或上抬位或头倾位，往往视远时（尤其是感兴趣的目标）头位最为明显（图 14-2A）。故在测试眼球震颤病人的最好视力时，必须检测代偿头位时的单眼和双眼视力。头部晃动（head oscillations/nodding）较多见。

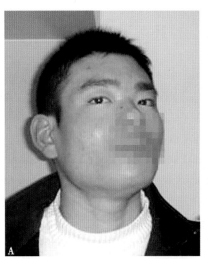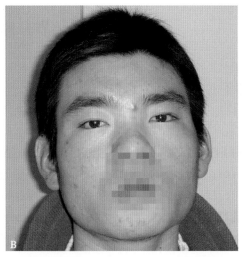

图 14-2　A. 中间带移位术前代偿头位　B. 中间带移位术后代偿头位明显改善

（四）集合抑制

病人常有集合抑制现象（图 14-3），即两眼集合能使眼球震颤的程度减轻。

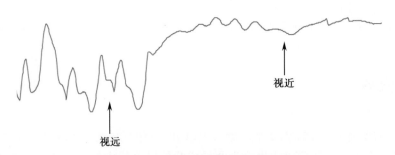

图 14-3　CN 病人的集合抑制现象

视近时眼球震颤波幅和频率降低，眼球震颤受到明显抑制

笔记

第三节　先天性感觉缺陷性眼球震颤

一、病因

先天性感觉缺陷性眼球震颤可能继发于视觉传入通路的异常,后者是儿童眼球震颤的常见原因。模糊的物像导致正常固视反射发育障碍,从而引发眼球震颤。如果出生时即有视觉缺陷因素存在,则生后 3 个月内即可出现眼球震颤,如见于 Leber 先天性黑矇、视网膜营养不良、视神经发育不良、蓝色锥体细胞性全色盲、先天性静止性夜盲、严重的虹膜缺损或无虹膜、先天性白内障和眼皮肤白化病等病人。

二、临床表现

此型眼球震颤的眼震波形常为水平钟摆性(一般当视力高于 0.1 时),但侧方注视时可能变为冲动性,冲动性眼球震颤者的视力常在 0.2~0.3 之间。眼球震颤的严重程度取决于视觉损害的程度,并伴有上述先天性感觉缺陷性眼病。

第四节　隐性或显隐性眼球震颤

一、病因

病因不明,但它是融合发育不良的标志。多见于早发的斜视如婴儿型内斜视,单眼或双眼视力低下的患儿。

二、临床表现

(一)眼球震颤形式

为水平冲动性眼球震颤,慢相侧均为速度递减型眼震波形(图 14-4)。

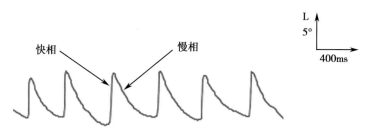

图 14-4　MLN 病人速度递减型眼球震颤波形

1. 隐性眼球震颤　即当双眼注视时无眼球震颤,但遮盖一眼后两眼均出现冲动性眼球震颤,而且快相指向未遮盖眼。两只眼的眼球震颤振幅、频率和眼球震颤速度可能不对称。

隐性眼球震颤通常在幼儿期即可发现,尤其多见于先天性内斜视和垂直分离性斜视患儿。运动缺陷性眼球震颤可以附加隐性眼球震颤成分。

2. 显隐性眼球震颤　当一只眼注视目标而另一只眼有视觉抑制或弱视时,隐性可变为显性眼球震颤,称为显隐性眼球震颤。

(二)视力检查

隐性或显隐性眼球震颤病人由于单眼遮盖后出现眼球震颤或眼球震颤加重,故双眼视力好于单眼,需分别检测单、双眼视力,单眼视力检查需在对侧眼前加用 +5.00D 球镜或采取隔障法进行测试。隔障法即将遮眼板放置被遮眼前，但不完全遮盖而将颞侧视野暴露，以被遮眼不能看到前方所测视标为度。

第五节　先天性眼球震颤的电生理检查方法

先天性眼球震颤的电生理检查方法主要包括眼震电图和视频眼震图描记法，它们能够较准确、客观地记录眼球震颤波形，为眼球震颤波形分类及病因分析和疗效评价提供了非常重要的客观检测手段。

一、眼震电图描记法

眼震电图描记法（electronystagmography，ENG）是一种记录眶周电极间电位差的检查方法。当眼球运动时，由角膜和视网膜间电位差形成的电场在空间的相位发生改变，眶周电极区的电位也发生变化，产生角膜 - 视网膜电位。此仪器将这种电位变化经过放大和记录装置，描绘成眼震电图。用眼震电图描记仪记录眼球震颤较肉眼观察更为准确，并且可做定量分析，提高了其在临床诊断中的价值。

二、视频眼震电图描记法

它是一种新型的眼动记录方法，能够使眼动记录更加准确、可靠，测出临床上难以发现的细小震颤，可以对眼球震颤进行精确的定性和定量。

视频眼震电图描记法（videonystagmography，VNG）是近年来发展起来应用于临床检测眼球震颤和眼球运动异常等的新型数字化眼震电图描记方法。新型的视频眼动仪由高速红外摄像机、主试机、被试机及显示屏幕四个基本部分组成。红外线摄像系统采用红外光源照射眼部，利用瞳孔、虹膜对红外线反射性的不同，造成影像中瞳孔与虹膜的亮度差异变大，而虹膜与巩膜之间的亮度差异变小，从而较易摄取瞳孔的轮廓，精确采集眼球位置的信息，具有较高的解析度。视频眼动仪工作的基本原理是高速红外摄像机实时采集眼球注视不同方向时眼球位置的数据，所采集的数据通过光纤传递给主试机。使用视频眼震图记录系统测试眼球震颤，既可以用视频直接记录眼动图像，也可以通过电子计算机数字化描述并计算其运动轨迹，在眼震图记录的准确性、精确度和可靠性方面具有明显优势。视频眼动仪系统如图 14-5，视频眼动仪工作站如图 14-6A、B。

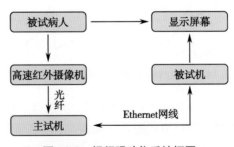

图 14-5　视频眼动仪系统框图

视频眼震图主要分析指标包括：眼震振幅（amplitude），频率（frequency），黄斑中心凹注视时间。

过去人们对 CN 病人视力的客观判断只是间接地通过眼震波形的振幅、眼震强度（振幅×频率）和慢相的速度，但现在的研究认为，许多 CN 病人的眼震振幅（或强度）以及眼震慢相的速度不能准确地预测视力，因为即使眼震振幅虽小，眼震速度虽慢，但其黄斑中心

笔记

凹注视时间较短，故仍不能产生好的视力。良好视力的获得必须同时满足两个条件：持续的中心凹注视（repeated foveation）和为了延长注视停留而降低物像在视网膜上的滑动速度（retinal slip velocity）。所以，视力直接与黄斑中心凹注视时间相关，它反映了眼球震颤的视力功能状态。没有黄斑中心凹注视期的眼球震颤病人视力低下，相反黄斑中心凹注视期长者视力较好。眼震病人黄斑中心凹注视时间如图 14-7 所示。

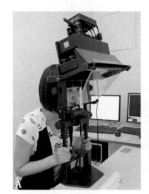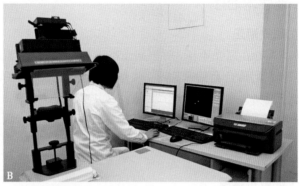

图 14-6　视频眼动仪工作站

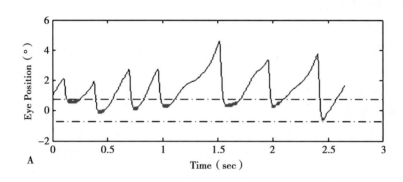

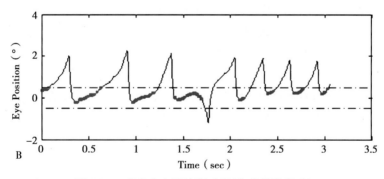

图 14-7　黄斑中心凹注视时间（红色线段部分）

A. 显示黄斑中心凹注视时间较短　B. 显示黄斑中心凹注视时间较长

视频眼震电图描记法与眼震电图描记法的主要区别在于，视频眼震电图描记法可以直接记录眼动，再由电子计算机自动分析瞳孔运动轨迹来分析眼球震颤，无需侵入性电极。而眼震电图则要通过角膜 - 视网膜电位的变化，间接测量眼球震颤。另外，VNG 图形背景噪声小，信噪比较好，图形更清晰，分辨率更高。实际可测量到的眼震最小幅度为 0.5°，而 ENG 的实际分辨率为 2°～3°；ENG 记录垂直眼球震颤的效果不甚理想，并且不能记录旋转性眼球震颤。

笔记

第六节 先天性眼球震颤的治疗

CN病因复杂不清，故目前治疗的主要目的是改善代偿头位，减轻眼球震颤，而无法从病因上解决问题。

一、非手术治疗

（一）屈光矫正

如果病人存在屈光不正，矫正屈光不正是首要的治疗措施。

有些病人配戴合适的眼镜后，眼球震颤可能明显减轻，但常常未被给予足够重视。尽管未发现注视努力程度与眼球震颤严重程度之间的相关关系，但眼球震颤病人试图努力看清物体时眼球震颤会加重，从而使视物更加模糊。所以，为了给病人（包括有视觉知觉异常者）提供尽可能清晰的视网膜物像，减轻注视目标的努力程度以减轻眼球震颤，就必须进行屈光矫正。

（二）配戴负球镜

近视过矫或配戴负球镜可加强调节性集合，后者可使眼震减轻从而改善视力。

（三）配戴角膜接触镜

角膜接触镜由于贴附在角膜表面，能够随眼球运动而保证理想的屈光矫正状态，而框架眼镜随着眼球的运动视线偏离了光学中心，使屈光矫正效果不理想。对于有眼震代偿头位者，它能够使视线通过镜片的光学中心，从而提高视网膜成像质量。角膜接触镜还可以减轻眼球震颤，这可能是眼球运动的触觉反馈信息作用于眼球运动系统所致。

（四）配戴三棱镜

使用三棱镜有两个目的：其一是加强集合，以减轻眼球震颤，提高视力；其二是中间带移位，以改善代偿头位。双眼戴用基底向外的三棱镜，制造人为的眼位分离而刺激融合性集合，集合可以抑制眼球震颤从而提高视力，但此种治疗的前提是病人必须要有双眼融合功能，要有好的融合范围；如果眼球震颤中间带位于侧方，则会产生代偿头位，为了改善头位，则眼前可加用尖端朝向中间带方向的三棱镜，使中间带由侧方移向正前方，从而消除代偿头位，提高正前方的视力。还可以通过三棱镜试验预测中间带移位术的效果，以及中间带移位术后残余代偿头位的矫正。

（五）药物治疗

已有应用加巴喷丁（gabapentin）和美金刚（memantine）治疗先天性眼球震颤的报道，但其长期疗效、副作用等尚待进一步观察。

二、手术治疗

（一）中间带移位术

适于有中间带的运动缺陷性眼球震颤病人。目前常用的是改良的Kestenbaum-Anderson中间带移位术，即通过眼外肌截-退术将中间带移至正前方，以改善或消除头位（见图14-2B）。即将中间带方向两眼一组配偶肌减弱，或同时行另一组拮抗肌加强，当不伴有斜视时要求两眼直肌手术总量相等。临床上最常见的是面右转或左转的代偿头位，例如：代偿头位为面左转视线向右，即中间带位于右侧者，手术可选择两眼与中间带方向一致的一组配偶肌减弱即右眼外直肌和左眼内直肌后徙术；或右眼外直肌和左眼内直肌后徙，同时右眼内直肌和左眼外直肌截除术，以将中间带由右侧方移至前方，从而使代偿头位改善或完全消失。其中Parks（5-6-7-8）手术方法考虑到内、外直肌手术效果的不同以及直肌后徙与截除结果

笔记

的不同，要求内、外直肌手术量相差 2mm，其一般适用于矫正代偿头位扭转角小于 30° 者。

若眼球震颤伴有内斜视或外斜视，则需在考虑矫正代偿头位的同时进行斜视眼手术量的加减，以矫正水平斜视。

垂直代偿头位（下颌上抬或内收）同样可以采取中间带移位术。若头位扭转角 <25°，只行慢相侧垂直直肌减弱术，垂直直肌截退量通常为 5～7mm。若头位扭转角 ≥25°，可将与中间带方向一致的一组慢相侧垂直直肌减弱（后徙 4mm），同时加强其快相侧直肌（截除 4mm）。

有些眼震病人出现头向一侧肩部倾斜的代偿头位，这是代偿眼球旋转的结果。消除此种代偿头位，可以采取抵消相应眼球旋转的术式。

（二）水平直肌大量后徙术

此术式主要用于无集合抑制和代偿头位的眼球震颤病人，可减轻眼球震颤强度，部分病人黄斑中心凹注视时间延长，视力提高。此术式还可用于伴有斜视的眼球震颤病人，对于代偿头位的改善还需进一步观察。

此类手术方法包括双眼水平直肌后徙至止点后 10～12mm；或水平直肌部分后徙悬吊术，即将四条直肌同时后徙 8mm，然后根据术前眼位情况再行 1～4mm 不等的后徙悬吊；或水平直肌完全悬吊术，即对于无斜视者，四条直肌均后徙悬吊 14mm，若有内外斜视则做四条直肌 13～15mm 不等量的后徙悬吊，避免了巩膜穿孔和周边网膜损害的发生。

此类术式使眼球震颤减轻的机制可能是直肌大量后徙使肌肉松弛，并且使肌肉收缩的杠杆力臂变短。另外，由于内直肌后徙而引发的集合抑制均会使眼球震颤强度降低。

小　结

先天性眼球震颤是一种双眼的、不自主的、有节律的眼球颤动。临床常见类型有运动缺陷性眼球震颤，感觉缺陷性眼球震颤和隐性或显隐性眼球震颤。现又将前两者归类为婴儿性眼球震颤综合征，隐性或显隐性眼球震颤又称为融合发育不良性眼球震颤综合征。先天性眼球震颤的电生理检查方法主要包括眼震电图和视频眼震图描记法。手术治疗方法主要是中间带移位术，其适用于有中间带的运动缺陷性眼球震颤病人。

（陈　霞）

14-1

二维码 14-1
扫一扫，测一测

笔记

第十五章

斜视遗传学

本章学习要点
- 掌握：先天性脑神经异常支配性眼病的类型和遗传形式。
- 熟悉：先天性特发性眼球震颤的遗传分型。
- 了解：合并眼球震颤的其他遗传性疾病。

关键词　先天性脑神经异常支配性眼病　眼球震颤　遗传学

第一节　概　　述

在斜视疾病中，有一部分疾病具有明确的遗传背景因素，属于遗传性斜视疾病。这些疾病的发病率相对低，但是由于它们种类繁多，因此在日常临床工作中经常遇到。同时，这些疾病大多预后较差，且多以家族性发病，对社会和病人生活影响较为严重。本章重点介绍了先天性脑神经异常支配性眼病和先天性眼球震颤两大类疾病的遗传病因和分型，这些知识是临床鉴别诊断的重要补充，同时也是为此类病人提供临床遗传咨询的必要指南。

第二节　先天性脑神经异常支配性眼病的遗传机制

先天性脑神经异常支配性眼病（congenital cranial dysinnervation disorders，CCDDs）是一组先天性的、非进行性的颅内运动神经核发育异常及其支配的脑神经障碍，伴或不伴全身系统异常。其原发改变位于颅内，表现为眼球运动异常，一系列与该组疾病相关的致病基因正被不断发现。本节主要介绍先天性眼外肌纤维化、Duane 眼球后退综合征、Möbius 综合征和水平注视性麻痹伴进行性脊柱侧弯这四种疾病。

一、先天性眼外肌纤维化

【亚型分类和临床特征】

1. 分类　先天性眼外肌纤维化（congenital fibrosis of the extraocular muscles，CFEOM）包括了四种先天性遗传斜视疾病：CFEOM1 型、CFEOM2 型、CFEOM3 型和 Tukel 综合征。这些疾病的共同特点是先天性的非进行性的眼肌麻痹，可伴上睑下垂。这些疾病的原发病理改变出现于第Ⅲ、Ⅳ对脑神经（动眼神经和滑车神经）、神经核以及它们所支配的肌肉，包括上直肌、下直肌、内直肌、下斜肌、上睑提肌（动眼神经支配）和上斜肌（滑车神经支配）。一般来说，眼球垂直运动严重受限，而水平运动的限制有较大的个体差异。

2. 临床特征　CFEOM 的临床特征参见第十一章。目前，CFEOM 的分类是以临床诊

笔记

断特点为基础,同时结合部分分子遗传学诊断结果(表 15-1)。

表 15-1　不同类型 CFEOM 的临床诊断和分子遗传特点

类型	第一眼位		眼球运动		上睑下垂	双眼视觉	弱视	遗传位点	遗传
	垂直	水平	垂直	水平					
CFEOM1	下斜	多样	上转不过中线	多样	双侧	通常无	常见	FEOM1	AD
CFEOM2	下斜过中线	固定外斜	严重受限	严重受限	双侧	无	常见	FEOM2	AR
CFEOM3	多样	多样	轻度受限	正常或受限	多样,轻度	可存在	不常见	FEOM1,3,4	AD
Tukel	多样	多样	轻度受限	正常或受限	多样,轻度	可存在	不常见	TUKLS	AD

注:AD 为常染色体显性遗传;AR 为常染色体阴性遗传

表 15-2　引起 CFEOM 的遗传位点和突变基因

遗传位点	染色体区	致病基因	突变外显子	疾病表型	外显率
FEOM1	12q12	*KIF21A*	2,8,20,21	CFEOM1,CFEOM3	100%
FEOM2	11q12.2-q13.4	*PHOX2A*	多个	CFEOM2	100%
FEOM3	16q24.3	*TUBB3*	2,3,4	CFEOM3	<100%
FEOM4	13q27.3	未知	——	CFEOM3	未知
TUKLS	21qter	未知	——	Tukel Syndrome	未知

【遗传背景和致病基因】

1. 位点和基因　目前已知的与 CFEOM 相连锁的遗传位点包括 FEOM1、FEOM2、FEOM3、FEOM4 和 TUKLS(见表 15-1)。这些位点处于不同的染色体区,对应了不同的疾病亚型(表 15-2)。在上述五个遗传位点中,已经有三个致病基因被确认:*KIF21A* 基因、*PHOX2A* 基因和 *TUBB3* 基因。*KIF21A* 基因突变引起 CFEOM1 型和 CFEOM3 型;*PHOX2A* 基因引起 CFEOM2 型疾病;*TUBB3* 基因引起 CFEOM3 型疾病(见表 15-2)。

2. 临床筛查　*KIF21A* 基因由 38 个外显子组成,其中 2、8、20 和 21 号外显子的杂合突变导致了全部的 CFEOM1 型病变,及部分 CFEOM3 型病变(见表 15-2)。*TUBB3* 基因由 4 个外显子组成,其 2、3、4 号外显子的杂合突变可导致 CFEOM3 型病变。因此,对临床 CFEOM1 型和 3 型病人应当应用直接测序的方法筛查上述两个基因的已知突变外显子区域。*PHOX2A* 基因纯合突变是目前 CFEOM2 型病变的唯一病因。*PHOX2A* 基因突变筛查属实验室研究范围,尚未在临床上开始应用。

3. 突变基因功能　KIF21A 蛋白属于一大类正端走向的微管驱动蛋白。神经元细胞利用微管驱动蛋白在轴索和树突中传递必要的胞浆物质。KIF21A 蛋白包括 1527 个氨基酸,由头部运动蛋白域、茎部超螺旋结构和尾部 C 端蛋白域组成。目前已知的突变位于头部运动蛋白域和茎部超螺旋结构中。KIF21A 蛋白可与微管紧密连接,并且人们发现 KIF21A 蛋白大量沉积于坐骨神经近端的连接处。KIF21A 蛋白的突变被推测是影响了第Ⅲ和Ⅳ对脑神经的胞浆运输而引起了 CFEOM。*TUBB3* 基因编码的微管蛋白 β_3 是一种神经元特异性的必要组成成分,由头部 N 端 GTP 结合蛋白域、中间域和尾部 C 端运动蛋白域组成。TUBB3 蛋白的突变可能与影响了微管异二聚体的形成有关,从而使微管蛋白的稳定性下降。与 CFEOM 有关的 TUBB3 蛋白突变几乎都集中在 C 端,对酵母菌模型的研究提示该区域的突变将扰乱运动蛋白与微管的结合。此外还发现,*TUBB3* 基因的突变不但可引起 CFEOM,而且与皮质发育畸形(malformations of cortical development,MCD)有关。

笔记

4. 遗传特点小结　CFEOM 具有显著的遗传异质性,不同类型的 CFEOM 可与不同遗传位点 / 基因连锁,同时相同基因突变可以引起不同的疾病表型。CFEOM 可为常染色体显性遗传和常染色体隐性遗传(见表 15-2)。此外,CFEOM1 和 2 型为完全外显,CFEOM3 型为部分外显(见表 15-2)。

二、单纯型 Duane 眼球后退综合征

【亚型分类和特点】　Duane 眼球后退综合征(Duane retraction syndrome,DRS)是一种先天性的非进行性的眼肌麻痹。此疾病的原发病理改变可位于第Ⅵ对脑神经(展神经)、神经核以及它所支配的肌肉——外直肌。单纯性 DRS 除眼部病变外无其他遗传异常,发病率占全部 DRS 的 70%,临床上可分为 3 型。Ⅰ型:占 75%~80%,患眼轻度至显著外转受限,轻度或者无内转受限,内转时眼球后退、睑裂变小,同时可伴有上射或者下射现象,第一眼位内斜视,多采取面转向受累方向的代偿头位,可单眼或者双眼受累。Ⅱ型:占 5%~10%,患眼轻度至显著内转受限,轻度或无外转受限,内转时眼球后退、睑裂变小,同时伴有上射或者下射现象,第一眼位多为外斜视,头位与受累方向相反,可单侧或者双侧受累。Ⅲ型:占 10%~20%,患眼轻度至显著内外转受限,企图内转时眼球后退、睑裂变小,常伴有上射或者下射现象。第一眼位可内斜视或者外斜视,面转向患侧,可单眼或者双眼受累。

【遗传背景和致病基因】　DRS 在正常人群中的发病率达到大约 1/1000,占全部斜视病人的 1%~5%。DRS 病人大多数是散发的,没有家族史,少部分病人为家族遗传性单纯 DRS。*CHN1* 基因是目前已知的唯一的 DRS 致病基因。*CHN1* 基因杂合突变可引起散发和家族遗传性单纯 DRS。对散发病例的研究表明眼球垂直运动异常与 *CHN1* 基因突变有关。*CHN1* 基因突变检测阳性者出现双侧受累及垂直运动异常的概率明显高于阴性的 DRS 病人。在家族遗传性单纯 DRS 中,*CHN1* 基因杂合突变呈不完全外显的常染色体显性遗传,且外显率较低。*CNH1* 基因有 11 个外显子,Duane 眼球后退综合征病人的 *CNH1* 基因已经被证实有 7 种不同的杂合子错义改变。

对存在细胞遗传学异常的散发病例研究证实,DRS 还存在另外的遗传位点——DURS1 位点。DURS1 位点位于染色体 8q13 区(OMIM 126800),目前尚未确定致病基因,且家族遗传性未见报道与此位点有关。

三、Möbius 综合征

Möbius 综合征又称先天性展神经和面神经麻痹综合征。其首先由 Möbius 提出,该综合征的病人以双侧展神经和双侧面神经瘫痪为特征,男性多见。临床表现为:

1. 双侧面瘫,类似周围性面瘫,受累程度可能不同。有的只累及一侧,一侧受累者,面上、下部受累的程度也可能不同。

2. 两眼外直肌瘫痪,双眼呈内收位,但集合正常,双眼垂直运动正常。双侧眼球不能向左右侧运动。

3. 合并蹼指、指骨少节。指(趾)细长呈蜘蛛状,或有多指(趾),并指(趾)、指(趾)缺少,趾间粘连。

4. 胸、颈、臂、唇和舌部肌肉可有萎缩或发育不全。

5. 智力发育迟滞。该病症原发病理改变出现于第Ⅵ、Ⅶ对脑神经发育异常,第Ⅲ、Ⅴ、Ⅹ、Ⅺ、Ⅻ对脑神经均可受累,是一类复杂的脑干发育异常综合征。

Möbius 综合征多为散发病例,少有家族性遗传。其遗传形式多样,有常染色体显性遗传、常染色体隐性遗传、伴 X 性连锁隐性遗传,外显率为 2%。目前,常染色体显性遗传的 Möbius 综合征已被定位于 13 号染色体 q12.2-q13 区间内(MIM1 57500)。

笔记

四、水平注视性麻痹伴进行性脊柱侧弯

水平注视性麻痹伴进行性脊柱侧弯（horizontal gaze palsy with progressive scoliosis，HGPPS）首先由 Jen 提出，其临床表现为病人在出生时存在水平注视性麻痹，集合、调节、先天性眼球震颤及垂直平滑追视缺陷在病人中变异很大。此外，病人在儿童时期发生进行性脊柱侧弯。其原发病理为脑桥和小脑脚的发育缺陷，伴有脑桥和髓质前后正中裂，是一类与特定脑干神经系统神经交叉缺陷有关的综合征。HGPPS 为常染色体隐性遗传病症，其突变位点定位在 11 号染色体 q23-q25 区间的 *ROBO3* 基因上。

第三节　先天性眼球震颤的遗传背景

先天性眼球震颤（congenital nystagmus，CN）是一种具有多种遗传方式的复杂性眼运动性疾病，遗传方式有常染色体显性遗传（MIM 164100）、常染色体隐性遗传（MIM 257400）和 X 染色体连锁遗传（MIM 310700），单从临床表现无法判断其遗传方式。近年来，随着分子生物学技术的快速发展，CN 的基因定位与克隆取得巨大进展。7%～30% 的先天性特发性眼球震颤（congenital idiopathic nystagmus，CIN）病人有遗传性，具有不完全外显率的 X-连锁显性遗传是最常见的遗传方式。近 10 年来，通过对 CIN 家系进行连锁分析和基因筛查，已发现多个与致病基因相关的基因座，2006 年首次在染色体 Xq26.2 发现了 1 个相关致病基因——*FRMD7* 基因。

一、性连锁的先天性特发性眼球震颤

【临床特点】　性连锁的 CIN 病人在出生后 6 个月表现为双眼对称的与注视相关的眼球震颤。病人通常保留正常的双眼视和色觉、视觉诱发电位和视网膜电流图。视力大约在 6/12 左右。大约 15% 的病人有代偿头位。

【遗传连锁位点致病基因】

1. 连锁位点定位　第一个 CIN 遗传位点由 Cabot 等在 1998 年首先报道。他们对具有不完全外显率的 X-连锁显性遗传四代 CIN 家系进行研究，将该家系的基因座定位在 X 染色体短臂 Xp11.4-Xp11.3 区，DXS8O15 与 DXS1O03 之间约 18.6cM 的遗传距离内。此后，Oetting 报道了另一个 CIN 家系与 Xp11.4-Xp11.3 染色体区连锁（表 15-3）。第二个 CIN 遗传位点由 Kerrison 等在 1999 年报道。他们对 3 个 CIN 家系进行基因定位研究。这 3 个家系为 X 染色体连锁显性遗传，具有不完全外显率，女性携带者的外显率为 54%。连锁分析将致病基因定位在 X 染色体长臂 Xq26-27 GATA172DO5 和 DXS1192 之间 7cM 范围内。Mellott 将 Xq26-27 上的 CIN 连锁位点进一步缩小到 5.4cM。此后，Zhang 通过 1 个 CIN 中国家系的基因定位研究，发现致病基因的候选区域与 Kerrison 等的研究结果在 DXS8033 和 DXS1211 之间重叠，据此将连锁区域缩小到 Xq26.3-27.1 上 4.4cM 范围（表 15-3）。

表 15-3　先天性特发眼球震颤的遗传位点和突变基因

遗传形式	染色体区	区域大小	致病基因	突变外显子	外显率
X-linked	Xp11.4-11.3	18.6cM	未知	——	<100%
X-linked	Xq26.3-27.1	4.4cM	*FRMD7*	2, 6, 8, 9, 10	<100%
AD	6p12	未知	未知		未知
AD	7p11.2	未知	未知		未知
AD	15q11	未知	未知		未知

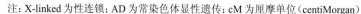

注：X-linked 为性连锁；AD 为常染色体显性遗传；cM 为厘摩单位（centiMorgan）

笔记

2. 基因克隆   目前，在 Xp11.4-Xp11.3 区间内的致病基因尚未确认。Oetting 已经在此区间内排除了多个相关基因，包括先天性静止性夜盲症（congenital stationary night blindness，CSNB）基因（*CSNB1*，Xp11.4-Xp11.3）、视网膜色素变性（retinitis pigmentosa，RP）基因（*RP2*，Xp11.3）、视锥细胞营养不良（cone dystrophy）基因（*CDD1*，Xp11.4）等。但由于 CIN 的临床特征与以上疾病有显著不同，目前结果显示这个候选区间可能存在一个独立的眼球震颤致病基因。2006 年，CIN 分子遗传学研究取得重大突破，Tarpey 对 22 个 CIN 家系及 44 例散发病例进行遗传学研究，连锁分析将候选基因缩小到 xq26-27 上 DXS1047 和 DXS1041 之间 7.5Mb 范围内。他们对该区域内包含的所有基因进行高通量测序分析，在扫描了 40 个基因之后，在 Xq26.2 发现 22 种 *FRMD7* 基因突变。*FRMD7* 基因是目前已知的唯一一个 CIN 相关致病基因。随后，各国学者相继对已知家系进行 *FRMD7* 基因筛查，又发现几十种突变类型。目前已知 *FRMD7* 基因突变类型包括错义突变、无义突变、缺失突变和剪接点突变。

3. 致病基因功能   *FRMD7* 基因有 12 个外显子，编码 714 个氨基酸，由这些氨基酸组成了酵母功能域包含蛋白 7（FRMD7），是 4.1 超家族蛋白的成员之一。通过原位杂交实验发现，孕 37 天 FRMD7 的表达限于中脑和后脑，而此区域被视为眼球运动控制中枢所在地。孕 56 天，前脑室、中脑、小脑原基、脊索和正在发育的视网膜神经层均有 FRMD7 表达。FRMD7 的功能还不清楚，Tarpey 将其与邻近同源蛋白 FARP1（NM_005766）和 FARP2（NM_014808）进行相似性比较分析，发现同源性集中在蛋白 N 末端。同源蛋白 FARP2 调控鼠胚脑皮层神经元轴突分支的多少和轴突长度以及细胞骨架的重建。FARP2 的过度表达导致轴突生长锥增多和神经元轴突长度相应减少。FRMD7 的功能是否与 FARP2 功能相似，并在特定的神经通路中负责整合和调控眼球运动，还有待进一步证明。

二、常染色体显性遗传的先天性特发性眼球震颤

常染色体显性遗传的 CIN（adCIN）病人的临床特点与 X- 连锁的 CIN 病人相似。遗传学研究方面，Patton 于 1993 年报道了 1 个有 7：15 号染色体的平衡易位：t(7；15)(p11.2；q11.2) 的常染色体显性遗传 CIN 家系。1995 年，Klein 对一德国常染色体显性 CN 家系进行研究，发现该家系 3 名病人在 7p11.2 区具有相同的单体型，表明此区域可能含有致病基因，但此家系太小，不能完成连锁相关性分析。1996 年，Kerrison 在一个黑人 adCIN 家系中发现了新的的遗传位点。此位点定位于 6p12 上 D6S271 和 D6S459 之间 18cM 内。2004 年，Hoffmann 将之前报道的可能基因座 6p12、7p11 和 15q11 在 1 个德国家系内进行连锁分析，以上位点均被排除。综上研究说明，常染色体显性 CIN 至少有 3 个不同的遗传位点（见表 15-3），但已知基因座的候选区域很大、包含基因太多，必须精细定位才有可能完成致病基因的克隆工作。

三、合并眼球震颤疾病的遗传因素

感觉缺陷性眼球震颤（sensory defect nystagmus，SDN）除眼球震颤外还伴有眼或神经系统异常，其致病基因主要与视网膜发育和功能相关。X- 连锁先天性静止性夜盲症（CSNB）表现为 CN 和夜盲，这类病人可以有较好的视力，临床检查除视网膜电图显示视杆细胞功能丧失外无明显异常，常被误诊为 CIN。*CSNB2* 基因位于 Xp11.23，与电压门控式 L- 钙通道蛋白 a_1 亚单位基因相似。在 20 个家系中对该基因进行序列分析发现有 6 种突变，导致其编码的蛋白质发生节段改变。全色盲（achromatopsia）是罕见的异常，表现为生后早期畏光、视力下降、眼球震颤和色觉丧失。蓝锥体细胞性色盲是不完全色盲，为 X- 连锁隐性遗传，致病基因位于 X 染色体长臂远端，影响红、绿感光色素生成。杆细胞性色盲是全色盲，为常染色体隐性遗传，致病基因位于 2q11，为锥体光感受器 cGMP 阳离子通道 a 亚单位基因（*CNGA3*）。

笔记

Hermansky-Pudlak 综合征表现为眼皮肤白化病、眼球震颤、出血体质和溶酶体蜡样蓄积，为常染色体隐性遗传，致病基因定位于 10q23。虹膜缺失（aniridia）表现为眼前节发育异常、中心凹发育不良和 CN，它由 PAX6 基因突变引起，*PAX6* 基因的错义突变还可以引起瞳孔异位等其他表型。

　　总之，CN 是具有多种不同基因突变类型而临床表型类似的复杂疾病，治疗只能改善症状，没有能彻底治愈的特效治疗手段。随着 CN 基因研究的不断深入，明确致病基因及其在视觉发育中的作用，可以使我们更好地了解眼运动系统发育过程，明确眼球震颤发生机制，以便寻求有效治疗方法，同时也为遗传咨询和预后评价提供确切依据。

小　结

　　遗传性斜视疾病的遗传因素复杂，大多病因不清，虽然发病率低但预后较差。先天性脑神经异常支配性眼病表现多样，根据病人的表型无法确定其基因型，反之，也无法根据其基因型完整预测其表型。先天性眼球震颤有多种遗传形式，单从临床表现无法判断其遗传行式。当先天性眼球震颤合并全身其他异常时须注意诊断与鉴别。

（赵　晨）

二维码 15-1
扫一扫，测一测

笔记

参考文献

1. Adler FH，Moses RA. Adler's Physiology of the eye: Clinical Application. 7th Edition. St. Louis: Mosby，1987

2. American Academy of Ophthalmology. Pediatric Ophthalmology and Strabismus，2014-2015（Basic and Clinical Science Course）. San Francisco: American Academy of Ophthalmology，2014

3. American Academy of Ophthalmology. Basic and clinical science course Section 6 Pediatric ophthalmology and strabismus. San Francisco: American Academy of Ophthalmology，2016

4. Ciuffreda KJ，Tannen B. Eye Movement Basics for the Clinician. St. Louis: Mosby，1995

5. Dell'Osso LF，Daroff RB. Nystagmus and saccadic intrusions and oscillations//Glaser JS. Neuro-Ophthalmology. 3rd ed. Philadelphia: Lippincott，Williams and Wilkins，1999

6. Frank Billson. Fundamentals of Clinical Ophthalmology: Strabismus. London: BMJ，2003

7. Gutowski NJ，Bosley TM，Engle EC. 110th ENMC International Workshop: the congenital cranial dysinnervation disorders（CCDDs）. Naarden: The Netherlands，2002

8. Kanski JJ. Clinical Ophthalmology: A Systematic Approach. Edinburgh: Elsevier Saunders，2007

9. Lorenz B，Brodsky MC. Pediatric Ophthalmology，Neuro-Ophthalmology，Genetics: Strabismus - New Concepts in Pathophysiology，Diagnosis，and Treatment（Essentials in Ophthalmology）. Verlag: Springer，2010

10. Nelson LB.，Olitsky SE. Harley's Pediatric Ophthalmology. Philadelphia: Lippincott Williams & Wilkins，2005: 84-122

11. Noorden GK von，Helveston EM. Strabismus: a decision making approach. St. Louis: Mosby，1994

12. Noorden GK von，Campos EC. Binocular vision and ocular motility. 6th ed. St Louis: Mosby，2002

13. Rowe F. Clinical Orthoptics. Oxford: Blackwell，2008: 43-110

14. Taylor D，Hyt CS. Pediatric Ophthalmology and Strabismus. Edinburgh: Elsevier Saunders，2005

15. Wilson ME，Saunders RA.，Trivedi RH. Pediatric Ophthalmology: Current Thought and A Practical Guide. Verlag: Springer，2009

16. Wong AM. Eye Movement Disorders. Oxford: Blackwell，2008

17. Wright KW，Spiegel PH. Pediatric Ophthalmology and Strabismus. 2nd ed. New York: Springer，2006

18. 赫雨时，斜视. 天津: 天津科学技术出版社，1982

19. 李凤鸣，刘家琦. 中华眼科学. 第3版. 北京: 人民卫生出版社，2014

20. 李秋明，郑广瑛. 眼科应用解剖学. 郑州: 郑州大学出版社，2002

21. 李晓璐，卜行宽，Barin K 等. 实用眼震电图和眼震视图检查. 北京: 人民卫生出版社，2007

22. 牛兰俊，林肯，韩慧芳. 实用斜视弱视学. 苏州: 苏州大学出版社，2016

23. 谢瑞满. 眼球运动特点和记录方法. 实用神经眼科学. 上海: 上海科学技术文献出版社，2004

24. 赵家良. 中华医学会眼科学分会眼科临床指南. 北京: 人民卫生出版社，2013

25. 赵堪兴，杨培增. 眼科学. 第8版. 北京: 人民卫生出版社，2013

26. Abel LA. Infantile nystagmuns: current concepts in diagnosis and management. Clin Exp Optom，2006，89（2）: 57-65

27. Alió JL，Chipont E，Mulet E，et al. Visual performance after congenital nystagmus surgery using extended hang back recession of the four horizontal rectus muscles. Eur J Ophthalmol，2003，13（5）: 415-423

28. Bardorf CM，JD Baker. The efficacy of superior oblique split Z-tendon lengthening for superior oblique overaction. J Aapos，2003，7（2）: 96-102

29. Burnstine，MA. Clinical recommendations for repair of isolated orbital floor fractures: an evidence-based analysis. Ophthalmology, 2002, 109（7）: 1207-11210; discussion 1210-1211; quiz 1212-1213

30. Chen XJ, Zhu JF, Jia JY, et al. Prevalence of amblyopia and strabismus in Eastern China: results from screening of preschool children aged 36-72 months. Br J Ophthalmol, 2016, 100（4）: 515-519

31. Cogan DG. Internuclear ophthalmoplegia, typical and atypical. Arch Ophthalmol, 1970; 84583-84589

32. Dell'Osso LF, Tomsak RL, Thurtell MJ. Two hypothetical nystagmus procedures: augmented tenotomy and reattachment and augmented tendon suture（Sans tenotomy）. J Pediatr Ophthalmol Strabismus, 2009, 46（6）: 337-344

33. Dell'Osso LF, Traccis S, Abel LA, et al. Contact lenses and congenital nystagmus. Clin Vis Sci, 1988, 3: 228-229

34. Demer JL, Oh SY, Clark RA, et al. Evidence for a pulley of the inferior oblique muscle. Invest Ophthalmol Vis Sci, 2003, 44: 3856-3865

35. Demer JL, Ortube MC, Engle EC, et al. High-resolution magnetic resonance imaging demonstrates abnormalities of motor nerves and extraocular muscles in patients with neuropathic strabismus. J AAPOS, 2006, 10: 135-142 Donahue SP. Clinical practice. Pediatric strabismus. N Engl J Med, 2007, 356（10）: 1040-1047

36. Engle EC. The genetic basis of complex strabismus. Pediatr Res, 2006, 59（3）: 343-348

37. Elliott S, Shafiq A. Interventions for infantile esotropia. Cochrane Database Syst Rev, 2005（1）: CD004917

38. Guyton DL. Dissociated vertical deviation: etiology, mechanism, and associated phenomena. Costenbader Lecture. J Aapos, 2000, 4（3）: 131-144

39. Haggerty H, Richardson S, Hrisos S, et al. The Newcastle ControlScore: anew method of grading the severity of intermittent distance exotropia. Br J Ophthalmol, 2004, 88（2）: 233-235

40. Hao R, Suh SY, Le A, et al. Rectus Extraocular Muscle Size and Pulley Location in Concomitant and Pattern Exotropia. Ophthalmology, 2016, 123（9）: 2004-2012

41. Helveston EM, Ellis FD, Plager DA. Large recession of horizontal rectus for treatment of nystagmus. Ophthalmology, 1991, 98（8）: 1302-1305

42. Helveston EM, Mora JS, Lipsky SN, et al. Surgical treatment of superior oblique palsy. Trans Am Ophthalmol Soc, 1996. 94: 315-328; discussion 328-334

43. Helveston EM. The influence of superior oblique anatomy on function and treatment. The 1998 Bielschowsky Lecture. Binocul Vis Strabismus Q, 1999, 14（1）: 16-26

44. Hertle RW, Dell'Osso LF, Fitz Gibbon EJ, et al. Horizontal rectus muscle tenotomy in children with infantile nystagmus syndrome: a pilot study. J AAPOS, 2004, 8（6）: 539-548

45. Hertle RW. A classification of eye movement abnormalities and strabismus（CEMAS）. Report of a National Eye Institute Sponsored Workshop from the Committee for the Classification of Eye Movement Abnormalities and Strabismus（CEMAS）, 2001: 1-56

46. Hutcheson KA. Childhood esotropia. Curr Opin Ophthalmol, 2004, 15（5）: 444-448

47. Jacobs SM, Green-Simms A, Diehl NN, et al. Long-term Follow-up of Acquired Nonaccommodative Esotropia in a Population-based Cohort. Ophthalmology, 2011, 118（6）: 1170-1174

48. Jiao Y, Zhao K, Wang Z, et al. Magnetic resonance imaging of the extraocular muscles and corresponding cranial nerves in patients with special forms of strabismus. Chin Med J, 2009, 122（24）: 2998-3002

49. Kocak-Altintas AG, Kocakkkk-Midillioglu I, Dabil H, et al. Selective management of double elevator palsy by either inferior rectus recession and/or knapp type transposition surgery. Binocul Vis Strabismus Q, 2000, 15（1）: 39-46

50. Köse S, Egrilmez DG, Uretmen O, et al. Retroequatorial recession of horizontal recti with loop suture in the treatment of congenital nystagmus. Strabismus, 2003, 11（2）: 119-128

51. Kushner BJ, Morton GV. Distance/near differences in intermittent exotropia. Arch Ophthalmol, 1998, 116（4）: 478-486

52. Kushner BJ. Pseudo inferior oblique overaction associated with Y and V patterns. Ophthalmology, 1991, 98（10）: 1500-1505

53. Kushner BJ. Selective surgery for intermittent exotropia based on distance/near differences. Arch Ophthalmol, 1998, 116（3）: 324-328

54. Kushner BJ. Torsion and pattern strabismus: potential conflicts in treatment. JAMA Ophthalmol, 2013, 131（2）: 190-193

55. Lee SY, AL Rosenbaum, Surgical results of patients with A-pattern horizontal strabismus. J Aapos, 2003, 7（4）: 251-255

56. Leila Khazaeni, Quinn GE, Davidson SL, et al. Amblyopia treatment: 1998 versus 2004. J Pediatr Ophthalmol Strabismus, 2009, 46(1): 19-22

57. Louwagie CR, Diehl NN, Greenberg AE et al. Long-term follow-up of congenital esotropia in a population-based cohort. J AAPOS, 2009, 13(1): 8-12

58. Lu S, Zhao C, Zhao K, et al. Novel and recurrent KIF21A mutations in congenital fibrosis of the extraocular muscles type 1 and 3. Arch Ophthalmol, 2008, 126(3): 388-394

59. McClelland C, Manousakis G, Lee MS. Progressive External Ophthalmoplegia. Curr Neurol Neurosci Rep, 2016, 16(6): 53

60. McLean R, Proudlock F, Thomas S, et al. Congenital nystagmus: randomized, controlled, double-masked trial of memantine/gabapentin. [see comment]. Ann Neurol, 2007, 61(2): 130-8

61. Miyake N, Chilton J, Psatha M, et al. Human CHN1 mutations hyperactivate alpha2-chimaerin and cause Duane's retraction syndrome. Science, 2008, 321(5890): 839-843

62. Miyata M, Hasebe S, and Ohtsuki H. Influence of Accommodative Lag upon the Far-Gradient Measurement of Accommodative Convergence to Accommodation Ratio in Strabismic Patients. Jpn J Ophthalmol, 2006, 50(5): 438-442

63. Mohney BG, Lilley CC, Green-Simms AE, et al. The long-term follow-up of accommodative esotropia in a population-based cohort of children. Ophthalmology, 2011, 118(3): 581-585

64. Pierrot-Deseilligny C. Nuclear, internuclear, and supranuclear ocular motor disorders. Handb Clin Neurol, 2011, 102: 319-331

65. Rutar T, Demer JL. "Heavy Eye" syndrome in the absence of high myopia: A connective tissue degeneration in elderly strabismic patients. J AAPOS, 2009, 13(1): 36-44

66. Rutstein RP. Update on accommodative esotropia. Optometry, 2008, 79(8): 422-431

67. Schreiber KM, Schor CM. A virtual ophthalmotrope illustrating oculomotor coordinate systems and retinal projection geometry. J Vis, 2007, 7(10): 4. 1-14

68. Shinwari JM, Khan A, Awad S, et al. Recessive Mutations in COL25A1 Are a Cause of Congenital Cranial Dysinnervation Disorder. American Journal of Human Genetics, 2014, 96(1): 147-152

69. Singh A, Sharma P, Singh D, et al. Evaluation of FD2 (Frisby Davis distance) stereotest in surgical management of intermittent exotropia. Br J Ophthalmol, 2013, 97(10): 1318-1321

70. Spielmann A. Clinical Rationale for Manifest Congenital Nystagmus Surgery. J AAPOS, 2000, 4(2): 67-74

71. Stamelou M, de Silva R, Arias-Carrion O, et al. Rational therapeutic approaches to progressive supranuclear palsy. Brain, 2010, 133(Pt 6): 1578-90

72. Steele JC, Richardson JC, Olszewski J. Progressive Supranuclear Palsy A Heterogeneous Degeneration Involving the Brain Stem, Basal Ganglia and Cerebellum with Vertical Gaze and Pseudobulbar Palsy, Nuchal Dystonia and Dementia. Arch Neurol, 1964, 10: 333-359

73. Suh SY. Clark RA. Le A. Demer JL. Extraocular Muscle Compartments in Superior Oblique Palsy. Invest Ophthalmol Vis Sci, 2016, 57(13): 5535-5540

74. The Pediatric Eye Disease Investigator Group. A randomized trial of prescribed patching regimens for treatment of severe amblyopia in children. Ophthalmology, 2003, 110(11): 2075-2087

75. The Pediatric Eye Disease Investigator Group. A randomized trial of patching regimens for treatment of moderate amblyopia in children. Arch Ophthalmol, 2003, 121(5): 603-611

76. The Pediatric Eye Disease Investigator Group. A randomized trial of atropine vs patching for treatment of moderate amblyopia in children. Arch Ophthalmol, 2002, 120(3): 268-278

77. The Pediatric Eye Disease Investigator Group. The clinical spectrum of early-onset esotropia: experience of the Congenital Esotropia Observational Study. Am J Ophthalmol, 2002, 133(1): 102-108

78. Tischfield MA, Baris HN, Wu C, et al. Human TUBB3, Mutations Perturb Microtubule Dynamics, Kinesin Interactions, and Axon Guidance. Cell, 2010, 140(1): 74-87

79. Urist MJ. Horizontal squint with secondary vertical deviations. AMA ArchOphthalmol, 1951, 46(3): 245-267

80. Von Noorden GK, Sprunger DT. Large rectus muscle recession for treatment of congenital nystagmus. Arch Ophthalmol, 1991, 109(2): 221-226

81. Wang J, Hatt SR, O'Connor AR, et al. The Final Version of the Distance Randot Stereotest: Normative data, reliability, and validity. J AAPOS, 2010, 14(2): 142-146

82. Weakley DR, Dabes EA, Birch E. Trends in surgical correction of strabismus: A 20-year experience, 1990-2009. J Aapos, 2011, 15(3): 219

83. Wong AM. Timing of surgery for infantile esotropia: sensory and motor outcomes. Can J Ophthalmol, 2008, 43(6): 643-651

84. Wright KW. Brown's syndrome: diagnosis and management. Trans Am Ophthalmol Soc, 1999, 97: 1023-1109

85. Wutthiphan S. Guidelines for prescribing optical correction in children. J Med Assoc Thai, 2005, 88 Suppl 9: 163-169

86. Yoo EJ, Kim SH. Optimal surgical timing in infantile exotropia. Can J Ophthalmol, 2014, 49(4): 358-362

87. Zee DS, Hain TC, Carl JR. Abduction nystagmus in internuclear ophthalmoplegia. Ann Neurol, 1987, 21(4): 383-388

88. Zhong Wang, Dell'Osso LF, Jacobs JB. Effects of tenotomy on patients with infantile nystagmus syndrome: Foveation improvement over a broadened visual field. J AAPOS, 2006, 10(6): 552-560

89. 亢晓丽, 韦严, 赵堪兴等. 改良的 Yokoyama 术治疗高度近视眼限制性内下斜视. 中华眼科杂志, 2011, 47(11): 511-515

90. 刘明美, 张伟. 内直肌外直肌后徙联合外直肌 W 型劈开术治疗 Duane 眼球后退综合征. 中华眼科杂志, 2015, 51(8): 611-615

91. 刘明美, 赵敬聪, 张伟. 上斜肌后徙术对眼球旋转状态的影响. 中华眼科杂志, 2014, 50(7): 500-503

92. 王利华, 赵堪兴. 间歇性外斜视治疗中的热点问题. 中华眼科杂志, 2015, 51(6): 465-469

93. 王利华. 斜视临床检查中需要注意的问题. 中华眼科杂志, 2014, 50(7): 553-556

94. 张伟. 异常头位不等同于代偿头位. 中华眼科杂志, 2013, 49(7): 586-588

95. 赵堪兴. 早期发现和早期干预, 努力提高弱视的防治水平. 中华眼科杂志, 2002, 38(8): 449-450

96. 赵堪兴. 斜视矫正术设计的思考. 中华眼科杂志, 2002, 38(8): 507-509

97. 中华医学会眼科学分会斜视与小儿眼科学组. 我国斜视分类专家共识(2015 年). 中华眼科杂志, 2015; 51(6): 408-409

98. 中华医学会眼科学分会斜视与小儿眼科学组. 斜视相关术语的英文缩写规范. 中华眼科杂志, 2015, 51(7): 241-243

我国斜视分类专家共识（2015年）

一、隐斜视

二、内斜视

（一）先天性（婴儿型）内斜视

（二）共同性内斜视

1. 调节性内斜视

　（1）屈光调节性内斜视

　（2）非屈光调节性内斜视（高 AC/A 型）

　（3）部分调节性内斜视

2. 非调节性内斜视

　（1）基本型

　（2）集合过强型

　（3）分开不足型

3. 微小内斜视

4. 周期性内斜视

5. 急性共同性内斜视

（三）继发性内斜视

1. 外斜视手术后

2. 知觉性内斜视

（四）非共同性内斜视

1. 麻痹性内斜视

2. 限制性内斜视

（五）伴有眼球震颤的内斜视

三、外斜视

（一）先天性外斜视

（二）共同性外斜视

1. 间歇性外斜视

　（1）基本型

　（2）分开过强型

　（3）集合不足型

　（4）类似分开过强型

2. 恒定性外斜视

（三）继发性外斜视

1. 内斜视矫正手术后以及内斜视自发转变为外斜视

2. 知觉性外斜视

（四）非共同性外斜视

1. 麻痹性外斜视

2. 限制性外斜视

四、A-V 型斜视

五、垂直旋转性斜视

（一）上斜肌麻痹

1. 先天性上斜肌麻痹

2. 后天性上斜肌麻痹

（二）外旋转性斜视：主要见于后天性双侧滑车神经麻痹

（三）下斜肌功能亢进

（四）上斜肌功能亢进

（五）下斜肌麻痹：临床少见，多单眼发病

（六）单眼上转不足（双眼上转肌麻痹）

（七）限制性垂直性斜视：甲状腺相关眼病、眼眶爆裂性骨折等

六、特殊类型斜视

（一）分离性斜视

（二）间歇性外斜视合并调节性内斜视

（三）先天性眼外肌纤维化

（四）Duane 眼球后退综合征

（五）Möbius 综合征

（六）Brown 综合征

（七）甲状腺相关眼病

（八）慢性进行性眼外肌麻痹

（九）重症肌无力

（十）眼眶爆裂性骨折

七、中枢性麻痹性斜视

八、眼球震颤

汉英对照索引